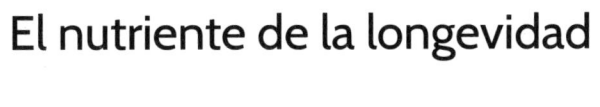

El nutriente de la longevidad

# DRA. STEPHANIE VENN-WATSON

# El nutriente de la longevidad

*El ácido graso inesperado que tiene la clave
del envejecimiento saludable*

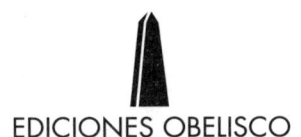

EDICIONES OBELISCO

Si este libro le ha interesado y desea que le mantengamos informado
de nuestras publicaciones, escríbanos indicándonos qué temas son de su interés
(Astrología, Autoayuda, Psicología, Artes Marciales, Naturismo,
Espiritualidad, Tradición...) y gustosamente le complaceremos.

Puede consultar nuestro catálogo en www.edicionesobelisco.com

*Los editores no han comprobado la eficacia ni el resultado de las recetas,
productos, fórmulas técnicas, ejercicios o similares contenidos en este libro.
Instan a los lectores a consultar al médico o especialista de la salud ante
cualquier duda que surja. No asumen, por lo tanto, responsabilidad alguna
en cuanto a su utilización ni realizan asesoramiento al respecto.*

**Colección Salud y vida natural**
EL NUTRIENTE DE LA LONGEVIDAD
*Stephanie Venn-Watson*

Título original: *The Longevity Nutrient:
The Unexpected Fat That Holds the Key to Healthy Aging*

1.ª edición: febrero de 2026

Traducción: *Jordi Font*
Maquetación: *Juan Bejarano*
Corrección: *M.ª Ángeles Olivera*
Diseño de cubierta: *Enrique Iborra*

© 2025, *Stephanie Venn-Watson*
Libro publicado por acuerdo con The Foreign Office Agència Literària. S. L.
y Aevitas Creative Management LLC
(Reservados todos los derechos)
© 2026, Ediciones Obelisco, S. L.
(Reservados los derechos para la presente edición)

Edita: Ediciones Obelisco, S. L.
Collita, 23-25. Pol. Ind. Molí de la Bastida
08191 Rubí - Barcelona - España
Tel. 93 309 85 25
E-mail: info@edicionesobelisco.com

ISBN: 978-84-1172-349-7
DL B 17536-2025

Impreso en los talleres gráficos de Romanyà/Valls S. A.
Verdaguer, 1 - 08786 Capellades - Barcelona

*Printed in Spain*

Dedico este libro a mi familia.

*A mamá, papá y Sissy, que llenaron mi infancia de amor, risas
y moqueta naranja de felpa. A Eric, mi compañero en todo,
sin quien no habría sido posible traducir la ciencia
en vidas mejores. A Pat y Bob, que nos dieron de comer
cada domingo y fueron nuestros primeros y más entusiastas
animadores. Y a Ben, que encarna todo lo que jamás habría
podido desear, a pesar del infame tiempo de pantalla
de sus padres, y que llena nuestro hogar
con su desbordante talento al piano.*

# Introducción

Si me hubieran dejado sola en el bosque hace centenares de años, puede que no hubiera sobrevivido ni un mes. Ponle un poco de clima invernal y esa estimación podría reducirse a unos pocos días. Lo cual, admito, tal vez sea una forma algo loca de empezar la introducción de un libro que promete «longevidad». Pero quédate conmigo.

Antiguamente, la supervivencia humana dependía de buenos cazadores y recolectores. El resto –los que veían mal o no atinaban al blanco–, básicamente moría. Pero como una empollona de libro, de esas que habrían sido devoradas por osos en el siglo XVIII, me alegra poder decir que hoy vivimos en un mundo que se ha ampliado para proporcionar a todos la oportunidad de prosperar. Incluso a los cerebritos como yo.

Con vidas más largas y saludables, tenemos más tiempo para encontrar y cumplir nuestro propósito, que puede adoptar muchas formas distintas: meter las manos en la tierra y plantar semillas. Entrenar a niños que todavía tienen las rodillas intactas. Amar a quienes nos rodean en mil momentos diferentes. Todo esto, al final, da sentido a un mundo que enriquece a la próxima generación. Y a la siguiente.

Como epidemióloga veterinaria, mi propósito se manifestó en una población de delfines envejecidos de la Armada, décadas de datos sanitarios, miles de análisis combinados, un descubrimiento inesperado, un puñado de optimistas escépticos, nuevas perspectivas sorprendentes, profesionales convencidos, suerte, amor y una necesidad urgente. Puedo decir esto: sin cada uno de esos ingredientes, no habría podido escribir este libro. Así que, aunque estás a punto de embarcarte en una profunda aventura científica para ampliar tu esperanza de salud y longevidad, todo eso otro también está ocurriendo en segundo plano.

Quizás hayas elegido este libro porque estás harto de estar enfermo. O porque eres un biohacker en plena forma y bien informado. O simplemente porque te encantan los delfines. O, si eres como yo, a grandes rasgos te encuentras bien, pero sabes que tu salud podría mejorar. Y a medida que empiezan a hacerse notar los achaques propios de la edad, te das cuenta de que debes asumir una mayor responsabilidad sobre tu bienestar, especialmente si todos vamos a vivir cerca o incluso más allá de los cien años. Sea cual sea el motivo por el que has llegado hasta aquí, este libro está repleto de los últimos hallazgos científicos sobre cómo podemos disfrutar de una salud más duradera.

Más años con salud para ti. Para nuestros padres. Y para nuestros hijos.

Este libro se titula *El nutriente de la longevidad* no por evidencias de que este nutriente alargue la vida de gusanos o ratones unas semanas o unos meses, sino por la abundancia de evidencias coherentes procedentes de distintos enfoques: extensos estudios que han seguido a decenas de miles de personas durante décadas, ensayos experimentales controlados con modelos relevantes de enfermedades, estudios en células humanas basados en curvas dosis-respuesta con «enfermedades en una placa», estudios mecanicistas dirigidos a dianas específicas o ensayos clínicos doble ciego. En conjunto, estos estudios respaldan con firmeza que el C15:0 (también conocido como ácido pentadecanoico) desempeña un papel esencial en nuestras vidas, desde el nacimiento hasta la vejez, pasando por la etapa crítica de la mediana edad.

Sin embargo, el título de este libro implica una salvedad importante. Para que la idea del «nutriente de la longevidad» tenga sentido, hay que asumir que: (1) si logramos retrasar la aparición de enfermedades crónicas como las cardiopatías, la diabetes tipo 2, la enfermedad del hígado graso o ciertos tipos de cáncer, podremos gozar de mejor salud durante más tiempo, y (2) si mantenemos ese estado de salud el mayor tiempo posible, también prolongaremos nuestra propia longevidad. Así pues, el C15:0 no es una sustancia extraña que *hackea* nuestro ADN para hacer que vivamos doscientos años, sino que es un nutriente que probablemente ha estado presente en la naturaleza desde hace millones de años para favorecer la longevidad de los animales. De hecho, el C15:0 contribuye a explicar por qué los seres humanos y los delfines viven más que los ratones. Y cuando lo eliminamos, como ha ocurrido durante el experimento social de medio siglo consistente en suprimir las grasas saturadas, las evidencias apuntan a que podrían acortarse nuestras expectativas de vida.

Lo cierto es que, cuando se produce un descubrimiento revolucionario, se están sacudiendo los cimientos sobre los que otros se han apoyado durante mucho tiempo. Y, como es natural, ese descubrimiento debe ir acompañado de un escepticismo saludable. Si además resulta que soy una veterinaria de delfines que no tenía intención de descubrir un ácido graso saturado que (1) cuestionara cincuenta años de recomendaciones dietéticas y (2) pusiera en entredicho a toda la industria del aceite del pescado rico en omega-3... entonces, es lógico que se exija aún más escrutinio.

Durante la última década, se ha desarrollado una ciencia rigurosa y profunda desde nuestros primeros descubrimientos sobre el C15:0 como un ácido graso beneficioso. Equipos de investigación de todo el mundo –no sólo de Estados Unidos, sino también de Dinamarca, Inglaterra, Italia, Japón, Alemania, China, Singapur, Corea del Sur y Tailandia, entre otros países– siguen ampliando nuestro conocimiento sobre cómo actúa el C15:0, y cómo restablecer sus niveles en nuestro organismo puede contribuir a recuperar la salud y el bienestar a largo plazo. De hecho, ya sabemos que los bebés necesitan C15:0 para crecer sanos y desarrollarse cognitivamente. Que el C15:0 ralentiza el envejecimiento celular y favorece nuestra longevidad. Que este nutriente refuerza las membranas celulares para que nuestras células puedan cuidarnos. Que reduce la inflamación, repara los glóbulos rojos, disminuye el colesterol, mejora el control de la glucosa y regenera el hígado. Que un metabolito del C15:0 nos ayuda a dormir mejor, sentir menos dolor y mantener la tranquilidad. Que una enfermedad hepática emergente, que hoy afecta a uno de cada tres seres humanos, probablemente forme parte de un síndrome carencial nutricional de C15:0. Como lo fue el escorbuto por falta de vitamina C, o el raquitismo por déficit de vitamina D. Y que las carencias de C15:0 podrían estar acelerando nuestro envejecimiento y alimentando el auge de la diabetes tipo 2, las enfermedades cardíacas y el cáncer, especialmente entre la población más joven. Gracias a los últimos diez años de ciencia, aquel primer hallazgo sobre el C15:0 como nutriente saludable para delfines de edad avanzada se ha transformado en un movimiento global para salvar a la humanidad.

Lo más importante que he aprendido durante esta loca década de viajes es que hay que dejar que la vida suceda. Toda ella. Tomar los riesgos que tu intuición te dice que tomes. Ser golpeado por fracasos suficientemente duros como para hacerte caer. Y con esos fracasos, encuentras las oportunidades y perspectivas que de otro modo no habrías visto. Sigues esas nuevas oportunidades, ahora más fuerte e inteligente. Hasta llegar allí... dondequiera que «allí» sea para ti.

Es todo el asunto de Teddy Roosevelt sobre «estar en la arena»:

Quien importa no es el hombre crítico, ni el que se fija en los tropiezos del hombre fuerte, ni cuando el autor de los hechos podría haberlo hecho mejor. El reconocimiento pertenece al hombre que está de verdad en la arena, con el rostro desfigurado por el polvo y el sudor y la sangre; quien se esfuerza valientemente; quien erra, quien da un traspié tras otro, tras otro... pues no hay esfuerzo sin error ni fallo. Importa quien realmente se empeña en lograr su cometido; quien conoce grandes entusiasmos, las grandes devociones; quien se consagra a una causa digna; quien en el mejor de los casos encuentra al final el triunfo inherente al logro grandioso, y quien en el peor de los casos, si fracasa, al menos fracasa atreviéndose en grande, fracasa con la frente bien alta de manera que su lugar jamás estará entre aquellas almas frías y tímidas que no conocen ni la victoria ni la derrota.

—Theodore Roosevelt[1]

---

1. «Citizenship in a Republic», discurso de Theodore Roosevelt (París, 23 de abril de 1910). Disponible en: www.theodorerooseveltcenter.org/Learn-About-TR/TR-Encyclopedia/Culture-and-Society/Man-in-the-Arena.aspx.

En mi billetera, solía llevar una pequeña copia de esta cita, impresa en papel fino y mal laminada con cinta adhesiva. Me daba la capacidad de seguir adelante, siempre y cuando la ciencia se mantuviera firme. Como deberíamos hacer cuando se nos presenta una causa digna. Espero que este libro no sólo te ofrezca una manera tangible de vivir una vida larga y saludable, sino también una historia que demuestre que todos tenemos arenas donde podemos hacer que nuestro tiempo valga aún más.

# Un descubrimiento inesperado en delfines de la Armada

A veces, los mejores descubrimientos son aquellos que han estado siempre frente a nosotros. Esas epifanías que ocurren simplemente al mirar el mismo mundo, pero desde una perspectiva diferente. Aunque eso pueda sonar revelador, seré honesta: mi descubrimiento fue un accidente, fruto de un esfuerzo por ayudar a los delfines de edad avanzada a vivir una vida larga y saludable. Aunque no tenía la intención de encontrar algo que derribara un mantra nutricional de cincuenta años, los delfines nos ofrecieron una perspectiva completamente nueva sobre cómo todos podemos envejecer de manera más saludable y prosperar durante más tiempo. Como resultado, se descubrió de forma inesperada un nutriente esencial, y ese humilde ácido graso se está convirtiendo en uno de los principales candidatos en la lista de líderes de la longevidad humana. Sin este nutriente, nuestras células (y nosotros) se desmoronarían. ¿Lo más sorprendente? Tal vez sea una grasa saturada la que nos salve a todos.

Para entender cómo sucedió todo esto, tenemos que retroceder a 2001. Como epidemióloga veterinaria, trabajaba para los Centros para el Control y la Prevención de Enfermedades o CDC (del inglés Centers for Disease Control and Prevention) y la Organización

Mundial de la Salud en Atlanta, Georgia. Entonces, ¿qué es exactamente una epidemióloga veterinaria? Dicho de manera sencilla, somos veterinarios especializados en el seguimiento de enfermedades en animales, lo que también nos incluye a nosotros, los mamíferos bípedos. Aunque las películas hacen que creas que, como rastreadores de enfermedades animales aventureros, nos abrimos paso con urgencia por densas junglas para encontrar la fuente de un nuevo virus que se propaga rápidamente en Los Ángeles a medio mundo de distancia, la realidad es que gran parte de nuestro tiempo lo pasamos delante de un escritorio. Como éste fue mi primer trabajo oficial después de graduarme de la escuela veterinaria, mi residencia principal era un cubículo en el subsubsótano. Con el Discman dando vueltas y los auriculares puestos, me pasaba horas y horas escribiendo código y procesando datos en busca de patrones. Como los patrones relacionados con la salmonelosis provocada por reptiles.

**Pregunta:** Si 114 niños fueron de excursión a un zoológico y 65 enfermaron, ¿cuál es la probabilidad de que poner las manos sobre la valla exterior del recinto de los dragones de Komodo fuera la causa de este brote de *Salmonella*?

**Respuesta:** Bastante probable. Cuando los cuidadores de los dragones de Komodo observaron el comportamiento de estos grandes lagartos después del horario de visitas, descubrieron que curiosamente ponían sus garras contaminadas con *Salmonella* sobre la valla exterior. Ese brote resultó en una iniciativa nacional para añadir estaciones de lavado de manos en los zoológicos, especialmente fuera de los recintos de reptiles abiertos.[1]

---

1. Friedman, C., *et al.*: «An Outbreak of Salmonellosis Among Children Attending a Reptile Exhibit at a Zoo», *Journal of Pediatrics*, vol. 132, n.º 5 (mayo de 1998), pp. 802-807. Doi: 10.1016/s0022-3476(98)70307-5; Wong, S., *et al.*: «Reducing Transmission of Salmonella from Reptiles to Zoo Patrons: A Cross-Sectional Study of Zoos and Aquariums in the United States», *Journal of Hepatological Medicine and Surgery*, vol. 13, n.º 1 (enero de 2003), pp. 11-13. Doi: 10.5818/1529-9651.13.1.11.

Sí, se estima que en Estados Unidos cada año ocurren unas setenta mil infecciones de salmonelosis asociadas a reptiles. Pero no guardo rencor hacia ellos. De hecho, desde que trabajo con la peculiar y a menudo tatuada comunidad de amantes de los reptiles, casi siempre he tenido una mascota reptiliana. Actualmente es Dinga, nuestra boa de arena. Por supuesto, nos lavamos las manos con frecuencia. Pero volvamos a cómo fueron los delfines, y no los reptiles, quienes entraron en nuestra historia. Mis compañeros veterinarios de la escuela se estremecían ante la idea de dedicar cuatro duros años de educación médica para hacer cálculos epidemiológicos dos pisos bajo tierra. Pero, como una persona que solía emocionarse revisando gruesos directorios telefónicos de papel amarillo para buscar patrones entre miles de números de diez dígitos y guiones, yo me encontraba en el paraíso. Y las cosas se iban a poner aún mejor. Eso fue porque, después de unos dos años en Atlanta, la Marina me contrató para ayudar a profundizar en décadas de datos sobre la salud de los delfines de la Marina. En concreto, se trataba de evaluar los cambios en sus valores sanguíneos rutinarios según factores como la temporada, el año y la edad. Oficialmente, este proyecto formaba parte de una beca de investigación de la Academia Nacional de Ciencias (NAS, por el inglés National Academy of Sciences), que estaba financiada por el Centro de Inteligencia Médica de las Fuerzas Armadas (AFMIC, Armed Forces Medical Intelligence Center) y asignada al Centro de Sistemas de Guerra Espacial y Naval (SPAWAR, Space and Naval Warfare Systems Command ) en San Diego, California. En otras palabras, la NAS permitió un estudio financiado por el AFMIC en el SPAWAR. Bienvenidos al ejército.

## Una población de pacientes sin precedentes

Mi primer día en la Marina fue un día soleado, con un cielo azul claro. Llegué con un conjunto de camisa y falda negras y tacones. Fui recibida por un equipo increíblemente amable de veterinarios experimentados que vestían camisetas y pantalones cortos desgastados y me subieron a un carrito de golf que me llevó al muelle principal del Programa de Mamíferos Marinos de la Marina. Mientras caminábamos por este muelle, aprendí algunas cosas que han permanecido constantes durante más de veinte años. Primero, la ropa de vestir negra en San Diego es para novatos. Segundo, los tacones no son ideales para los tablones de madera desiguales de un muelle. Tercero (y éste es un punto importante), nadie se preocupa más, ha invertido más ni ha hecho más para entender y mejorar de manera tangible la salud de los delfines que la Marina. De verdad, nadie.

Éste es probablemente un buen momento para hablar sobre los delfines de la Marina. La Marina de Estados Unidos ha cuidado de una población sostenida de unos cien delfines mulares (*Tursiops truncatus*) durante más de sesenta años. Viven en la bahía de San Diego, salen al océano abierto todos los días y eligen regresar a sus hogares en la bahía cada día. Durante mucho tiempo, el trabajo principal de los delfines de la Marina ha sido hacer lo que hacen bien: utilizar sus superpoderes de ecolocalización para ayudar a recuperar objetos bajo el agua y encontrar a nadadores enemigos. Pero eso no es todo lo que hacen. Los delfines de la Marina también han ayudado de manera segura en esfuerzos humanitarios de desminado en las costas de Croacia y han colaborado con los conservacionistas que buscan a las vaquitas marinas (*Phocoena sinus*), en peligro de extinción, en el golfo de California, frente a las costas de México. Aunque algunas de las funciones militares formales de los delfines se han ido reduciendo durante la última década debido a los avances de las tecnologías de sonar creadas por el ser humano, la Marina sigue cuidando diligentemente de esta valiosa población y apoyando su vida en el océano abierto.[2]

El hecho de que el Programa de Mamíferos Marinos de la Marina reclutara a esta fan de la epidemiología veterinaria en 2001 dice mucho sobre la cultura del programa. Este equipo de veterinarios, biólo-

---

2. Anthes, E.: «The Navy's Dolphins Have a Few Things to Tell Us about Healthy Aging», *The New York Times* (31 de enero de 2023). Disponible en: www.nytimes.com/2023/01/31/health/dolphins-navy-aging.html.

gos marinos y etólogos ha estado entregado en cuerpo y alma a entender y mejorar la salud de los delfines, no sólo para el beneficio de los delfines de la Marina, sino también para el bienestar de todos los delfines. Con más de dos mil artículos científicos revisados por pares, este programa ha contribuido significativamente a los esfuerzos de conservación de cetáceos salvajes en todo el mundo.

Así pues, después de casi medio siglo de cuidar a los delfines con gran dedicación, la Marina había acumulado un tesoro de valor incalculable en datos de salud estandarizados, muchos de los cuales ya estaban cargados en una base de datos electrónica de registros médicos personalizada. Los datos de salud recopilados de forma rutinaria sobre los delfines de la Marina incluyen más de cuatro docenas de mediciones para evaluar aspectos como el conteo de glóbulos blancos, las enzimas hepáticas, la inflamación y el colesterol. Por lo general, estos paneles de salud van mucho más allá de lo que solemos obtener en nuestros chequeos anuales en el consultorio del médico.

El equipo veterinario a cargo de este programa también tuvo la previsión de archivar muestras de suero recopiladas como parte del cuidado rutinario de los delfines, lo que resultó en una sala llena de congeladores a -80 °C, que contenían miles de muestras valiosas esperando pacientemente a que la tecnología avanzara lo suficiente como para hacer uso de este inventario sin precedentes. En total, la Marina tardó unos cincuenta años en crear el recurso más extenso y detallado de datos sobre la salud de los delfines y muestras archivadas en el planeta, un recurso que es probable nunca se vuelva a crear. Tuve la increíble suerte de ser llamada para ayudar a aprovechar estos datos y muestras para desvelar secretos que protegerían aún más la salud de los delfines de la Marina. Todo esto, mientras vestía camisetas y pantalones cortos en una oficina sobre el nivel del suelo, con vistas a los delfines de la Marina saltando felices mientras el sol se ponía sobre la bahía de San Diego.

Una de mis primeras tareas fue entender mejor el riesgo de enfermedades infecciosas para los delfines de la Marina. En ese momento, las poblaciones de delfines salvajes, especialmente a lo largo de la costa este y en el golfo de México, estaban sucumbiendo a una forma de sarampión conocida como morbillivirus del cetáceo.[3] Este virus altamente infeccioso estaba provocando eventos de mortalidad masiva a lo largo de varias costas de Estados Unidos, matando a los delfines salvajes tan rápidamente que, salvo por estar muertos, parecían perfectamente sanos. De manera comprensible, la Marina solicitó una evaluación de las enfermedades infecciosas que representaban el mayor riesgo para los delfines de la Marina y, lo que es asimismo importante, cómo proteger a los delfines para evitar que enfermaran.

Nuestra atención, sin embargo, se dirigió hacia las enfermedades crónicas relacionadas con la edad en los delfines de la Marina. Fue así por dos razones. En primer lugar, gracias a sus sólidos programas de cuidado preventivo y exámenes de salud, las enfermedades infecciosas representaban un menor riesgo para la salud de la población de delfines de la Marina que para los delfines salvajes. Y, en segundo lugar, la Marina se encontró con una creciente cohorte de delfines geriátricos. Mientras que la esperanza de vida promedio de los delfines en la naturaleza es de unos veinte años, los delfines de la Marina viven el doble que sus contrapartes salvajes, con muchos alcanzando los cuarenta e incluso los cincuenta años.[4] En el año 2010, aproximadamente un tercio de la población de delfines de la Marina tenía más de treinta y cinco años. Y cuando eso ocurrió, comenzamos a observar cambios sutiles entre los delfines envejecidos que eran muy similares a los que vemos en los seres humanos.

Durante los siguientes diez años, nos sumergimos en los registros médicos electrónicos, analizamos suero y tejidos archivados, y leímos montones de informes de histología para comprender mejor las con-

3. Van Bressem, M.-F., *et al.*: «An Insight into the Epidemiology of Dolphin Morbillivirus Worldwide», *Veterinary Microbiology*, vol. 81, n.º 4 (20 de agosto de 2001), pp. 287-304. Doi: 10.1016/s0378-1135(01)00368-6.

4. Venn-Watson, S., *et al.*: «Evaluation of Annual Survival and Mortality Rates and Longevity of Bottlenose Dolphins (*Tursiops truncatus*) at the United States Navy Marine Mammal Program from 2004-2013», *Journal of the American Veterinary Association*, vol. 246, n.º 8 (15 de abril de 2015), pp. 893-898. Doi: 10.2460/javma.246.8.893.

diciones crónicas subyacentes que aparecían a medida que los delfines envejecían. Esto llevó un tiempo porque, a diferencia de las personas, que rutinariamente intercambian historias sobre sus dolencias y noches sin dormir, los delfines han evolucionado para ocultar de manera deliberada sus enfermedades como parte de un mecanismo de supervivencia. Si eres un delfín, no es buena idea revelar a los potenciales depredadores que tu articulación del hombro está algo rígida esta mañana. Así pues, nos basamos en todos esos datos de salud que la Marina había recopilado meticulosamente.

Esto es lo que encontramos. En general, a medida que los delfines envejecen, sus niveles de colesterol y triglicéridos aumentan, así como la inflamación generalizada.[5] Algunos de estos delfines más viejos desarrollan una condición crónica llamada síndrome metabólico, que es un conjunto de múltiples afecciones, incluida la resistencia a la insulina y niveles elevados de glucosa, colesterol y triglicéridos.[6] En los seres humanos, el síndrome metabólico afecta al menos a uno de cada cuatro individuos a nivel mundial e incluye también síntomas como exceso de grasa abdominal e hipertensión.[7] A diferencia de nosotros, que pasamos tiempo en el sofá viendo la televisión y comiendo patatas fritas saladas, los delfines de la Marina se mantienen físicamente activos y la obesidad no es un factor que contribuya a su síndrome metabólico. Además, descubrimos que era difícil saber si la hipertensión suponía un problema; los delfines desvían los vasos sanguíneos lejos

5. Venn-Watson, S., *et al.*: «Physiology of Aging among Healthy, Older Bottlenose Dolphins (*Tursiops truncatus*): Comparisons with Aging Humans», *Journal of Comparative Physiology B*, vol. 181, n.º 5 (julio de 2011), pp. 667-680. Doi: 10.1007/s00360-011-0549-3.

6. Venn-Watson, S., *et al.*: «Blood-Based Indicators of Insulin Resistance and Metabolic Syndrome in Bottlenose Dolphins (*Tursiops truncatus*)», *Frontiers in Endocrinology*, vol. 4 (9 de octubre de 2013). Doi: 10.3389/fendo.2013.00136.

7. Wang, H. H., *et al.*: «Novel Insights into the Pathogenesis and Management of the Metabolic Syndrome», *Pediatric Gastroenterology Hepatology Nutrition*, vol. 23, n.º 3 (8 de mayo de 2020), pp. 189-230. Doi: 10.5223/pghn.2020.23.3.189.

de la superficie de la piel para conservar el calor corporal en aguas frías, lo que dificulta el uso de manguitos de tensión arterial en nuestros amigos los delfines. A pesar de todo esto, estábamos observando muchos de los componentes del síndrome metabólico en los delfines de edad avanzada.

Además del síndrome metabólico, descubrimos un par de afecciones crónicas familiares más en los delfines. En primer lugar, al observar con más detalle al microscopio los tejidos hepáticos archivados, encontramos que algunos delfines habían desarrollado una afección llamada enfermedad hepática grasa.[8] Como habrás adivinado o ya sabías, se trata de una enfermedad que implica una acumulación excesiva de grasa en el hígado. (En el capítulo 6 analizaremos con más detalle el alarmante aumento global de la enfermedad hepática grasa asociada a disfunción metabólica –también conocida como esteatosis hepática– en los seres humanos). En segundo lugar, al analizar cerebros de delfín conservados, que llevaban años flotando en recipientes bien cuidados sobre estanterías cariñosamente apodadas «el cerebrario de delfines», descubrimos que algunos delfines de edad avanzada desarrollaban alteraciones tisulares casi idénticas a las observadas en las primeras fases de la enfermedad de Alzheimer en seres humanos. Estos paralelismos entre la enfermedad de Alzheimer humana y la observada en delfines también se han documentado en delfines salvajes.[9] Cuanto más profundizábamos en el valiosísimo tesoro de registros de salud y muestras de los delfines de la Marina, mejor comprendíamos cómo cambia su salud con la edad y más se asemejaban los delfines de edad avanzada a los seres humanos de edad avanzada.

---

8. Venn-Watson, S., *et al.*: «Hemochromatosis and Fatty Liver Disease: Building Evidence for Insulin Resistance in Bottlenose Dolphins (*Tursiops truncatus*)», *Journal of Zoo and Wildlife Medicine*, vol. 43, n.º 3S (septiembre de 2012), pp. S35-S47. Doi: 10.1638/2011-0146.1.

9. Di Guardo, G.: «Alzheimer's Disease, Cellular Prion Protein, and Dolphins», *Alzheimer's and Dementia*, vol. 14, n.º 2 (febrero de 2018), pp. 259-260. Doi: 10.1016/j.jalz.2017.12.002.

## Comprender cómo surgen las enfermedades crónicas con la edad

A medida que encontrábamos más y más paralelismos entre los delfines de edad avanzada y las personas de edad avanzada, empezamos a entablar conversaciones con colegas que estudiaban la salud humana. Aquellos científicos y médicos trabajaban en el síndrome metabólico, la enfermedad hepática grasa y otras enfermedades relacionadas con el envejecimiento en seres humanos. Aunque sin duda mostraban interés, a menudo nos recibían con un escepticismo cortés.

**Experto en salud humana**: Esto es muy interesante, pero dudo que lo que estáis descubriendo en delfines sea realmente relevante para los seres humanos.

**Epidemióloga de delfines (yo)**: Lo entiendo. Pero ¿crees que lo que encontramos en ratones es relevante para la salud humana?

**Experto en salud humana**: Eso espero, ya que los ratones son nuestro modelo estándar para estudiar enfermedades humanas.

**Epidemióloga de delfines**: Entonces, déjame plantearte lo siguiente. Si un ratón diminuto, con un cerebro minúsculo y una vida corta, ofrece información sobre enfermedades humanas asociadas al envejecimiento, ¿no crees que los delfines, con cerebros grandes y vidas largas, también podrían ser relevantes? ¿Sobre todo si desarrollan de forma natural las mismas enfermedades relacionadas con la edad que nosotros?

**Experto en salud humana**: Ah, no lo había pensado así. De acuerdo, puede que tengas razón.

Durante la década siguiente, muchos de nuestros escépticos iniciales se convirtieron en nuestros defensores más entusiastas. Sin embargo, cuando descubrimos por primera vez vínculos entre la prediabetes en delfines y en seres humanos, aún nos encontrábamos con resistencias. En el año 2007 escribimos nuestro primer artículo científico detallando específicamente estos paralelismos, titulado «Grandes cerebros y glucosa en sangre: puntos en común de la diabetes mellitus en humanos y delfines sanos». Tras subir el artículo a la revista *Diabetes*, pulsé el botón de Enviar manuscrito y me dirigí a nuestra reunión semanal con el equipo veterinario. Al volver a mi escritorio hora y media después, encontré un correo electrónico de un editor esperando mi clic: nos informaba de que nuestro artículo no era adecuado para su revista, ya que los delfines no eran relevantes para la salud humana. Es muy probable que haya sido el rechazo más rápido de un artículo científico en la historia. Finalmente, publicamos el estudio en *Comparative Medicine*.[10]

La buena noticia era que nuestros estudios con la Marina siempre se centraron de manera firme en mejorar continuamente la salud de los delfines de la Marina y la posibilidad de beneficiar la salud pública siempre había sido algo adicional. Así pues, mientras el mundo de la salud humana superaba su escepticismo, continuamos descubriendo y comprendiendo las afecciones relacionadas con la edad en los delfines. Gracias al apoyo de la Oficina de Investigación Naval, pasamos la siguiente década investigando por qué algunos delfines de edad avanzada –pero no todos– desarrollaban resistencia a la insulina, síndrome metabólico y enfermedad hepática grasa. Lo más importante es que estábamos descubriendo nuevas formas de prevenir, tratar y, probablemente, incluso curar estas enfermedades.

Esto era un gran logro, porque encontrar curas para las enfermedades es bastante difícil. Y aquí está la razón: del mismo modo que no se puede reparar una fuga de agua hasta que no encuentres qué parte de la tubería está dañada, es difícil curar una enfermedad si no sabes qué la causa. El término, fuera del ámbito de la fontanería, para describir el proceso de entender qué causa en realidad la enfermedad a nivel corporal es fisiopatología. Es increíble y aterrador lo poco que realmente comprendemos sobre la fisiopatología de la mayoría de las enfermedades en nuestros propios cuerpos.

Por ejemplo, consideremos la diabetes tipo 2, una de las enfermedades crónicas más comunes en el mundo, ya que en la actualidad se

10. Venn-Watson, S., *et al.*: «Big Brains and Blood Glucose: Common Ground for Diabetes Mellitus in Humans and Healthy Dolphins», *Comparative Medicine*, vol. 57, n.º 4 (agosto de 2007), pp. 390-395.

estima que afecta a 462 millones de personas en todo el mundo.[11] Sabemos que las personas pueden desarrollar niveles elevados de glucosa que se mantienen a lo largo del tiempo (ésta es la definición de diabetes) y que estos niveles elevados de azúcar en sangre dañan directamente los tejidos del cuerpo, lo que provoca heridas que no sanan, visión deteriorada y enfermedades cardíacas y vasculares, entre otros problemas. También sabemos que se pueden administrar medicamentos para controlar y reducir los niveles de glucosa, lo que ayuda a gestionar la diabetes. Además, en la mayoría de los casos, las personas pueden prevenir y gestionar eficazmente la diabetes tipo 2 adaptando su estilo de vida, la dieta y las rutinas de ejercicio.

A pesar de todo esto, si le preguntas a un endocrinólogo qué causa la diabetes tipo 2, probablemente te dirá que la resistencia a la insulina. Pero si a continuación le preguntas qué provoca la resistencia a la insulina, obtendrás una docena –o más– de respuestas distintas. Y cuando hay docenas de respuestas, eso significa que aún no hemos identificado con certeza la fisiopatología central de la diabetes tipo 2. Lo que, a su vez, implica que, si bien podemos controlar la diabetes tipo 2, no podemos curarla fácilmente.

Entonces, ¿por qué es tan difícil comprender cómo se desarrollan las enfermedades crónicas? Existen dos grandes obstáculos que han limitado la posibilidad de ofrecer curas al mundo.

- **En primer lugar, la vida humana es extraordinariamente compleja.** Si te pidiera que completaras un cuestionario sobre lo que has comido en las últimas cuatro semanas, ¿cuánto te costaría hacerlo? ¿Y si te preguntáramos qué actividades exactas realizaste hace seis días? Yo misma ni siquiera puedo dar cuenta de manera fiable de las últimas veinticuatro horas. Esto se debe a que cambiamos constantemente de lugar de residencia, de ali-

---

11. Khan, M. A. B., *et al.*: «Epidemiology of Type 2 Diabetes – Global Burden of Disease and Forecasted Trends», *Journal of Epidemiology and Global Health*, vol. 10, n.º 1 (marzo de 2020), pp. 107-111. Doi: 10.2991/jegh.k.191028.001.

mentación y de rutinas a lo largo de la vida. Esa diversidad se amplifica aún más entre distintas poblaciones, debido a diferencias en edad, etnia y raza, nivel de ingresos, factores ambientales que influyen en el estrés, genética y acceso a la atención médica. Esta enorme cantidad de «ruido vital» complica enormemente los estudios en seres humanos, lo que hace casi imposible identificar la fisiopatología central y, por tanto, hallar curas para muchas enfermedades crónicas.

- **En segundo lugar, los ratones no son personas.** Dado que los seres humanos somos tan impredecibles, el mundo científico recurre a roedores bien controlados para estudiar enfermedades crónicas relacionadas con el envejecimiento. Sin embargo, como estos animales viven apenas tres años y no desarrollan de forma natural la mayoría de las enfermedades humanas asociadas al envejecimiento, la ciencia ha tenido que ponerse un poco creativa con ellos. Esto incluye modificar genes, aplicar dietas extremas y dañar tejidos para imitar nuestras enfermedades metabólicas, cardíacas, hepáticas y neurológicas. Estos modelos buscan replicar las etapas avanzadas de enfermedades crónicas humanas, pero carecen del ingrediente secreto: el vacío de conocimiento sobre lo que realmente causa las enfermedades crónicas en los seres humanos a lo largo de décadas.

En la Marina, teníamos una ventaja que muy pocos más podían permitirse: datos sanitarios de alta calidad y con muy poco «ruido», procedentes de una población de mamíferos que vivía muchos años y desarrollaba de forma natural enfermedades crónicas a medida que envejecía, a lo largo de décadas. Los delfines de la Marina viven en el mismo entorno. Comen una sola cosa: pescado. Hacen ejercicio durante todo el día. Tienen acceso al mismo sistema de salud. No beben alcohol ni bebidas azucaradas. No fuman. No siguen una dieta occidental ni consumen alimentos ultraprocesados. Y, aun así, algunos delfines de edad avanzada desarrollaban enfermedades asociadas al envejecimiento, mientras que otros no. La pregunta era: ¿por qué?

## Al borde de un gran descubrimiento

Dado que los delfines no presentan el «ruido» epidemiológico que nosotros sí tenemos, nuestra búsqueda de la fisiopatología de las enfermedades crónicas asociadas al envejecimiento en los delfines de la Marina fue bastante directa. Empezamos por buscar causas que pudiéramos abordar con mayor facilidad: la dieta. Sí, los delfines comen pescado. Pero distintos delfines consumen diferentes tipos de pescado, y cada tipo de pescado contiene nutrientes diversos. Y cuando se piensa en los nutrientes que aporta el pescado, lo primero que probablemente viene a la mente son los ácidos omega-3. Al menos, eso fue lo que pensamos nosotros.

Para poner a prueba la hipótesis de que niveles más altos de ácidos grasos omega-3 protegían a los delfines frente al desarrollo de enfermedades crónicas, recurrimos a dos poblaciones de delfines. En primer lugar, comparamos a los delfines de la Marina que viven en la bahía de San Diego con delfines salvajes que habitan en la bahía de Sarasota, Florida. Aunque la esperanza de vida de los delfines salvajes es, en general, más corta que la de los delfines de la Marina, la salud de los delfines de la bahía de Sarasota ha sido extraordinariamente bien documentada durante décadas. Este trabajo ha sido posible gracias a un equipo de biólogos marinos entregados del Sarasota Dolphin Research Program, un grupo que también ha contribuido de forma notable a la ciencia de la salud de estos animales y a los esfuerzos de conservación. En comparación con la mayoría de las poblaciones de delfines salvajes, los delfines de Sarasota están francamente sanos. Para nuestro segundo grupo de comparación, analizamos delfines de la población de la Marina que presentaban o no síndrome metabólico. Al comparar estas poblaciones de delfines, hallamos tres pistas importantes.

**Pista n.º 1. Los delfines de la bahía de Sarasota tienen menos probabilidades de presentar signos de síndrome metabólico en comparación con los delfines de la Marina.** En nuestro estudio inicial, en el que comparamos a los delfines de la Marina con los de la bahía de Sarasota, observamos que los delfines de la Marina pre-

27

sentaban niveles más altos de insulina, colesterol y triglicéridos.[12] Aunque, en efecto, los delfines de la Marina eran más longevos, esta tendencia sutil también se observaba en algunos ejemplares jóvenes, lo que sugiere que podría haber algo en los delfines de la bahía de Sarasota que reduce aún más el riesgo de síndrome metabólico subclínico durante los primeros años de vida.

**Pista n.º 2. Los delfines con concentraciones más elevadas de un ácido graso saturado de cadena impar presentaban niveles de insulina más bajos y saludables.** Comparamos los niveles de ácidos grasos entre los delfines de la Marina y los de la bahía de Sarasota. Por desgracia, no encontramos diferencias en los ácidos omega-3. Sin embargo, sí hallamos algo interesante: los delfines con niveles sanguíneos más elevados de un ácido graso saturado de cadena impar llamado C17:0 (pronunciado) presentaban niveles de insulina más bajos y saludables.[13] Una búsqueda rápida en la bibliografía científica reveló que los ácidos grasos saturados de cadena impar, como el C17:0 y el C15:0, pueden encontrarse en algunos tipos de pescado.[14]

**Pista n.º 3. Cuando se alimentó a los delfines de la Marina con pescado que contenía más ácidos grasos saturados de cadena impar, su salud metabólica se normalizó.** El siguiente paso fue bastante lógico: medimos las concentraciones de C17:0 y C15:0

12. Venn-Watson, S., *et al.*: «Blood-Based Indicators of Insulin Resistance and Metabolic Syndrome in Bottlenose Dolphins (*Tursiops truncatus*)», *Frontiers in Endocrinology*, vol. 4 (9 de octubre de 2013). Doi: 10.3389/fendo.2013.00136.

13. Venn-Watson, S., *et al.*: «Increased Dietary Intake of Saturated Fatty Acid Heptadecanoic Acid (C17:0) Associated with Decreasing Ferring and Alleviated Metabolic Syndrome in Dolphins», *PLoS One*, vol. 10, n.º 7 (22 de julio de 2015), e0132117. Doi: 10.1371/journal.pone.0132117.

14. Ackman, R. G., *et al.*: «Isolation of Saturated Fatty Acids of Some Marine Lipids with Particular Reference to Normal Odd-Numbered Fatty Acids and Branched-Chain Fatty Acids», *Comparative Biochemistry and Physiology*, vol. 15, n.º 4 (agosto de 1965), pp. 445-456. Doi: 10.1016/0010-406x(65)90145-3.

en distintos tipos de pescado consumidos por los delfines de la Marina. Éstos incluían capelanes, arenques, caballas y calamares. Hicimos lo mismo con los peces que comen los delfines de la bahía de Sarasota; en concreto, mújoles y chopas espinosas. Descubrimos que capelanes y calamares –alimentos básicos en la dieta de los delfines de la Marina– no contenían niveles detectables de ácidos grasos saturados de cadena impar, entre ellos el C17:0 y el C15:0. En cambio, los mújoles y las chopas espinosas de Sarasota sí contenían estos ácidos grasos saturados de cadena impar. Lo mismo ocurría con el arenque y la caballa.

Así pues, proporcionamos a seis delfines de la Marina una dieta propia de la bahía de Sarasota, compuesta por mújoles y chopas espinosas, durante seis meses. Con ello, logramos aumentar su ingesta de ácidos grasos saturados de cadena impar (especialmente C17:0 y C15:0) en más de cuatro veces con respecto a su dieta basal, sin modificar de forma significativa la ingesta de ácidos grasos omega-3. Al cabo de un mes, los niveles sanguíneos de C17:0 y C15:0 de los delfines de la Marina aumentaron. Lo más importante: sus niveles de insulina y triglicéridos se normalizaron. Ahora sí estábamos ante algo relevante. Publicamos este primer estudio en 2015 en la revista revisada por pares *Public Library of Science* (o *PLoS One*).[15]

En ciencia, las raíces de un descubrimiento inicial sólo pueden afianzarse si pueden reproducirse de forma constante. Aunque los hallazgos científicos publicados puedan resultar intrigantes, pierden fuerza si otros estudios o investigadores no logran replicarlos con éxito o no pueden desarrollar a partir de ellos nuevas líneas de investigación. Por eso necesitábamos repetir nuestro estudio sobre la dieta de los delfines. Pero esta vez añadimos una tecnología avanzada llamada *metabolómica*.

---

15. Venn-Watson, S., *et al.*: «Increased Dietary Intake of Saturated Fatty Acid Heptadecanoic Acid (C17:0) Associated with Decreasing Ferring and Alleviated Metabolic Syndrome in Dolphins», *PLoS One*, vol. 10, n.º 7 (22 de julio de 2015), e0132117. Doi: 10.1371/journal.pone.0132117.

Hablemos de metabolómica. Idealmente, una vez al año, cualquier persona con una salud promedio mantiene una conversación educadamente tensa con un flebotomista, quien prepara una aguja, le ata el brazo con una goma y extrae sangre en tubos con tapones morado y rojo. Esa sangre se envía luego a un laboratorio para medir una o dos docenas de parámetros que permiten evaluar la salud del sistema inmunitario, el corazón, el hígado, los glóbulos rojos y los riñones. Ahora sabemos que se pueden realizar muchas más pruebas con nuestra sangre. En realidad, hay miles. Miles de indicios sobre cómo te encuentras *realmente*.

Estas pruebas avanzadas, que miden miles de metabolitos en la sangre, no sólo identifican una enfermedad hepática activa cuando cumplimos cuarenta y cinco años. También tienen el potencial de revelar que ya estábamos en riesgo de desarrollarla cuando teníamos quince. La metabolómica ofrece la promesa de proporcionar información útil para la toma de decisiones justo cuando el organismo empieza a desviarse del buen rumbo, lo que nos permitiría intervenir a tiempo y preservar la salud durante más tiempo. Es muchísimo más fácil frenar y manejar una bola de nieve que una avalancha.

En el caso de los delfines, habíamos utilizado inicialmente un análisis sencillo de ácidos grasos para descubrir que aquellos con niveles más altos de ácidos grasos saturados de cadena impar presentaban una mejor salud metabólica. Observamos que, cuando los delfines consumían pescado con mayor contenido de estos ácidos grasos impares, su salud metabólica mejoraba. Pero no les administramos pastillas con C15:0 y C17:0 purificados, sino que les dimos mújoles y chopas espinosas, que contienen muchas otras sustancias además de esos ácidos grasos impares que podrían haber contribuido a los cambios observados en su salud. Y la sangre de los delfines contiene mucho más que ácidos grasos.

Así que, en esta segunda fase, queríamos evaluar alrededor de quinientos tipos diferentes de moléculas en la sangre utilizando metabolómica. Estos incluían todo tipo de aminoácidos, grasas, hidratos de carbono, vitaminas, nucleótidos, péptidos y otros compuestos, naturales o no, que se encuentran en la sangre tanto de los seres humanos como de los delfines. También aumentamos nuestra población de estudio de seis a treinta delfines, que incluían veinte delfines alimentados con la dieta de mújol y chopa espinosa de la bahía de Sarasota, y diez delfines de control que mantuvieron la dieta basal de la Marina.

En este segundo estudio, la metabolómica nos permitió determinar, desde una perspectiva objetiva, cómo la dieta de la bahía de Sarasota estaba alterando el entorno molecular en la sangre de los delfines de la Marina. Gracias al uso de una población más grande y un grupo de control, pudimos evaluar mejor si estos cambios en la sangre realmente resultaban en delfines más saludables y de qué manera.

Sorprendentemente, cuando los delfines de la Marina recibieron la dieta de pescado de la bahía de Sarasota, la composición molecular de su sangre cambió por completo en el transcurso de un mes.[16] Al igual que un entrenador que forma un equipo ganador a partir de un gran número de pruebas en pretemporada, sometimos cada molécula a un riguroso programa estadístico para seleccionar las treinta moléculas más importantes que cambiaron debido a la dieta de la bahía de Sarasota. Para nosotros, éste fue el momento de la verdad. Utilizando un enfoque ciego y no dirigido, que incluyó 465 moléculas diferentes en la sangre y fue realizado por una tercera parte independiente, ¿dónde acabarían nuestros ácidos grasos saturados de cadena impar?

Al final, resultaron ser los nutrientes mejor clasificados, con el C15:0 en primer lugar y el C17:0 en segundo. Este estudio ayudó a confirmar que los ácidos grasos saturados de cadena impar, considerados como los héroes en nuestro primer estudio, eran realmente moléculas importantes que se podían aumentar de manera eficaz en la sangre tan solo incrementando su cantidad en la dieta. No lo sabíamos en ese momento, pero los delfines acababan de compartir con nosotros un secreto evolutivo sobre la longevidad: el C15:0.

---

16. Venn-Watson, S., *et al.*: «Modified Fish Diet Shifted Serum Metabolome and Alleviated Chronic Anemia in Bottlenose Dolphins (*Tursiops truncatus*)», *PLoS One*, vol. 15, n.º 4 (7 de abril de 2020), e0230769. Doi: 10.1371/journal.pone.0230769.

# Capítulo 2

# Ampliar la longevidad

En 2015, nuestro descubrimiento sobre la relación entre niveles más elevados de C15:0 y delfines más saludables logró mucho más que una mejora en la salud; fue el comienzo de desvelar la longevidad de los mamíferos. Esto nos lleva a hablar de la longevidad. Cuando muchos de nosotros escuchamos esta palabra, pensamos en tener que vivir más allá de nuestros años esperados. Tener que vivir más años con una visión deteriorada, audición empeorada y vejigas más débiles. Condenados a pasar más horas en la cama que caminando. Solos. Y cuando pensamos en la longevidad de esta manera, la mayoría de nosotros diría «Prefiero que no».

Pero a la salud, todos decimos «Sí, por favor». La salud significa energía y fuerza; una mente lúcida y aguda. Significa disfrutar más del aire libre y de la cocina que del sofá y la cama. Y, con suerte, la salud también trae consigo la felicidad. Curiosamente, la longevidad suele ocupar un lugar en la sección de ciencia ficción de nuestra biblioteca mental, mientras que la salud es un pilar central de la sección de autoayuda.

Desde luego, hay científicos que buscan maneras propias de la ciencia ficción para modificar procesos determinados genéticamente con el objetivo de (tal vez) alcanzar la inmortalidad. Pero cuando hablamos de prolongar la longevidad y aumentar de forma significativa la calidad de nuestra vida, el mejor camino para lograrlo es mantenernos lo más sanos posible durante el mayor tiempo posible. En este sentido, nuestra salud –cuánto tiempo conservamos nuestro bienestar físico y mental– y nuestra longevidad están profundamente entrelazadas. Para prolongar realmente la longevidad, es urgente ir más allá del mero objetivo hospitalario de impedir que el cuerpo muera y avanzar hacia formas audaces de ayudarnos a mantenernos con buena salud durante más tiempo.

Como especie, en realidad lo hemos hecho bastante bien a la hora de prolongar nuestra longevidad durante el último siglo. Si hubieras nacido a principios del siglo XX, tu esperanza de vida habría sido de unos cuarenta y cinco años. Hoy, la esperanza de vida humana se aproxima a los ochenta y cinco.[1] Esto significa que hemos duplicado nuestra esperanza de vida. Entonces, ¿podremos seguir avanzando en medicina y ciencia hasta volver a duplicar esa media y llegar a vivir 160 años o más?

La mayoría de los expertos en longevidad diría «No». Esto se debe a que muchos creen que estamos inevitablemente atados al deterioro de la salud con el paso del tiempo, lo que da lugar a una esperanza máxima de vida de unos 125 años.[2] La creencia común ha sido que, como organismos biológicos, nuestros cuerpos simplemente no tienen la capacidad de frenar el deterioro asociado al envejecimiento lo suficiente como para superar el siglo y cuarto de vida. Por eso, gran parte del mundo de las ciencias de la vida ha cambiado sus prioridades: de intentar vivir más allá de los 125 años a vivir con más salud dentro de esos años.

---

1. Wilmoth, J. R.: «Increase of Human Longevity: Past, Present, and Future», *Japanese Journal of Population*, vol. 9, n.º 1 (marzo de 2011), pp. 155-161.
2. Manton, K. G., *et al.*: «Limits to Human Life Expectancy: Evidence, Prospects, and Implications», *Population and Development Review*, vol. 17, n.º 4 (diciembre de 1991), pp. 603-637. Doi: 10.2307/1973599.

Hay otro inconveniente que ha surgido en nuestro plan para vivir 160 años: desde 2014, la esperanza de vida ha comenzado a disminuir. Aunque la COVID-19 ciertamente contribuyó a acortar nuestras vidas durante 2020 y 2021, en particular en Estados Unidos no se ha observado una tendencia ascendente en la esperanza de vida en los últimos diez años.[3] (Abordaremos este asunto con mayor profundidad en los capítulos 8 y 9, incluyendo el aumento de enfermedades relacionadas con la edad en personas jóvenes y el posible papel del C15:0 en la solución de este problema). Aun cuando esta regresión es evidente, parece haber algo que falta en un argumento centrado exclusivamente en prolongar la esperanza de vida. Si podemos ampliar nuestra esperanza de vida saludable evitando enfermedades crónicas, ¿no debería eso llevarnos, de forma inherente, a vivir también más tiempo? Partiendo de esta lógica, las mejores intervenciones para prolongar nuestra longevidad son aquellas que buscan extender nuestra esperanza de vida saludable. A su vez, la mejor manera de lograrlo es retrasar la aparición de múltiples enfermedades crónicas asociadas al envejecimiento, tan pronto como sea posible y durante el mayor tiempo posible.[4] Aquí entra en escena una prometedora frontera científica que vincula la esperanza de vida saludable con la longevidad y que rápidamente ha desarrollado su propio conjunto de reglas. Y, como somos científicos y nos gusta trabajar, al menos, con algunos criterios y supuestos compartidos, presentamos a continuación cinco criterios esenciales que deberían cumplirse para que una molécula pueda considerarse una molécula de longevidad.

3. Roser, M.: «Why Is Life Expectancy in the US Lower than in Other Rich Countries?», OurWorldInData.org (29 de octubre de 2020). Disponible en: www.ourworldindata.org/us-life-expectancy-low.
4. Morsli, S., *et al.*, «The Use of Geroprotectors to Prevent Multimorbidity: Opportunities and Challenges», *Mechanisms of Ageing and Development*, vol. 193 (enero de 2021), 111391. Doi: 10.1016/j.mad.2020.111391.

## Los cinco requisitos imprescindibles de una molécula de longevidad

### Requisito imprescindible para una molécula de longevidad n.° 1: actuar sobre los principales marcadores del envejecimiento

Cuando un coche viejo deja de funcionar, cualquier mecánico puede enumerar las causas más comunes por las que fallan estos vehículos. De forma análoga, los científicos que estudian el envejecimiento humano disponen de una lista con los elementos celulares que tienen más probabilidades de deteriorarse con el paso del tiempo. Esta lista se conoce como *marcadores del envejecimiento*, y define los procesos que subyacen a cómo envejecemos.[5] A continuación, se presenta un breve resumen de los doce marcadores del envejecimiento:

- **Senescencia celular.** A medida que envejecemos, nuestras células comienzan a funcionar de manera defectuosa, pero no mueren. Esta senescencia celular da lugar a células «zombis» que desencadenan inflamación y otros procesos que promueven el deterioro tisular asociado a la edad.
- **Disfunción mitocondrial.** Las mitocondrias, esas centrales energéticas de nuestras células, dejan de producir energía y comienzan a generar radicales oxidativos dañinos que perjudican a las propias células. Malas mitocondrias.
- **Inflamación crónica.** También conocida como «envejecimiento inflamatorio» o *inflammaging*, se produce cuando el sistema inmunitario se activa y permanece activado de forma continua, lo que da lugar a una inflamación crónica de bajo grado que acelera el desgaste natural del cuerpo y el cerebro.
- **Alteración de la comunicación intracelular.** El equilibrio entre cuerpo y mente depende por completo de una comunicación saludable dentro y entre nuestras células. Cuando estos sistemas de

---

5. López-Otín, C., *et al.*: «Hallmarks of Aging: An Expanding Universe», *Cell*, vol. 186, n.° 2 (19 de enero de 2023), pp. 243-278. Doi: 10.1016/j. cell.2022.11.001.

señalización se desequilibran, también lo hacen nuestro metabolismo, nuestra inmunidad y muchos otros procesos.

- **Desregulación de la detección de nutrientes.** Nuestro organismo está diseñado para responder a los alimentos que ingerimos. ¿Has comido una galleta? Es hora de activar el modo de almacenamiento de glucosa. ¿Llevas mucho tiempo sin consumir hidratos de carbono? Entonces activamos la producción hepática de glucosa. Cuando estos sensores de nutrientes fallan, pueden surgir trastornos asociados al envejecimiento, como la resistencia a la insulina.
- **Alteraciones epigenéticas.** A medida que envejecemos, nuestro ADN se llena de «bolas de polvo». Este proceso de metilación epigenética del ADN provoca errores en la expresión génica que pueden originar muchas enfermedades asociadas a la edad.
- **Disbiosis.** Nuestro intestino está lleno de bacterias de todo tipo, incluidas muchas beneficiosas. Estos microbios buenos ayudan a producir moléculas útiles que absorbemos para mantenernos jóvenes y funcionales. La disbiosis ocurre cuando se rompe el equilibrio entre bacterias buenas y malas, y predominan las perjudiciales.
- **Inestabilidad genómica.** En nuestro ADN se producen mutaciones, algunas de las cuales podrían dar lugar a mejores versiones de nosotros mismos. Por desgracia, también pueden producir el efecto contrario. Con la edad, el ADN se vuelve menos estable y más propenso a mutaciones perjudiciales, como las que pueden derivar en cáncer.
- **Acortamiento de los telómeros.** Nuestros cromosomas tienen unas capas protectoras en sus extremos llamadas *telómeros*. Mientras éstos están intactos, los cromosomas pueden dividirse con normalidad y generar células sanas. El envejecimiento va desgastando progresivamente estos telómeros, lo que compromete la integridad de los cromosomas y reduce la producción de células nuevas y funcionales.
- **Pérdida de la proteostasis.** ¿Has notado que cuesta más limpiar un cepillo del pelo si lo haces con poca frecuencia? Algo parecido

ocurre con las proteínas, que son moléculas complejas y propensas a agregarse. Con la edad, es más frecuente que las proteínas se plieguen de forma anómala, lo que altera su función y contribuye en gran medida al desarrollo de enfermedades relacionadas con el envejecimiento.

- **Autodegradación celular deficiente (macroautofagia).** Nuestras células cuentan con un mecanismo interno para eliminar sus propios desechos, conocido como *macroautofagia*. ¿Sabes qué ocurre cuando el triturador de basura deja de funcionar? Exacto: se acumula la basura. Cuando la macroautofagia está alterada, los desechos celulares se acumulan, las células funcionan peor y esto acelera el envejecimiento biológico.
- **Agotamiento de las células madre.** Nuestro cuerpo genera células madre con gran potencial: células inmaduras que pueden diferenciarse en varios tipos, incluyendo células del sistema inmunitario. Con la edad, disminuye tanto la cantidad como la calidad de estas células madre, lo que implica menos células funcionales descendientes y una inmunidad debilitada.

Esto es lo importante respecto a los marcadores del envejecimiento: si logramos encontrar maneras de ralentizar o detener varios de estos procesos, podremos frenar o incluso interrumpir el envejecimiento en sí. Y eso resulta bastante alentador. Aunque se trata de una lista ambiciosa de objetivos para la investigación científica, el simple hecho de alargar los telómeros o ralentizar las mutaciones del ADN (o actuar sobre cualquier otro marcador de forma aislada) no se traducirá automáticamente en una longevidad inmediata. Dicho esto, veamos los otros cuatro requisitos que debe cumplir una molécula de longevidad.

### Requisito imprescindible para una molécula de longevidad n.° 2: activar la vía de la longevidad humana

Además de los marcadores del envejecimiento, existe un mapa de la longevidad humana que señala un puñado de rutas metabólicas que conducen al tesoro de una vida más larga. No es una metáfora: existe un recurso excelente llamado *Kyoto Encyclopedia of Genes and Geno-*

*mes* (KEGG), que alberga todo tipo de mapas biológicos, llenos de detalles técnicos, que ilustran con precisión cómo funcionan las células, los organismos y los ecosistemas. Es el aspecto del mapa de la «vía reguladora de la longevidad»:[6]

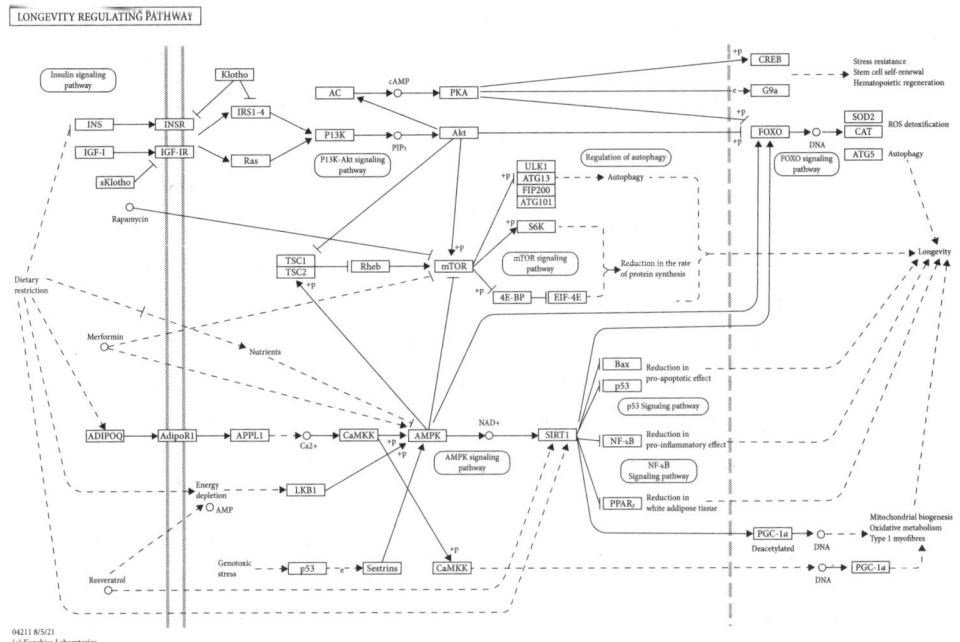

LONGEVITY REGULATING PATHWAY

04211 8/5/21
(c) Kanehisa Laboratories

Este mapa en particular se basa en los cambios que favorecen la longevidad y que se producen en nuestro organismo cuando reducimos la ingesta calórica diaria en más de un 10 %.[7] ¿Preparado para un viaje hacia la tierra de la longevidad? Empecemos por la restricción

6. KEGG Longevity Regulating Pathway: *Homo Sapiens* (ser humano). Disponible en: www.genome.jp/pathway/hsa04211.

7. Bales, C. W.: «Caloric Restriction: Implications for Human Cardiometabolic Health», *Journal of Cardiopulmonary Rehabilitation and Prevention*, vol. 33, n.º 4 (julio-agosto de 2013), pp. 201-208. Doi: 10.1097/HCR.0b013e318295019e.

calórica, que activa la AMPK. Cuando la AMPK se activa, estimula la producción de SIRT1, conocida como el «regulador metabólico maestro», que protege frente a numerosas enfermedades asociadas al envejecimiento.[8] A su vez, SIRT1 inhibe la vía NF-kB, lo que reduce el envejecimiento inflamatorio y activa PGC1α, que contribuye a corregir la disfunción mitocondrial. La AMPK también inhibe la mTOR y activa las vías de señalización FOXO, ambas implicadas en la eliminación de las células senescentes tipo «zombi». Si llevas la cuenta, esta vía de longevidad nos ofrece instrucciones precisas para abordar al menos tres marcadores clave del envejecimiento: el envejecimiento inflamatorio, la disfunción mitocondrial y la senescencia celular. *Voilà*. Hola, longevidad.

Espera un momento. Entonces, ¿por qué no reducimos todos simplemente la ingesta de unos pocos centenares de calorías al día para vivir más tiempo? Aunque la restricción calórica ha sido extremadamente popular y, en un principio, puede parecer una solución sencilla, en la práctica no resulta sostenible para la mayoría de las personas.

Lo he experimentado en carne propia. Al leer el último estudio sobre los beneficios de la restricción calórica, me comprometí con firmeza a reducir en más de un 10 % mi ingesta diaria de calorías. Sin embargo, en menos de un mes, abandoné ese hábito (una vez tras otra) por culpa de un congreso en Boston, una cena con amigos en ese nuevo asador, una semana cargada de estrés preparando presupuestos y presentaciones para la junta, o el puro placer de comer comida reconfortante. Hasta que leí el último estudio sobre los beneficios de la restricción calórica. Lo que me llevó, una vez más, a renovar mi compromiso de reducir calorías. Pero luego fuimos a Las Vegas para una reunión de una semana, llegaron las fiestas, se acercaba otra fecha de entrega estresante... y ya no fui tan cuidadosa con las calorías. Ya ves por dónde va la cosa.

8. Elibol, B., *et al.*: «High Levels of SIRT1 Expression as a Protective Mechanism Against Disease-Related Conditions», *Frontiers in Endocrinology*, vol. 9 (15 de octubre de 2018), p. 614. Doi: 10.3389/fendo.2018.00614.

Aunque la práctica de la restricción calórica que favorece la longevidad no resulta sostenible para la mayoría de las personas, ha permitido comprender mucho mejor cómo podemos acceder a nuestro mapa interno de longevidad para prolongar eficazmente tanto la esperanza de vida saludable como la longevidad. Ahora ya comprendes por qué una molécula óptima para la longevidad debería actuar sobre al menos algunos de los pilares del envejecimiento, así como activar la vía reguladora de la longevidad humana. Gracias a nuestro conocimiento sobre estos pilares del envejecimiento y sobre dicha vía reguladora, el mundo científico ya no busca a ciegas un interruptor único para la longevidad. Ahora contamos con una linterna potente y unas instrucciones claras hacia múltiples interruptores que, esperamos, nos proporcionen a todos vivir más tiempo con buena salud. Entonces, ¿cuál es el tercer requisito imprescindible para una molécula de longevidad?

## Requisito imprescindible para una molécula de longevidad n.º 3: evidencia de una ralentización del envejecimiento de forma clínicamente relevante

Si una molécula prometedora $X$ actúa eficazmente sobre (1) los pilares del envejecimiento y (2) la vía reguladora de la longevidad humana, debería aportar evidencia de que ralentiza el ritmo al que envejecemos. Si conseguimos frenar nuestra tasa de envejecimiento biológico de una manera clínicamente relevante —es decir, que realmente importe a nuestros médicos—, podremos prolongar nuestra vida. Por el contrario, si una intervención no ralentiza dicho ritmo, es poco probable que contribuya de forma significativa a aumentar tanto la esperanza de vida saludable como la longevidad. Tiene toda la lógica. Pero es una exigencia muy difícil de cumplir, en parte porque no existe consenso sobre cómo medir esa tasa de envejecimiento. Aquí es donde muchas moléculas inicialmente prometedoras acaban descartadas como candidatas a moléculas de longevidad. Considera esta «ralentización del envejecimiento» como la parte más dura del entrenamiento de los Navy SEAL, las fuerzas especiales de la Armada estadounidense, donde se produce la mayoría de los abandonos.

### Requisito imprescindible para una molécula de longevidad n.° 4: mejorar la salud de forma tangible

Este requisito puede parecer obvio, pero deja de serlo tanto cuando planteamos tres preguntas a uno de cada tres adultos estadounidenses que toma vitaminas.[9]

**Pregunta 1:** ¿Notas alguna diferencia cuando tomas (o dejas de tomar) tus vitaminas?
**Respuesta probable:** Quizá. Bueno... en realidad, no.

**Pregunta 2:** ¿Dejarías de tomar vitaminas si tu nivel de colesterol no baja, si te sigue doliendo la artritis o si no duermes bien?
**Respuesta probable:** No, porque no las tomo por eso.

**Pregunta 3:** ¿Por qué tomas vitaminas?
**Respuesta probable:** Porque se supone que debo tomarlas. Por mi salud.

A diferencia de esta percepción que existe sobre muchos suplementos diarios de uso prolongado, las moléculas de longevidad no tienen carta blanca. En su lugar, deberían ofrecer (1) beneficios clínicamente relevantes que los médicos puedan constatar o (2) mejoras en la calidad de vida que la persona pueda percibir, idealmente en el plazo de unos pocos meses. La única salvedad sería si esa persona aún no ha sucumbido al deterioro asociado al envejecimiento, ya que, si no hay daño, resulta más difícil saber qué está corrigiendo la molécula de longevidad.

*Éste es un buen momento para hacer una mención especial a la inflamación*, ya que esta lacra interfiere en varias secciones de este capítulo. Es una característica distintiva del envejecimiento. Es un problema clínicamente relevante. Nos provoca dolor en las rodillas y las caderas. Causa y agrava todas las enfermedades crónicas que aceleran el envejecimiento. Este fenómeno no deseado se conoce como envejecimiento

---

9. Institutos Nacionales de Salud, Oficina de Suplementos Dietéticos: «Multivitamin/Mineral Supplements». Disponible en: https://ods.od.nih.gov/factsheets/MVMS-HealthProfessional (consultado el 9 de abril de 2024).

inflamatorio (*inflammaging*),[10] y si logramos corregir el envejecimiento inflamatorio, podemos mejorar la salud de forma tangible.

Aunque los médicos suelen medir sólo algunos pocos parámetros en sangre para evaluar la inflamación sistémica (como la proteína C reactiva), existen muchas otras sustancias implicadas en el envejecimiento inflamatorio. Estos agentes promotores de la inflamación se denominan citocinas y quimiocinas proinflamatorias, y entre los principales protagonistas del envejecimiento se encuentran la IL-6 (interleucina 6), el TNFα (factor de necrosis tumoral alfa) y la MCP-1 (proteína quimioatrayente de monocitos 1).[11]

Las citoquinas proinflamatorias actúan como altavoces que convocan sin piedad a las células inflamatorias hacia el hígado, el corazón, los músculos, las articulaciones y el cerebro. Esta excesiva respuesta inmunitaria en nuestros órganos contribuye tanto al inicio como al agravamiento de la diabetes tipo 2, las enfermedades cardíacas, las enfermedades hepáticas, la artritis, el deterioro cognitivo y la demencia. La buena noticia es que se ha comprobado que las intervenciones capaces de modular estos factores proinflamatorios pueden retrasar eficazmente la aparición de enfermedades crónicas asociadas al envejecimiento, ayudándonos a mejorar la salud de forma tangible.[12] Y así llegamos al quinto requisito indispensable de una molécula de longevidad.

---

10. Dugan, B., *et al.*: «Inflammaging as a Target for Healthy Ageing», *Age and Ageing*, vol. 52, n.º 2 (1 de febrero de 2023), afac328. Doi: 10.1093/ageing/afac328.

11. St. Sauver, J., *et al.*: «Inflammatory Biomarkers, Multi-Morbidity, and Biologic Aging», *Journal of International Medical Research*, vol. 50, n.º 7 (julio de 2022), pp. 1-9. Doi: 10.1177/03000605221109393; Bettcher, B. M., *et al.*: «Increases in a Pro-Inflammatory Chemokine, MCP-1, Are Related to Decreases in Memory over Time», *Frontiers in Aging Neuroscience*, vol. 11 (13 de febrero de 2019). Doi: 10.3389/fnagi.2019.00025.

12. Wei, Y., *et al.*: «Balanced Basal-Levels of ROS (Redox-Biology), and Very-Low-Levels of Pro-Inflammatory Cytokines (Cold-Inflammaging), as Signaling Molecules Can Prevent or Slow Down Overt-Inflammaging, and the Aging-Associated Decline of Adaptive-Homeostasis», *Experimental Gerontology*, vol. 12 (febrero de 2023), 112067. Doi: 10.1016/j.exger.2022.112067.

### Requisito imprescindible para una molécula de longevidad n.º 5: retrasar la aparición de enfermedades crónicas

Puede parecer algo evidente. Si una molécula de longevidad actúa de forma eficaz sobre los mecanismos del envejecimiento y las vías de la longevidad, ralentiza nuestro ritmo de envejecimiento y aporta beneficios clínicamente relevantes que podemos ver y sentir, entonces debería retrasar la aparición y la progresión de las enfermedades que con más frecuencia nos conducen a la muerte: enfermedades cardíacas, cáncer, diabetes tipo 2 y, en la actualidad, también enfermedad del hígado graso. Al mantener a raya las enfermedades crónicas, es de esperar que tanto nuestra salud como nuestra esperanza de vida aumenten de forma natural.

Ahí lo tienes: cinco criterios para prolongar la longevidad. Bueno, en realidad hay dos advertencias más. Y son importantes... lo bastante importantes, de hecho, como para convertirlas en dos criterios adicionales.

### Requisito imprescindible para una molécula de longevidad n.º 6: debe poder tomarse de forma rutinaria durante décadas

Supongamos que contamos con una molécula de longevidad que realmente cumple los cinco criterios mencionados. ¡Increíble! Pero antes de descorchar el champán, debemos comprobar si existen obstáculos logísticos que puedan impedir que las personas utilicen esta molécula a lo largo de su vida... o al menos durante los últimos treinta a cincuenta años.

Los posibles desafíos por superar pueden incluir la vía de administración (¿tendré que inyectármela?), la accesibilidad (¿seguiré pudiendo conseguir esta molécula dentro de diez años... o de cincuenta?), la posología (¿tengo que tomar seis pastillas gigantes al día?) y el coste (¿pueden las personas o el sistema sanitario permitirse esta molécula si se administra a millones de individuos a lo largo de vidas que superen los cien años?). Con estas consideraciones en mente, pasemos al último de los requisitos indispensables de una molécula de longevidad.

### Requisito imprescindible para una molécula de longevidad n.º 7: debe ser segura durante décadas

Por último –aunque quizá lo más importante–, una molécula de longevidad no sólo debe contribuir al mantenimiento de la salud a lo largo de la vida, sino también ser segura y bien tolerada durante muchísimo tiempo. Casi todas las principales moléculas de longevidad son fármacos con receta, y esto se debe a que ya se ha demostrado que ofrecen ciertos beneficios para la salud. Pero todos hemos visto anuncios de medicamentos: primero explican cómo mejorarán tu vida y, a continuación, enumeran una lista igual de extensa de efectos secundarios molestos... o incluso letales. Los efectos adversos leves pueden dificultar su uso prolongado y la adherencia al tratamiento; los graves, directamente pueden poner en entredicho la conveniencia de emplear una molécula de longevidad.

Teniendo en cuenta estos siete criterios para prolongar la longevidad de forma saludable, resulta más fácil entender por qué, a pesar de haberse evaluado miles de moléculas como posibles promotoras de la longevidad, pocas intervenciones han logrado posicionarse entre las más prometedoras.

## La dificultad de la investigación sobre longevidad

El problema de la investigación en longevidad es el siguiente: para saber con certeza qué intervenciones ayudan realmente a los seres humanos a vivir más tiempo, haría falta un período de entre cincuenta y cien años. Y como los científicos que inician esos estudios probablemente no vivirán para verlos concluidos, muchos optan por centrarse en especies de vida mucho más corta, como gusanos, moscas y ratones. Los gusanos de la especie *Caenorhabditis elegans* viven unos veinte días. Las moscas del género *Drosophila*, unos ochenta. Los ratones pueden vivir hasta tres años. Estos modelos resultan muy útiles para modificar genes, lo que permite obtener resultados espectaculares, pero excesivamente simplificados, que luego se interpretan de forma llamativa para facilitar su comprensión por parte del público:

**Ejemplo:** Al activar el gen A, un gusano pasa de vivir veinte días a vivir cuarenta.

**Titular en los medios:** ¡Científicos descubren cómo duplicar la esperanza de vida!

Aunque estos estudios en especies de vida corta ofrecieron en su día promesas emocionantes –perfectas para lucirse en portadas de revistas–, ya se ha invertido suficiente tiempo y una cantidad extraordinaria de dinero como para saber que este enfoque no se traduce fácilmente en una prolongación ni de la salud ni de la longevidad en los seres humanos. Aunque ha habido algunas excepciones (de las que hablaremos más adelante), la dificultad de encontrar moléculas de longevidad que funcionen en gusanos y que en realidad sirvan para alargar la vida humana radica –quizá no por sorpresa– en que los seres humanos somos infinitamente más complejos.

Para poner a prueba de forma más eficaz moléculas que puedan alargar la longevidad humana, necesitaríamos que ese gusano, esa mosca o ese ratón estuvieran estresados por los exámenes sorpresa del colegio, pasaran por seis cambios de trabajo, vivieran en cinco casas distintas, se preocuparan por pagar las facturas, se casaran y tuvieran hijos, probaran diez dietas diferentes, tomaran una docena de medicamentos durante años, enfermaran y luego se recuperaran, fueran constantes con su rutina diaria de correr en la rueda... para después abandonarla y ponerse a ver televisión, tomaran cócteles y llevaran una vida social que empezara con noches largas de fiesta hasta el amanecer y acabara en cenas con amigos a las seis y media... y en la cama a las nueve y media de la noche.

Para comprender cómo prolongar la longevidad humana, se necesita *tiempo*. Tiempo para que los estudios sigan su curso, no durante veinte días ni tres años en una burbuja iluminada con fluorescentes, sino a lo largo de décadas y décadas de vida real. Hacen falta años de desafíos para saber qué nos ayuda a mantener la resiliencia. Ahí es donde residen los secretos de la longevidad.

Así que, mientras muchos investigadores del campo de la longevidad han trabajado con empeño para alargar la vida de especies de vida corta –a menudo por días, semanas o meses–, nos llegó de forma inesperada un nuevo enfoque para comprenderla: descubrir cómo millones de años de evolución han permitido a los seres humanos y a los delfines vivir casi un siglo más que ratones, gusanos y moscas. Este cambio de perspectiva nos ha permitido identificar y aprovechar esos mecanismos de resiliencia desarrollados evolutivamente para seguir mejorando nuestra salud y nuestra longevidad.

## La teoría del marcapasos de la membrana celular en el envejecimiento

No fuimos los primeros en intentar descubrir por qué ciertas especies longevas –como los seres humanos, los elefantes o las ballenas– viven más tiempo que otros mamíferos. En 2005, A. J. Hulbert propuso una teoría fascinante, conocida como la teoría del marcapasos de la membrana celular.[13] En sus estudios, Hulbert demostró que los mamíferos de mayor longevidad presentaban ácidos grasos más estables en las membranas celulares. Al estabilizar estos ladrillos estructurales que forman el revestimiento externo de las células, los mamíferos longevos lograban aumentar eficazmente su resiliencia corporal frente a la muerte. *Voilà*: longevidad prolongada.

¿Pero resiliencia frente a qué? Puede que te sorprenda saber que, para vivir más tiempo, debemos estar protegidos de nuestro enemigo más implacable: el oxígeno. Sí, el oxígeno. Cada científico especializado en longevidad tiene su propio candidato número uno al título de factor apocalíptico, esa causa que –según ellos– nos conduce inevitablemente a la muerte. Algunos señalan el daño irreparable al ADN. Otros, las células zombis senescentes. Ya hemos hablado de estos elementos como sellos distintivos del envejecimiento. Pero hay un argumento de peso que apunta al oxígeno –esa molécula cuya ausencia

---

13. Hulbert, A. J.: «On the Importance of Fatty Acid Composition of Membranes for Aging», *Journal of Theoretical Biology*, vol. 234, n.º 2 (21 de mayo de 2005), pp. 277-288. Doi: 10.1016/j.jtbi.2004.11.024.

durante apenas diez minutos nos mata– como el mismo agente que, a lo largo de setenta o cien años, también termina por matarnos.

Todos conocemos ejemplos de relaciones tóxicas, como la del chocolate con los perros o la de la sal con los caracoles. Pues bien, lo mismo ocurre con las grasas poliinsaturadas y el oxígeno. Cuando los ácidos grasos poliinsaturados se incorporan a las membranas celulares y luego se exponen al oxígeno, se generan radicales oxidativos perjudiciales. Estos radicales dañinos descomponen nuestras células, desencadenan ciclos crónicos de inflamación, causan estragos en el cerebro y el resto del cuerpo, y pueden contribuir al desarrollo de enfermedades cardiovasculares, diabetes tipo 2 y demencia.[14]

Hulbert demostró que los mamíferos con ácidos grasos más frágiles y poliinsaturados en sus membranas celulares tenían una vida más corta. Y, lo que es aún más importante, también observó que los mamíferos de vida corta presentaban niveles más altos de radicales oxidativos, generados por la descomposición de esas grasas poliinsaturadas inducida por el oxígeno. El término científico para medir este fenómeno es el *índice de peroxidación lipídica*.[15] Así que, para resumir:

14. Kibel, A., *et al.*: «Oxidative Stress in Ischemic Heart Disease», *Oxidative Medicine and Cellular Longevity* (28 de diciembre de 2020), 6627144. Doi: 10.1155/2020/6627144.; Bhatti, J. S., *et al.*: «Oxidative Stress in the Pathophysiology of Type 2 Diabetes and Related Complications: Current Therapeutics Strategies and Future Perspectives», *Free Radical Biology and Medicine*, vol. 184 (1 de mayo de 2022), pp. 114-134. Doi: 10.1016/j. freeradbiomed.2022.03.019; Ferré-González, L., *et al.*: «Assessment of Lipid Peroxidation in Alzheimer's Disease Differential Diagnosis and Prognosis», *Antioxidants*, vol. 11, n.º 3 (14 de marzo de 2022), 551. Doi: 10.3390/antiox11030551.

15. Hulbert, A. J., *et al.*: «Polyunsaturated Fats, Membrane Lipids and Animal Longevity», *Journal of Comparative Physiology B*, vol. 184, n.º 2 (febrero de 2014), pp. 149-166. Doi: 10.1007/s00360-013-0786-8.

**Versión pesimista**

Muchos ácidos grasos poliinsaturados en las membranas celulares → más radicales oxidativos → daño tisular más rápido → menor esperanza de vida

**Versión optimista**

Ácidos grasos más resistentes en las membranas celulares → menos radicales oxidativos → menor daño tisular → mayor esperanza de vida

Muy bien, ahora que ya tienes los conocimientos sobre qué convierte a una molécula en promotora de la longevidad, hablemos de dos de los fármacos más estudiados por su potencial para prolongar la vida: la rapamicina y la metformina. Mientras una gana protagonismo, la otra está atravesando cierto declive.

## Rapamicina: la líder en longevidad

Si preguntaras a diez expertos en longevidad cuál es el fármaco con mayores probabilidades de prolongar la esperanza y la calidad de vida, probablemente nueve (o incluso los diez) responderían: la rapamicina. Se trata de una molécula extraordinariamente compleja:

Estructura de la rapamicina

Descubierta en bacterias presentes en la isla de Pascua, la rapamicina se identificó inicialmente por sus propiedades antifúngicas.[16] Por eso se le dio el nombre de rapamicina: *rapa* (por el nombre nativo de la isla de Pascua, Rapa Nui) y *micina* (un sufijo comúnmente utilizado para las sustancias antimicrobianas). En los últimos cincuenta años, se ha descubierto que la rapamicina presenta numerosos efectos terapéuticos.[17] Para empezar, tiene propiedades anticancerígenas. Además, gracias a su capacidad para disolver acúmulos anómalos de tejido cicatricial denso (también conocidos como fibromas), este fármaco está aprobado por la Administración de Alimentos y Medicamentos (Food and Drug Administration, FDA) para el tratamiento de ciertos tipos de enfermedades fibróticas. Asimismo, la rapamicina modula el sistema inmunitario, lo que permite que el organismo acepte trasplantes de órganos sin atacarlos como si fueran cuerpos extraños. En conjunto, la rapamicina ofrece un abanico diverso de efectos que, aunque peculiares, resultan bastante eficaces para prolongar la longevidad, al menos en ratones.

Cuando analizamos los cinco primeros criterios que definen a una molécula de longevidad, la rapamicina destaca como una firme candidata. En primer lugar, la rapamicina actúa sobre una de las características fundamentales del envejecimiento: la *senescencia celular*.[18] Cuando las células comienzan a funcionar mal, normalmente activan un mecanismo de autodestrucción que permite su reciclaje. Esto ayuda al organismo a mantener un conjunto de células y tejidos sanos, lo que nos mantiene jóvenes y saludables. Como hemos explicado antes, la

16. Gambari, R., *et al.*: «The Long Scientific Journey of Sirolimus (Rapamycin): From the Soil of Easter Island (Rapa Nui) to Applied Research and Clinical Trials on β-Thalassemia and Other Hemoglobinopathies», *Biology*, vol. 12, n.º 9 (2023), 1202. Doi: 10.3390/biology12091202.

17. Selvarani, R., *et al.*: «Effect of Rapamycin in Aging and Age-Related Diseases: Past and Future», *GeroScience*, vol. 43, n.º 3 (junio de 2021), pp. 1135-1158. Doi: 10.1007/s11357-020-00274-1.

18. Blagosklonny, M. V.: «Cell Senescence, Rapamycin, and Hyperfunction Theory of Aging», *Cell Cycle*, vol. 21, n.º 14 (julio de 2022), pp. 1456-1467. Doi: 10.1080/15384101.2022.2054636.

senescencia celular ocurre cuando esas células disfuncionales siguen activas y se niegan a morir. En lugar de ser eliminadas, estas «células zombis» permanecen en los tejidos, desencadenan respuestas inflamatorias, deterioran el funcionamiento de los órganos y aceleran el envejecimiento.

La rapamicina previene la senescencia celular mediante la inhibición de un mecanismo clave denominado mTOR. A su vez, la ralentización de mTOR puede contribuir a prolongar la longevidad.[19] La rapamicina es tan fundamental para comprender cómo vivir más tiempo que el término mTOR, en la vía de la longevidad, significa literalmente *mecanistic Target of Rapamycin* («diana mecanicista de la rapamicina»). En el mapa de la longevidad humana, mTOR se encuentra aquí:

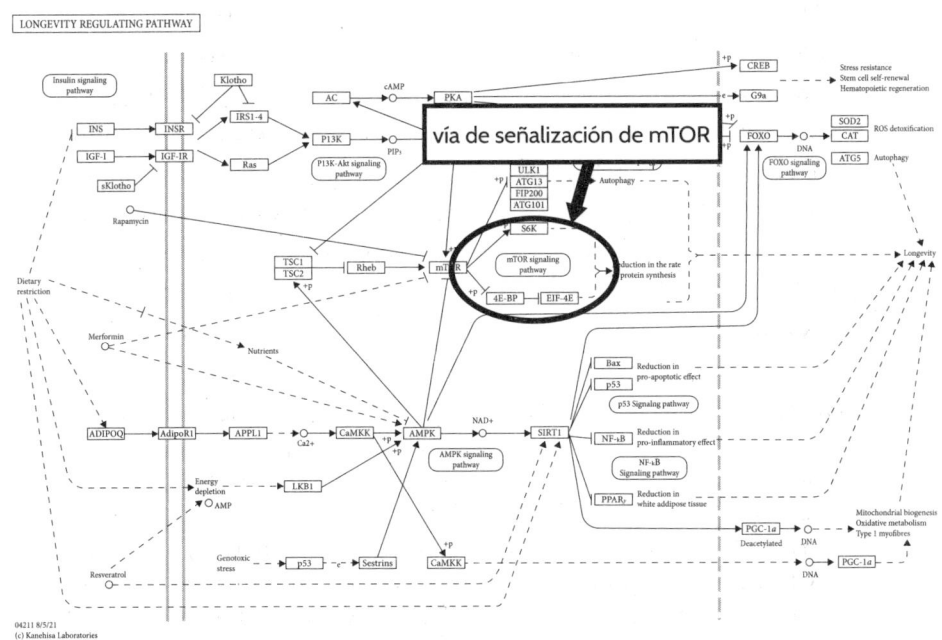

---

19.  Mota-Martorell, N., *et al.*: «mTOR Complex 1 Content and Regulation Is Adapted to Animal Longevity», *International Journal of Molecular Science*, vol. 23, n.º 15 (2022), 8747. Doi: 10.3390/ijms23158747.

A medida que envejecemos, disminuye nuestra capacidad para mantener a raya la vía de señalización de mTOR, lo que se traduce en una mayor inflamación tisular y una degradación más rápida del organismo. Las moléculas que inhiben mTOR, como la rapamicina, pueden interrumpir este ciclo, ralentizar el envejecimiento y protegernos frente a uno de los procesos clave del envejecimiento biológico. Dado que mTOR favorece el envejecimiento, el ámbito de la longevidad trabaja activamente en inhibir esta vía para frenar la persistencia de las células zombis.

Sin embargo, la rapamicina no sólo actúa sobre una característica clave del envejecimiento y una vía crítica relacionada con la longevidad. Como ya hemos mencionado, este fármaco presenta actividades clínicamente relevantes en múltiples órganos de interés médico, entre ellas:[20]

- Actividad antiinflamatoria
- Actividad antifibrótica (es decir, previene la formación de tejido cicatricial)
- Actividad anticancerígena
- Actividad antimicrobiana

Además, en ensayos con ratones, la rapamicina ha demostrado de forma repetida que prolonga la vida tanto de hembras como de machos.[21] Por todas estas razones, la rapamicina ha ocupado el primer puesto en la lista de compuestos promotores de longevidad durante al menos la última década. Lo que aún falta en el repertorio de la rapamicina, sin embargo, son estudios a gran escala en seres humanos. Como auténtica molécula de longevidad, la gran pregunta sigue sin respues-

---

20. Zhang, Y., *et al.*: «The Role of Rapamycin in Healthspan Extension via the Delay of Organ Aging», *Ageing Research Reviews*, vol. 70 (septiembre de 2021), 202376. Doi: 10.1016/j.arr.2021.101376.
21. Strong, R., *et al.*: «Rapamycin-Mediated Mouse Lifespan Extension: Late-Life Dosage Regimes with Sex-Specific Effects», *Aging Cell*, vol. 19, n.º 11 (noviembre de 2020), e13269. Doi: 10.1111/acel.13269.

ta: ¿tomar rapamicina de forma continuada a lo largo de la vida previene de manera segura y eficaz la aparición y la progresión de enfermedades crónicas, contribuyendo así a una vida más larga y saludable en los seres humanos?

Por desgracia, existen numerosos obstáculos que impiden responder a esta pregunta en un futuro próximo. La rapamicina no es un fármaco de uso común, y no existen grandes grupos de personas –y mucho menos de personas sanas– que hayan seguido tratamientos prolongados con esta sustancia. Muchas de las personas a las que se les ha recetado rapamicina padecen lesiones fibróticas agresivas o han sido sometidas a un trasplante de riñón, lo cual dificulta evaluar los beneficios generales de la rapamicina sobre la longevidad. Además, la rapamicina presenta una larga lista de posibles efectos secundarios, entre ellos una reducción del recuento de plaquetas y de glóbulos rojos, lo que puede afectar negativamente a la calidad de vida. Si visitas la página web de la Clínica Mayo, encontrarás una lista nada desdeñable de ochenta y dos efectos secundarios «más comunes».[22] ¡Vaya tela! Con todo, hay quienes sostienen que muchos de los efectos secundarios de la rapamicina son menores en comparación con sus beneficios para la salud.[23] Así pues, aunque la rapamicina ofrece resultados prometedores en el laboratorio, su capacidad para convertirse en una herramienta viable que mejore la salud y prolongue la vida humana de forma segura, a gran escala y durante largos períodos de tiempo sigue siendo una incógnita.

22. Clínica Mayo: «Drugs and Supplements: Sirolimus (Oral Route)». Disponible en: www.mayoclinic.org/drugs-supplements/sirolimus-oral-route/side-effects/drg-20068199 (consultado el 9 de abril de 2024).
23. Blagosklonny, M. V.: «Rapamycin for Longevity: Opinion Article», *Aging*, vol. 11, n.º 19 (4 de octubre de 2019), pp. 8048-8067. Doi: 10.18632/aging.102355.

## La metformina, una vieja conocida que sigue ofreciendo buenos resultados

A diferencia de la rapamicina, hay un fármaco candidato a promover la longevidad que ya utilizan de forma habitual y segura millones de personas en todo el mundo. Se trata de nuestra segunda posible molécula de longevidad: la metformina. Como medicamento de primera línea para el tratamiento de la diabetes tipo 2, es uno de los fármacos más prescritos a nivel mundial.[24]

La metformina es un fármaco muy antiguo; de hecho, tiene siglos de historia. Descubierta originalmente en la lila francesa, se ha utilizado durante mucho tiempo para reducir los niveles de glucosa en sangre.[25] Aunque se tardó en comprender su mecanismo de acción, hoy sabemos que activa la AMPK (siglas de «proteína quinasa activada por AMP»), un componente clave en la vía de la longevidad humana.[26] La AMPK actúa como una madre ejemplar: cuida nuestras células, detecta cuándo la energía celular está baja y ayuda a restablecerla; reactiva el metabolismo cuando decae y calma el sistema inmunitario cuando se descontrola.[27]

24. Foretz, M., *et al.*: «Metformin: Update on Mechanisms of Action and Repurposing Potential», *Nature Reviews Endocrinology*, vol. 19, n.º 8 (2023), pp. 460-476. Doi: 10.1038/s41574-023-00833-4.

25. Hernández-Velázquez, E. D., *et al.*: «Metformin, A Biological and Synthetic Overview», *Bioorganic & Medicinal Chemistry Letters*, vol. 86 (15 de abril de 2023), 129241. Doi: 10.1016/j.bmcl.2023.129241.

26. Marra, P. S., *et al.*: «Metformin Use History and Genome-Wide DNA Methylation Profile: Potential Molecular Mechanism for Aging and Longevity», *Aging*, vol. 15, n.º 3 (2 de febrero de 2023), pp. 601-616. Doi: 10.18632/aging.204498.

27. Sharma, A., *et al.*: «AMP-Activated Protein Kinase: An Energy Sensor and Survival Mechanism in the Reinstatement of Metabolic Homeostasis», *Experimental Cell Research*, vol. 428, n.º 1 (1 de julio de 2023), 113614. Doi: 10.1016/j.yexcr.2023.113614.

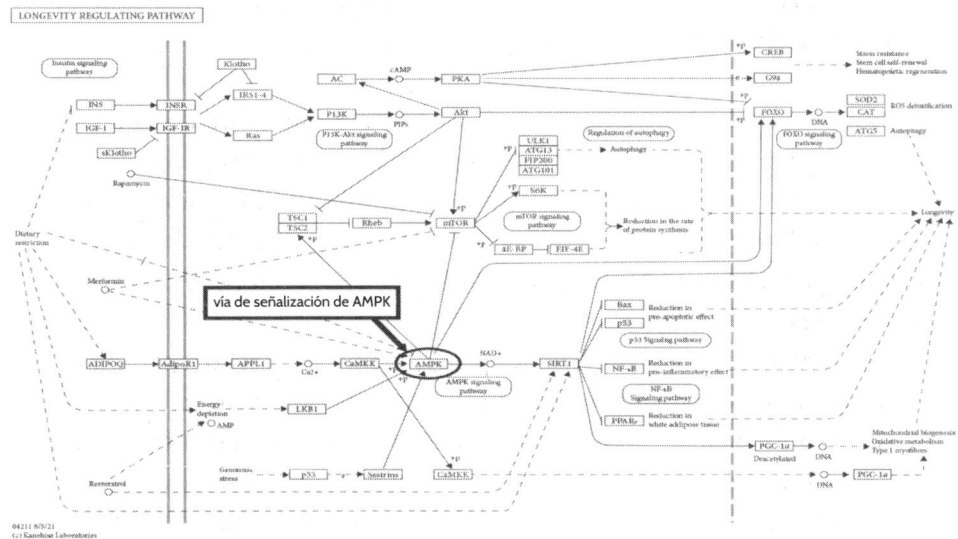

La AMPK es tan importante que se encuentra en el centro de la vía de la longevidad humana (*véase* la ilustración). Cabe destacar que también actúa en una posición reguladora anterior a mTOR, lo que implica que, además, contribuye a inhibir esta vía. Además de activar la AMPK, se ha demostrado que la metformina incide en múltiples características del envejecimiento: mejora la detección de nutrientes, repara el daño en el ADN, previene el acortamiento de los telómeros, reduce envejecimiento inflamatorio y evita la acumulación de células senescentes o células zombis.[28]

Como fármaco para el tratamiento de la diabetes tipo 2 –una de las principales causas de mortalidad–, la metformina presenta beneficios clínicamente relevantes, como una mejor regulación de la glucemia. Aunque una parte considerable de la población tiene dificultades para tolerarla (sobre todo por molestias gastrointestinales), muchas personas la han tomado con seguridad durante largos períodos de tiempo.

28. Cheng, F.-F., *et al*.: «Metformin's Mechanisms in Attenuating Hallmarks of Aging and Age-Related Disease», *Aging and Disease*, vol. 13, n.º 4 (11 de julio de 2022), pp. 970-986. Doi: 10.14336/AD.2021.1213.

Actualmente se están llevando a cabo varios ensayos clínicos a gran escala, entre ellos el estudio TAME («Targeting Aging with Metformin», «Objetivo: el envejecimiento con metformina»), que evalúa la eficacia de la metformina como molécula promotora de longevidad.[29]

Aunque la metformina ha sido una de las principales candidatas a fármaco promotor de longevidad, algunos estudios han empezado a cuestionar su posición destacada en esta categoría. Si bien se ha observado que la metformina prolonga la vida de ratones, este resultado no se ha reproducido de forma consistente.[30] Un estudio preliminar prometedor reveló que las personas con diabetes tipo 2 que tomaban metformina vivían más que otras personas sanas que no la tomaban. Sin embargo, estos resultados no se confirmaron al considerar un período de seguimiento más prolongado.[31] Por tanto, aunque existen motivos fundados para que la metformina siga figurando en la lista de moléculas con potencial para promover la longevidad, los resultados del estudio TAME en la próxima década serán claves para consolidar o debilitar su estatus destacado en este ámbito.

Como resumen rápido de estas lecciones sobre longevidad, hemos abordado los criterios fundamentales que debe cumplir una molécula óptima para promover la longevidad. Éstos incluyen: (1) actuar sobre los pilares del envejecimiento, (2) influir de manera positiva en la vía de la longevidad humana, (3) ralentizar el ritmo del envejecimien-

29. Xenos, D., *et al.*: «A Blast from the Past: To Tame Time with Metformin», *Mechanisms of Ageing and Development*, vol. 208 (diciembre de 2022), 111743. Doi: 10.1016/j.mad.2022.111743.

30. Parish, A. J., *et al.*: «Metformin Has Heterogeneous Effects on Model Organism Lifespans and Is Beneficial When Started at an Early Age in Caenorhabditis Elegans: A Systematic Review and Meta-Analysis», *Aging Cell*, vol. 21, n.º 12 (diciembre de 2022), e13733. Doi: 10.1111/acel.13733.

31. Stevenson-Hoare, J., *et al.*: «Comparison of Long-Term Effects of Metformin on Longevity Between People with Type 2 Diabetes and Matched Non-Diabetic Controls», *BMC Public Health*, vol. 23, n.º 1 (2 de mayo de 2023), 804. Doi: 10.1186/s12889-023-15764-y.

to, (4) generar beneficios clínicamente relevantes y (5) retrasar o revertir la aparición de diversas enfermedades crónicas, como las cardiovasculares, el cáncer, la diabetes tipo 2, las hepatopatías y la demencia. A estos cinco requisitos se suman dos adicionales: (6) que la molécula pueda administrarse de forma viable durante medio siglo o más y (7) que cuente con un perfil de seguridad adecuado. Asimismo, hemos presentado la teoría del marcapasos de la membrana celular de Hulbert, respaldada por estudios que apuntan a la estabilidad de las membranas como un determinante clave de la longevidad (y que ayudaría a explicar por qué los seres humanos viven más tiempo que los ratones). También se han expuesto las limitaciones actuales en la búsqueda científica del «santo grial» de la longevidad, junto con los beneficios y las desventajas de dos fármacos candidatos destacados: la rapamicina y la metformina. Con todo ello abordado, pasemos ahora a examinar cómo los hallazgos obtenidos a partir del estudio de los delfines han dado lugar a un descubrimiento emergente con gran potencial: el C15:0 ha sido identificado como un posible modulador nutricional de la longevidad.

# Capítulo 3

# C15:0, el nutriente de la longevidad

Volviendo a la historia de los delfines: aquellos primeros descubrimientos que identificaban el C15:0 como un nutriente beneficioso en la dieta de estos cetáceos evolucionaron rápidamente hacia una comprensión más amplia de su relevancia para la salud humana. Mi firme convicción de que la salud de todos los seres vivos está interconectada se remonta a muchos años atrás. Una prueba de ello es una fotografía de principios de la década de 1980 en la que aparezco junto a un cartel de tres paneles en la feria de ciencias de sexto: sonrío con dientes separados y un corte de pelo tipo «casco». El cartel incluía lo siguiente: (1) una estrella de mar disecada, rodeada de líneas dibujadas a mano que señalaban los brazos, la boca y los ojos; (2) el título «¿Qué tienen en común las estrellas de mar y los seres humanos?», y (3) una cinta de primer premio. Es cierto que el listón no era muy alto por aquel entonces –y que hoy en día no sería adecuado emplear una estrella de mar disecada–, pero fue un comienzo modesto en la búsqueda de vínculos entre la salud de los animales marinos y la nuestra.

Treinta años más tarde, las similitudes observadas entre la salud de los delfines y la humana empezaron a acumularse rápidamente. En 2011, nuestro equipo identificó y publicó paralelismos entre delfines y seres humanos en relación con la dislipidemia, la inflamación y la resistencia a la insulina.[1] En 2012, publicamos un artículo sobre delfines con enfermedad hepática grasa y sobrecarga férrica, trastornos que también se presentan en humanos.[2] Al año siguiente, dimos a conocer otro estudio centrado en el conjunto de afecciones asociadas al síndrome metabólico compartidas por ambas especies.[3] Las similitudes entre el envejecimiento de los delfines y el de los seres humanos se hicieron tan evidentes que, en 2014, redacté un artículo de posicionamiento sobre el concepto de «Una sola salud» (*One Health*), titulado «Dolphins and Diabetes: Applying One Health for Breakthrough Discoveries» («Delfines y diabetes: aplicando una salud para descubrimientos revolucionarios»).[4] Este trabajo concluía con el siguiente llamamiento a la acción:

Podemos recurrir cada vez más a la naturaleza en busca de nuevos enfoques para tratar y curar enfermedades. Al hacerlo, se genera además la oportunidad de implicar a expertos en salud humana en la mejora de la salud animal y ambiental. Este principio constituye

1. Venn-Watson, S., *et al.*: «Dolphins as Animal Models for Type 2 Diabetes: Sustained, Post-Prandial Hyperglycemia and Hyperinsulinemia», *General and Comparative Endocrinology*, vol. 170, n.º 1 (1 de enero de 2011), pp. 193-199. Doi: 10.1016/j.ygcen.2010.10.005.; Venn-Watson, S., *et al.*: «Physiology of Aging among Healthy, Older Bottlenose Dolphins (*Tursiops truncatus*): Comparisons with Aging Humans», *Journal of Comparative Physiology B*, vol. 181, n.º 5 (julio de 2011), pp. 667-880. Doi: 10.1007/s00360-011-0549-3.

2. Venn-Watson, S., *et al.*: « Hemochromatosis and Fatty Liver Disease: Building Evidence for Insulin Resistance in Bottlenose Dolphins (*Tursiops truncatus*)», *Journal of Zoo and Wildlife Medicine*, vol. 43, n.º 3S (septiembre de 2012), pp. S35-S47. Doi: 10.1638/2011-0146.1.

3. Venn-Watson, S., *et al.*: «Blood-Based Indicators of Insulin Resistance and Metabolic Syndrome in Bottlenose Dolphins (*Tursiops truncatus*)», *Frontiers in Endocrinology*, vol. 4 (9 de octubre de 2013). Doi: 10.3389/fendo.2013.00136.

4. Venn-Watson, S.: «Dolphins and Diabetes: Applying One Health for Breakthrough Discoveries», *Frontiers in Endocrinology*, vol. 5 (22 de diciembre de 2014). Doi.: 10.3389/fendo.2014.00227.

el núcleo del movimiento global «Una sola salud». Al cuidar de forma excepcional a una especie, es posible beneficiar a muchas. Los 8,7 millones de especies que habitan la Tierra –incluido el delfín mular– representan 8,7 millones de oportunidades para promover cambios positivos de gran alcance, como una mejor prevención, manejo, tratamiento y curación de la diabetes. De cara al futuro, comprometámonos activamente a aplicar el enfoque «una sola salud» y a colaborar todos –médicos, veterinarios, científicos y biólogos– para mejorar la salud global.

Y, en efecto, nos involucramos. A lo largo de la década siguiente, una labor científica intensa y sostenida permitió traducir aquellos estudios pioneros sobre la salud de los delfines en el descubrimiento del C15:0 como nutriente de la longevidad. Todo ello representa un avance significativo desde el punto de vista científico. Sin embargo, lo cierto es que, pese a estos prometedores avances, el C15:0 no ha estado realmente en el punto de mira de la investigación sobre longevidad. Por eso, con frecuencia me plantean una pregunta muy razonable: «Si el C15:0 es un ácido graso conocido desde la década de 1950, ¿cómo es posible que nadie hubiera descubierto antes su potencial para prolongar de forma significativa la salud y la vida?». La respuesta breve es: «Sesgo». Pero esta cuestión merece una explicación más detallada.

Francamente, el mundo ha llevado puestas dos importantes anteojeras. La primera es un sesgo persistente y muy arraigado contra las grasas saturadas en la dieta. Las actuales Guías Alimentarias para los Estadounidenses (2020-2025) del Departamento de Agricultura de Estados Unidos mencionan literalmente la necesidad de limitar las grasas saturadas 161 veces a lo largo de sus 164 páginas, en especial al recomendar la reducción del consumo de leche entera.[5] Mientras que los delfines obtienen su C15:0 de ciertos tipos de pescado, nuestra principal fuente dietética de este ácido graso es la leche entera. En

---

5. Departamento de Agricultura de Estados Unidos: *Dietary Guidelines for Americans 2020-2025*, 9.ª ed. Disponible en: www.dietaryguidelines.gov/sites/default/files/2021-03/Dietary_Guidelines_for_Americans-2020-2025.pdf.

efecto, el C15:0 es un ácido graso saturado presente en la grasa láctea. Así pues, el descubrimiento de que el C15:0 no sólo no es perjudicial, sino que además es *beneficioso* contradice todo lo que se nos ha enseñado durante más de cincuenta años. En la terminología formal de invenciones, se trata de un descubrimiento que «va contra el conocimiento establecido». Como consecuencia del arraigado mantra de que todos los ácidos grasos saturados son nocivos para la salud, ha llevado más tiempo del habitual –en términos científicos– comprender que algunas grasas saturadas no sólo pueden no ser perjudiciales, sino que existe una grasa saturada con un perfil ideal que resulta esencial para nuestra salud.

La segunda anteojera que explica por qué no se habían descubierto antes los amplios beneficios del C15:0 para la salud es que, hasta hace poco, la mayoría de los estudios sobre los efectos beneficiosos o perjudiciales de los ácidos grasos no incluían el C15:0. ¿Y por qué? Pensemos en una analogía. ¿Sabes cómo a menudo se utiliza una moneda de diez céntimos como referencia para mostrar el tamaño relativo de un objeto en una fotografía? Como todo el mundo sabe cuán grande es una moneda de diez céntimos, resulta perfecta como punto de comparación.

Pues bien, en el ámbito de los ácidos grasos, el C15:0 se ha utilizado durante mucho tiempo como un ácido graso de referencia, del mismo modo que una moneda. Esto se debe a que, como ocurre con la moneda, se sabe que el C15:0 representa de forma bastante constante entre el 0,1 y el 0,3 % del total de ácidos grasos en la sangre. Con base en ese conocimiento, el C15:0 se empleaba como un patrón de referencia para medir las concentraciones relativas de los demás ácidos grasos.

## Descubrir el C15:0 como nutriente de la longevidad

Dado el título de este libro, vayamos al grano antes de adentrarnos en todos los entresijos de la ciencia del C15:0 que se presentan en las próximas páginas. Es decir, si el C15:0 es realmente el nutriente de la longevidad, ¿hasta qué punto cumple los siete criterios imprescindibles para una molécula promotora de longevidad mencionados en el capítulo anterior? La respuesta es: sorprendentemente bien. Nuestro equipo, al igual que muchos otros científicos de todo el mundo, ha comprobado que el C15:0 es una molécula que fortalece de forma significativa nuestras células y mejora nuestra resiliencia, lo que contribuye a una vida más larga y saludable. Así que empecemos por los dos primeros requisitos: abordar las características distintivas del envejecimiento y activar la vía humana de la longevidad.

## Requisitos imprescindibles n.° 1 y n.° 2 para una molécula de longevidad

### Efectos del C15:0 sobre las características del envejecimiento y las vías de la longevidad

A medida que el ámbito científico del envejecimiento saludable centra su atención en el C15:0, vamos comprendiendo cada vez mejor cómo este nutriente, simple pero poderoso, revierte el envejecimiento a nivel celular. De las doce características del envejecimiento descritas en el capítulo anterior, hoy sabemos que el C15:0 actúa sobre al menos seis de ellas. Para que te hagas una idea de lo rápido que avanza esta área científica: el número de características sobre las que incide el C15:0 pasó de cuatro a seis durante la redacción de este libro. Y es probable que aún se identifiquen más incluso antes de su publicación. Por ahora, veamos la base científica que respalda las seis formas en que el C15:0 revierte las características del envejecimiento a nivel celular.

**Característica 1. El C15:0 tiene la capacidad de detener a las células zombis senescentes.** En 2022, un equipo de investigación de Jeju (Corea del Sur) evaluaba el C15:0 por su posible actividad anticancerígena cuando descubrió que bloqueaba la vía mTOR.[6] Como se

---

6. To, N. B., *et al.*: «Effects of Combined Pentadecanoic Acid and Tamoxifen Treatment on Tamoxifen Resistance in MCF-7/SC Breast Cancer Cells», *International Journal of Molecular Science*, vol. 23, n.° 19 (2022), 11340. Doi: 10.3390/ijms231911340.

ha mencionado en el capítulo anterior, mTOR es una vía metabólica que tiende a activarse con la edad, lo que da lugar a una mayor inflamación, más tejido cicatricial no deseado y más células cancerosas rebeldes. Además, mTOR impide que las células enfermas mueran, y estas células senescentes –conocidas como «células zombis»– generan aún más inflamación y problemas asociados al envejecimiento. Por eso, inhibir mTOR es una de las claves más codiciadas para desbloquear la longevidad dentro de la vía humana reguladora de la longevidad. Y por eso la rapamicina, que actúa inhibiendo mTOR, es uno de los principales candidatos para prolongar la vida.

El descubrimiento de que el C15:0 también inhibe mTOR ayudó a demostrar no sólo que este ácido graso actúa sobre la senescencia celular –una de las características del envejecimiento–, sino también que interviene en una parte clave de la vía reguladora de la longevidad humana.

**Característica 2. El C15:0 calma la inflamación del envejecimiento.** A medida que envejecemos, nuestros cuerpos (y también nuestras mentes) sufren cada vez más un estado de inflamación persistente y de evolución lenta. Esta inflamación crónica, a su vez, acelera el deterioro relacionado con la edad. A finales de 2017, evaluamos diversas actividades celulares del C15:0 utilizando un panel estandarizado de la industria conocido como BioMAP.[7] Más adelante abordaremos este panel en detalle, pero por ahora es importante señalar que, entre los muchos beneficios del C15:0, descubrimos que esta grasa beneficiosa actúa directamente sobre la inflamación del envejecimiento, al reducir dieciocho citocinas y quimiocinas proinflamatorias, en-

---

7. Venn-Watson, S., *et al.*: «Broader and Safer Clinically Relevant Activities of Pentadecanoic Acid Compared to Omega-3: Evaluation of an Emerging Essential Fatty Acid Across Twelve Primary Human Cell-Based Disease Systems», *PLoS One*, vol. 17, n.º 5 (26 de mayo de 2022), e0268778. Doi: 10.1371/journal.pone.0268778; Berg, E. L.: «Phenotypic Chemical Biology for Predicting Safety and Efficacy», *Drug Discovery Today: Technologies*, vol. 23 (marzo de 2017), pp. 53-60. Doi: 10.1016/j.ddtec.2017.01.001.

tre ellas la IL-6 y la MCP-1.[8] Con esto, ya son dos las características del envejecimiento abordadas.

**Característica 3. El C15:0 repara la función mitocondrial.** No recuerdo absolutamente nada de trigonometría del instituto. Mi hijo me lo demuestra cada vez que me pide ayuda con los deberes de matemáticas. Mi incapacidad para ayudar suele ir seguida de su comentario: «¿Pero no te dedicas a las matemáticas?».

Sin embargo, que las mitocondrias son los principales productores de energía de nuestras células, eso sí lo recordaba. De algún modo, casi todo el mundo retiene ese dato científico de que «las mitocondrias son las centrales energéticas de nuestras células», algo que aprendimos allá por tercero o cuarto de primaria (gracias, señora Harano). A diferencia de aquellos toscos modelos celulares de porexpán[9] y limpiapipas de colores que hacíamos por entonces –y que normalmente incluían una sola mitocondria grande, con forma de riñón–, cada una de nuestras células contiene miles –no, *decenas de miles*– de mitocondrias. Y todas esas mitocondrias trabajan sin descanso para utilizar los ácidos grasos como combustible y generar energía, conocida como ATP. Personalmente, cuando me enteré de que teníamos tantas mitocondrias en nuestras células, mis niveles de estrés se dispararon. Es como tener diez mil maneras en que cada célula puede empezar a fallar. Porque en cuanto esas pequeñas baterías empiezan a ralentizarse, comenzamos a envejecer.

Así que, de vuelta en nuestro laboratorio en 2018, utilizamos un modelo celular humano generalizado –las células HepG2– para ver qué se necesitaba para que el C15:0 proporcionara un impulso energético celular a nivel general. Las células HepG2 son células hepáticas y se usan con frecuencia para estudiar las mitocondrias y el ATP. To-

8. St. Sauver, J., *et al.*: «Inflammatory Biomarkers, Multi-Morbidity, and Biologic Aging», *Journal of International Medical Research*, vol. 50, n.º 7 (julio de 2022), pp. 1-9. Doi: 10.1177/03000605221109393; Bettcher, B. M., *et al.*: «Increases in a Pro-Inflammatory Chemokine, MCP-1, Are Related to Decreases in Memory over Time», *Frontiers in Aging Neuroscience*, vol. 11 (13 de febrero de 2019). Doi: 10.3389/fnagi.2019.00025.
9. Nombre comercial del poliestireno expandido. *(N. del T.)*

mamos células jóvenes y sanas, felices en su baño de suero saludable, y las volvimos infelices al retirarles ese «spa» de suero. El resultado fueron mitocondrias malhumoradas, que producían menos ATP, con efectos antienvejecimiento, y más ROS (es decir, especies reactivas de oxígeno por sus siglas en inglés), con efectos proenvejecimiento.

Ahora es probablemente un buen momento para hablar del lado Jekyll y Hyde de las mitocondrias. Cuando las células están sanas, las mitocondrias producen ATP. Eso es bueno para nuestras células, y también para nosotros. Pero cuando las mitocondrias «piensan» que nuestras células están comprometidas, dejan de producir ATP y activan un interruptor de autodestrucción para toda la célula. En concreto, se convierten en fábricas de especies reactivas de oxígeno tóxicas, conocidas como ROS. A medida que envejecemos, nuestras mitocondrias se vuelven peligrosamente impulsivas y, de manera prematura, dejan de fabricar ATP para pasar a generar ROS, lo que acelera aún más el envejecimiento.[10]

En nuestros estudios, descubrimos que el C15:0 no sólo ayudaba a fortalecer las células sanas, sino que además *reparaba directamente la función mitocondrial*, incluida la reducción de los niveles dañinos de ROS.[11] En comparación con las mitocondrias infelices y no tratadas, los efectos reparadores del C15:0 fueron significativos incluso a concentraciones tan bajas como 10 µM. Fue aún más eficaz a 20 µM, algo menos a 50 µM, y dejó de ser eficaz a 100 µM. Con estos estudios no sólo comprobamos que el C15:0 repara la función mitocondrial, sino que además identificamos una concentración óptima de C15:0 capaz de revertir el envejecimiento celular... al menos en lo que respecta a la reparación mitocondrial. ¡Viva la ciencia!

---

10. Zia, A., *et al.*: «The Roles of Mitochondrial Dysfunction and Reactive Oxygen Species in Aging and Senescence», *Current Molecular Medicine*, vol. 22, n.º 1 (2022), pp. 37-49. Doi: 10.2174/1566524021666210218112616.

11. Venn-Watson, S., *et al.*: «Efficacy of Dietary Odd-Chain Saturated Fatty Acid Pentadecanoic Acid Parallels Broad Associated Health Benefits in Humans: Could It Be Essential?», *Scientific Reports*, vol. 10, n.º 1 (18 de mayo de 2020), 8161. Doi: 10.1038/s41598-020-64960-y.

Hasta ahora hemos visto cómo el C15:0 actúa sobre tres características del envejecimiento. Al influir en la cuarta, el C15:0 contribuye a restablecer el equilibrio de nuestro cuerpo y nuestra mente.

**Característica 4. El C15:0 restablece nuestra señalización celular.** ¿Recuerdas el juego del teléfono? Ese juego en el que un niño empieza con una frase complicada y se la susurra a otro, que a su vez se la dice al siguiente, y así sucesivamente. Luego, tras haber pasado por unos seis niños, se le pide al último que repita la frase... y nunca coincide del todo con la original. Por ejemplo:

**Niño 1:** *El elefante rosa se comió una manzana de caramelo y se fue de puntillas al parque a oler los narcisos.*
**Niño 6:** *Un elefante se comió una manzana, luego fue al parque. Y algo de unas rosas.*

Como adulta que envejece, si jugara a esto con mi marido, podría ser algo más así:

**Adulto mayor 1 (susurrando):** *Un elefante cansado se quedó dormido.*
**Adulto mayor 2:** *¿Qué? No te he oído.*

Cuando envejecemos, ocurre el mismo fenómeno de comunicación deteriorada entre (y dentro de) nuestras células. No sólo disminuye la calidad de los mensajes que envían, sino también la capacidad de recibirlos. Como resultado, nuestras células no responden con rapidez ni precisión a los entornos cambiantes y eso nos lleva a un desequilibrio fisiológico: el metabolismo se ralentiza, la inflamación se descontrola y la claridad mental se deteriora. El nombre de esta característica del envejecimiento es *alteración de la comunicación intracelular*.

Cuando hablamos de comunicación celular, los principales protagonistas son los mensajeros (moléculas) y los receptores (estructuras celulares que reciben esos mensajes). Cuanto mejor se acopla una molécula a su receptor, más potente es la señal que transmite. Por eso, la clave está en la afinidad entre la molécula y el receptor. Si es demasiado baja, el mensaje no se capta. Si es demasiado alta, la molécula se queda atrapada y bloquea el receptor más tiempo del necesario. La afinidad ideal es como un apretón de manos: una conexión firme y precisa entre la molécula y el receptor para transmitir un mensaje del tipo «Sube la intensidad» o «Bájala», seguido de una retirada sin problemas.

Y aquí es donde el C15:0 demuestra quizá lo mejor de su potencial beneficioso. Durante la última década, hemos descubierto que el C15:0 presenta una buena afinidad por múltiples receptores. Hasta la fecha, se ha comprobado que el C15:0 ejerce las siguientes siete actividades mediadas por receptores:

1. Inhibidor de mTOR
2. Activador de PPARα
3. Activador de PPARδ
4. Activador de AMPK
5. Activador de AKT
6. Inhibidor de HDAC-6
7. Inhibidor de la vía JAK-STAT

Ya hemos hablado de cómo el C15:0 inhibe la vía mTOR, lo que ayuda a frenar una de las principales rutas asociadas al envejecimiento. Ahora vamos a ver otras seis formas en las que el C15:0 activa o inhibe receptores. Con ello, actúa sobre la cuarta característica del envejecimiento y favorece una señalización celular saludable, que puede contribuir a una vida más sana y longeva.

*El C15:0 activa el PPARα, el regulador de los lípidos.* PPAR son las siglas en inglés de *peroxisome proliferator-activated receptor* (receptor activado por proliferador de peroxisomas). (Prometido: no volverás a ver ese nombre. A partir de ahora, hablaremos sólo de los PPAR). Existen tres tipos de PPAR: alfa, delta y gamma. Juntos, estos receptores «hermanos» coordinan y equilibran nuestro metabolismo. Presentes en todo el cuerpo y el cerebro, los PPAR son expertos en decidir cuándo hay que aumentar o reducir la producción de energía celular. Saben cuándo conviene metabolizar el azúcar disponible en sangre y cuándo es mejor obtener energía de nuestras reservas de grasa. Gracias a ello, los PPAR ayudan a mantener en equilibrio el metabolismo de los azúcares y las grasas. Al menos hasta que envejecemos.

El PPAR alfa (PPARα) es en especial eficaz en la regulación de los niveles de lípidos. Tan eficaz, de hecho, que uno de los medicamentos más comunes para reducir los lípidos –los fibratos (quizá te suene fenofibrato de haberlo visto en algún envase)– actúa precisamente activando el PPARα. Aunque los fibratos se han utilizado durante años para reducir los triglicéridos, un metaanálisis demostró que también disminuyen el colesterol LDL (el llamado «colesterol malo») y reducen el riesgo de eventos cardiovasculares graves, como los infartos.[12] Pero el PPARα no se queda ahí: también contribuye a un envejecimiento saludable al reducir la inflamación, descomponer el tejido cicatricial en los órganos (especialmente en el hígado), proteger la salud cerebral e incluso favorecer un buen descanso nocturno.[13]

En nuestros estudios realizados en 2017, descubrimos que el C15:0 activa el PPARα casi con la misma eficacia que los fibratos.[14] Aunque con frecuencia se considera a receptores como los PPAR dianas farmacológicas, a veces olvidamos preguntarnos cuál es su función original y por qué existen. De hecho, nutrientes presentes en nuestras dietas ancestrales actúan de forma natural sobre estos receptores, que han

---

12. Kim, K. A., *et al.*: «The Effect of Fibrates on Lowering Low-Density Lipoprotein Cholesterol and Cardiovascular Risk Reduction: A Systemic Review and Meta-Analysis», *European Journal of Preventive Cardiology*, vol. 31, n.º 3 (15 de febrero de 2024), pp. 291-301. Doi: 10.1093/eurjpc/zwad331.

13. Erol, A.: «The Functions of PPARs in Aging and Longevity», *PPAR Research* (2007), 039654. Doi: 10.1155/2007/39654; Shirai, H., *et al.*: «PPARα is a Potential Therapeutic Target of Drugs to Treat Circadian Rhythm Sleep Disorders», *Biochemical and Biophysical Research Communications*, vol. 357, n.º 3 (8 de junio de 2007), pp. 679-682. Doi: 10.1016/j.bbrc.2007.04.002.

14. Venn-Watson, S., *et al.*: «Efficacy of Dietary Odd-Chain Saturated Fatty Acid Pentadecanoic Acid Parallels Broad Associated Health Benefits in Humans: Could It Be Essential?», *Scientific Reports*, vol. 10, n.º 1 (18 de mayo de 2020), 8161. Doi: 10.1038/s41598-020-64960-y.

evolucionado para ayudar a nuestro organismo a adaptar el metabolismo según lo que acabamos de ingerir. ¿Un mamut grasiento para cenar? Algo en nuestras dietas ancestrales activaba directamente los PPAR para señalar un modo de «aumentar el metabolismo», mucho antes de que los fibratos y otros fármacos sintéticos enviaran ese mismo mensaje. Quizá saber esto haga que el poder activador del C15:0 sobre el PPAR resulte más arcaico y un poco menos llamativo. Y eso nos parece bien.

*El C15:0 activa el PPARδ, el quemador de grasa.* En el mismo estudio en que descubrimos que activa el PPARα, también vimos que activa el PPAR delta (PPARδ). Y al PPARδ le encanta extraer toda la energía posible de las grasas. Por eso, las moléculas que activan el PPARδ se consideran quemagrasas.[15] Estas moléculas también han sido calificadas como «ejercicio en una botella»[16], lo cual resulta simpático, pero no debe interpretarse como una excusa para evitar los beneficios antienvejecimiento del ejercicio físico, ya sea caminar, correr o levantar peso. Todos debemos seguir desafiando a nuestro cuerpo para sentirnos y estar realmente más saludables.

Dejando el ejercicio aparte, los activadores del PPARδ están surgiendo como agentes clave para mantener nuestro equilibrio energético y metabólico. Al activar tanto el PPARα como el PPARδ, el C15:0 ofrece un buen «dos por uno» para ayudar a restaurar nuestra señalización celular natural y mantener un metabolismo joven y saludable.

*El C15:0 activa AMPK y AKT, reguladores de la glucosa y promotores de la longevidad.* Como se ha explicado en el capítulo anterior, la metformina, el fármaco de primera línea para el manejo y el tratamiento de la diabetes, actúa mediante la activación de AMPK. De for-

---

15. Luquet, S., *et al.*: «Roles of PPAR Delta in Lipid Absorption and Metabolism: A New Target for the Treatment of Type 2 Diabetes», *BBA Molecular Basis of Disease*, vol. 1740, n.º 2 (30 de mayo de 2005), pp. 313-317. Doi: 10.1016/j.bbadis.2004.11.011.

16. Expresión coloquial que se usa para describir sustancias o moléculas que imitan algunos efectos del ejercicio físico sin necesidad de hacer actividad física real. *(N. del T.)*

ma similar, AKT contribuye a equilibrar correctamente el control de la glucosa y la insulina. AMPK es el núcleo de la vía reguladora de la longevidad, ya que, una vez activada, pone en marcha los mecanismos que favorecen una vida más larga: reducción de la inflamación, activación de las mitocondrias y disminución de las células senescentes –esas «células zombis»–, por mencionar algunos. Estudios llevados a cabo en 2021 y 2023 han demostrado que el C15:0 no sólo activa AMPK y AKT (también conocida como proteína quinasa B), sino que además mejora la capacidad de nuestras células para controlar la glucosa.[17]

*El C15:0 inhibe la HDAC-6 para bloquear un aliado del cáncer.* La HDAC-6 (histona deacetilasa 6) es una enzima que actúa como un asistente personal altamente eficiente para las células cancerosas, facilitando la división, la expansión y la invasión de tejidos.[18] Como veremos en profundidad en el capítulo 7, se ha demostrado que el C15:0 detiene el crecimiento de numerosos tipos de células cancerosas humanas. Durante 2020 y 2021, al investigar cómo el C15:0 eliminaba las células cancerosas, los investigadores identificaron dos causas principales de sus propiedades anticancerígenas: la inhibición de la HDAC-6 y la inhibición de la vía JAK-STAT.[19]

*El C15:0 inhibe la vía JAK-STAT para frenar la aceleración del cáncer y las enfermedades autoinmunes.* Y aquí, en este punto, llegamos a la vía JAK-STAT. (Nos saltaremos el significado de estas siglas, simplemente porque la expresión es tan larga que podría ser una buena

---

17. Fu, W.-C., *et al.*: «Pentadecanoic Acid Promotes Basal and Insulin-Stimulated Glucose Uptake in C2C12 Myotubes», *Food Nutrition Research* (22 de enero de 2021), 65. Doi: 10.29219/fnr.v65.4527.

18. Li, T., *et al.*: «Histone Deacetylase 6 in Cancer», *Journal of Hematology & Oncology*, vol. 11, n.º 1 (3 de septiembre de 2018), 111. Doi: 10.1186/s13045-018-0654-9.

19. Ediriweera, M. K., *et al.*: «Odd-Chain Fatty Acids as Novel Histone Deacetylase 6 (HDAC6) Inhibitors», *Biochimie*, vol. 186 (julio de 2021), pp. 147-156. Doi: 10.1016/j.biochi.2021.04.011; To, N. B., *et al.*: «Pentadecanoic Acid, an Odd-Chain Fatty Acid, Suppresses the Stemness of MCF-7/SC Human Breast Cancer Cells through JAK2/STAT3 Signaling», *Nutrients*, vol. 12, n.º 6 (3 de junio de 2020), 1663. Doi: 10.3390/nu12061663.

excusa para dejar este libro y echar una siesta). Lo importante es que la vía JAK-STAT es muy eficaz para intensificar procesos perjudiciales.[20] Estimula el ADN canceroso para producir más células tumorales. Además, la vía JAK-STAT promueve muchas de esas citoquinas proinflamatorias de las que hemos hablado antes, lo que provoca que nuestro propio sistema inmunitario se vuelva contra nosotros. De esta forma, la vía JAK-STAT acelera no sólo el cáncer, sino también enfermedades autoinmunes como la artritis reumatoide, la psoriasis y la enfermedad inflamatoria intestinal (EII). Muchos anuncios con personas jugando al tenis con confianza o mostrando una piel suave y sin inflamación corresponden a fármacos que inhiben la vía JAK-STAT. A medida que envejecemos, la vía JAK-STAT se vuelve más activa y aumentan los riesgos de cáncer y enfermedades autoinmunes.[21] Como inhibidor de esta vía, el C15:0 tiene muchas oportunidades para ayudar a frenar a otro problemático actor relacionado con la edad.

**Característica 5. El C15:0 frena las alteraciones epigenéticas.** Tal vez convenga empezar respondiendo a la pregunta «¿Qué son las alteraciones epigenéticas?». Pues bien, a medida que envejecemos, nuestro ADN va acumulando una especie de «bolas de polvo» en su estructura. El término científico para ese ADN cubierto de bolas de polvo es «ADN metilado». Como esta metilación ocurre en la superficie del ADN, se la denomina alteración *epi*-genética.

Cuantas más experiencias negativas acumulamos a lo largo de la vida –enfermedades crónicas, exposición a contaminantes e incluso traumas psicológicos–, más se metila nuestro ADN.[22] Y cuanto más

20. Philips, R. L., *et al.*: «The JAK-STAT Pathway at 30: Much Learned, Much More to Do», *Cell*, vol. 185, n.º 21 (13 de octubre de 2022), pp. 3857-3876. Doi: 10.1016/j.cell.2022.09.023.

21. Shen-Orr, S. S., *et al.*: «Defective Signaling in the JAK-STAT Pathway Tracks with Chronic Inflammation and Cardiovascular Risk in Aging Humans», *Cell Systems*, vol. 3, n.º 4 (26 de octubre de 2016), pp. 374-384.e4. Doi: 10.1016/j.cels.2016.09.009.

22. Youssef, N. A., *et al.*: «The Effects of Trauma, with or without PTSD, on the Transgenerational DNA Methylation Alterations in Human Offsprings», *Brain Sciences*, vol. 8, n.º 5 (2018), 83. Doi: 10.3390/brainsci8050083.

metilado está, más rápido envejecemos biológicamente. Cuanto más rápido envejecemos, antes desarrollamos enfermedades asociadas al envejecimiento.[23] La buena noticia es que, al igual que el polvo, algunos tipos de metilación del ADN se pueden eliminar.[24] La mala noticia es que también se pueden fijar: una vez que nuestro ADN se ha metilado, esas marcas pueden transmitirse a nuestros hijos.[25] Es como una pesada herencia epigenética.

Por todas estas razones, los niveles de ADN metilado se están utilizando como indicador de nuestra edad biológica.[26] El atractivo nombre para estas mediciones es «reloj epigenético». Esto nos lleva a un estudio publicado en 2023, dirigido por un equipo del Centro Alemán de Enfermedades Neurodegenerativas en Bonn. En el marco de un estudio longitudinal sobre el envejecimiento aún en curso, este grupo analizó la metilación del ADN en muestras de sangre de 4.181 personas, con una edad media de cincuenta y cinco años (entre los treinta y los noventa y cinco).[27]

23. la Torre, A., *et al.*: «Epigenetic Mechanisms of Aging and Aging-Associated Diseases», *Cells*, vol. 12, n.º 8 (14 de abril de 2023), 1163. Doi: 10.3390/cells12081163.

24. Liu, R., *et al.*: «Methylation Across the Central Dogma in Health and Diseases: New Therapeutic Strategies», *Signal Transduction and Targeted Therapy*, vol. 8, n.º 1 (25 de agosto de 2023), 310. Doi: 10.1038/s41392-023-01528-y.

25. Ashapkin, V., *et al.*: «Age-Associated Epigenetic Changes in Mammalian Sperm: Implications for Offspring Health and Development», *Human Reproduction Update*, vol. 29, n.º 1 (5 de enero de 2023), pp. 24-44. Doi: 10.1093/humupd/dmac033.

26. Le Clercq; L.-S., *et al.*: «Biological Clocks as Age Estimation Markers in Animals: A Systematic Review and Meta-Analysis», *Biological reviews of the Cambridge Philosophical Society*, vol. 98, n.º 6 (diciembre de 2023), pp. 1972-2011. Doi: 10.1111/brv.12992.

27. Liu, D., *et al.*: «The Lipidomic Correlates of Epigenetic Aging Across the Adult Lifespan: A Population-Based Study», *Aging Cell*, vol. 22, n.º 9 (2023), e13934. Doi: 10.1111/acel.13934.

Este equipo utilizó las mediciones de metilación del ADN para determinar la edad biológica de cada persona, que luego se comparó con su edad cronológica. Si la edad biológica era inferior a la edad cronológica, se consideraba que la persona presentaba un envejecimiento biológico más lento. Por el contrario, si la edad biológica superaba la edad cronológica, indicaba un envejecimiento biológico acelerado. A un nivel más específico, las tasas de envejecimiento biológico se calcularon mediante dos indicadores distintos: *AgeAccelPheno* y *AgeAccelGrim*.

Todo esto está muy bien, pero ¿dónde entra en juego el C15:0? Pues bien, este equipo también incorporó mediciones de 964 especies lipídicas distintas y 267 ácidos grasos en muestras de sangre de cada persona. Al hacerlo, descubrieron que las personas con niveles más altos de lípidos que contenían C15:0 no sólo presentaban niveles más bajos de ADN metilado, sino también tasas de envejecimiento biológico más lentas según ambos indicadores (*AgeAccelPheno* y *AgeAccelGrim*). Esto incluía un tipo de lípido denominado lisofosfatidiletanolamina (LPE). En concreto, las personas con niveles más elevados de LPE con C15:0 envejecían más lentamente. Curiosamente, en estudios anteriores ya habíamos demostrado que la suplementación oral con C15:0 puro aumentaba con éxito no sólo los niveles totales de C15:0, sino también los niveles de LPE C15:0.

¿La conclusión aquí? Los estudios respaldan que el C15:0 puede ayudar a frenar la quinta característica del envejecimiento (es decir, las alteraciones epigenéticas). Ahora pasamos a la última característica del envejecimiento que aborda el C15:0: la disbiosis. Que no es más que una forma elegante de decir que el intestino está hecho un lío.

**Característica 6. El C15:0 mejora la salud de la microbiota intestinal.** Tal vez recuerdes una serie infantil llamada *Fraggle Rock*.[28] La trama giraba en torno a una jerarquía de marionetas que vivían en cuevas. Algunas eran buenas. Otras eras malas. Y otras simplemente seguían órdenes –fueran buenas o malas– según quién estuviera al man-

---

28. En España se emitió entre enero de 1983 y marzo de 1987 con el nombre de *Los Fraguel. (N. del T.)*

do. Aunque estoy un 99 % segura de que ésa no era la intención de los guionistas, no era una mala forma de mostrarles a los niños –sentados frente al televisor comiendo pastelillos azucarados– los efectos que esos mismos pastelillos podían tener en su microbioma intestinal.

De forma parecida a aquel nostálgico programa de marionetas, nuestras «cuevas intestinales» están llenas de una gran variedad de criaturas bacterianas –lo que se conoce como nuestro microbioma intestinal– que pueden ser beneficiosas o perjudiciales. Cuando este ecosistema microbiano se desequilibra, hablamos de *disbiosis intestinal*. Lo interesante es que la abundante investigación destinada a comprender cómo influye este complejo mundo microbiano en nuestra salud ha revelado no sólo los efectos proenvejecimiento de la disbiosis intestinal, sino también los efectos antienvejecimiento de reequilibrar la flora intestinal.[29] Por eso, en 2023, la disbiosis intestinal se incorporó a la prestigiosa lista de características del envejecimiento.[30]

Al comprender que el comportamiento bueno o malo de las bacterias intestinales puede depender de lo que les damos de comer, probablemente no sorprenda saber que el C15:0, como nutriente esencial, influye positivamente en nuestro microbioma intestinal. En un ensayo clínico aleatorizado y controlado realizado en Singapur y publicado en 2024, las mujeres que tomaron un suplemento diario de C15:0 durante doce semanas presentaron niveles significativamente más altos de una bacteria intestinal beneficiosa llamada *Bifidobacterium adolescentis*.[31] ¿Y qué hace esta buena bacteria, te preguntarás? Pues bien, es

---

29. Li, R., *et al.*: «Gut Microbiota and Its Role in Anti-Aging Phenomenon: Evidence-Based Review», *Applied Biochemistry & Biotechnology*, vol. 195, n.º 11 (noviembre de 2023), pp. 6809-6823. Doi: 10.1007/s12010-023-04423-y.

30. López-Otín, C., *et al.*: «Hallmarks of Aging: An Expanding Universe», *Cell*, vol. 186, n.º 2 (19 de enero de 2023), pp. 243-278. Doi: 10.1016/j.cell.2022.11.001.

31. Chooi, Y. C., *et al.*: «Effect of An Asian-Adapted Mediterranean Diet and Pentadecanoic Acid on Fatty Liver Disease: The TANGO Randomized Controlled Trial», *American Journal of Clinical Nutrition*, vol. 119, n.º 3 (marzo de 2024), pp. 788-799. Doi: 10.1016/j.ajcnut.2023.11.013.

todo un superhéroe intestinal, con una capacidad demostrada para mejorar tanto la esperanza de vida saludable como la longevidad en múltiples especies.[32]

La abundancia de *Bifidobacterium adolescentis* en nuestro intestino disminuye de forma natural con la edad, especialmente a partir de los 60 años.[33] En estudios con ratones con envejecimiento prematuro, la administración de esta bacteria beneficiosa produjo mejoras tanto en la osteoporosis como en la neurodegeneración. El tratamiento con *Bifidobacterium adolescentis* en moscas y gusanos también dio lugar a un aumento de la esperanza de vida saludable y de la longevidad. ¿A qué se debe esta capacidad de promover la longevidad? Al parecer, a su capacidad para estimular la producción de catalasa. ¿Y qué es la catalasa? Se trata de una enzima con una potente acción antioxidante, cuyos niveles disminuyen con la edad.[34] Restaurar sus niveles ha demostrado ser prometedor en el tratamiento de diversas enfermedades asociadas al envejecimiento, como la diabetes tipo 2, la enfermedad de Alzheimer y la enfermedad de Parkinson. Por tanto, el hecho de que la suplementación con C15:0 aumente de forma eficaz la presencia de esta bacteria intestinal beneficiosa, *Bifidobacterium adolescentis*, contribuye a abordar la sexta característica del envejecimiento: la

32. Qian, X., *et al.*: «*Bifidobacterium adolescentis* Is Effective in Relieving Type 2 Diabetes and May Be Related to Its Dominant Core Genome and Gut Microbiota Modulation Capacity», *Nutrients*, vol. 14, n.º 12 (15 de junio de 2022), 2479. Doi: 10.3390/nu14122479; Chen, S., *et al.*: «*Bifidobacterium adolescentis* Regulates Catalase Activity and Host Metabolism and Improves Healthspan and Lifespan in Multiple Species», *Nature Aging*, vol. 1, n.º 11 (noviembre de 2021), pp. 991-1001. Doi: 10.1038/s43587-021-00129-0.

33. Chen, S., *et al.*: «*Bifidobacterium adolescentis* Regulates Catalase Activity and Host Metabolism and Improves Healthspan and Lifespan in Multiple Species», *Nature Aging*, vol. 1, n.º 11 (noviembre de 2021), pp. 991-1001. Doi: 10.1038/s43587-021-00129-0.

34. Nandi, A., *et al.*: «Role of Catalase in Oxidative Stress- and Age-Associated Degenerative Diseases», *Oxidative Medicine and Cellular Longevity* (11 de noviembre de 2019), 9613090. Doi: 10.1155/2019/9613090.

disbiosis intestinal. ¿Y que además esta bacteria promueva la longevidad? Suma puntos.

Así que, en resumen, todo esto es una forma cargada de ciencia de decir que el C15:0 cumple con los dos primeros requisitos imprescindibles para la longevidad: (1) actuar sobre la vía reguladora de la longevidad humana (activando AMPK e inhibiendo mTOR) y (2) revertir las características del envejecimiento. En concreto, ya hemos explicado la base científica de seis de estas características y cómo el C15:0 contribuye a:

- Inhibir mTOR para eliminar las células senescentes «zombis»
- Reducir el envejecimiento inflamatorio
- Reparar la función mitocondrial
- Restaurar la señalización celular
- Ralentizar las alteraciones epigenéticas
- Mejorar la salud de la microbiota intestinal

En cuanto a esa señalización celular más profunda, el C15:0 activa a los «aliados antienvejecimiento» $PPAR\alpha$, $PPAR\delta$ y AMPK, al tiempo que inhibe a los «villanos proenvejecimiento» mTOR, HDAC-6 y JAK-STAT, lo que significa que el C15:0 está bien equipado para ralentizar de manera eficaz nuestro envejecimiento. Y el hecho de que hayas entendido este párrafo con facilidad también significa que, oficialmente, ya eres una persona entendida en ciencia de la longevidad. Enhorabuena.

Aunque todo esto suena prometedor, la verdadera prueba de fuego para el C15:0 es si este nutriente puede ralentizar el envejecimiento biológico no sólo mitigando las alteraciones epigenéticas, sino también con efectos clínicamente significativos. Y aquí es donde entra en juego el siguiente criterio fundamental para cualquier molécula con potencial para promover la longevidad: su capacidad para reducir la tasa de envejecimiento. Es en este punto donde empezamos a separar el grano de la paja.

## Requisito imprescindible n.º 3 para una molécula de longevidad

### Evidencias de que el C15:0 ralentiza el envejecimiento de forma clínicamente relevante

Ya contamos con pruebas sólidas de que el C15:0 actúa sobre múltiples características del envejecimiento, así como sobre elementos clave de la vía de regulación de la longevidad humana. Incluso se ha demostrado que puede ralentizar nuestros relojes biológicos epigenéticos. Entonces, ¿cuál es el siguiente requisito en la lista para considerar una molécula como promotora de longevidad? Que existan evidencias de que el C15:0 puede ralentizar el envejecimiento propiamente dicho... y no de cualquier manera, sino de formas clínicamente relevantes, es decir, que de verdad importen tanto a nuestros médicos como a nosotros.

Aunque cuando estamos terriblemente aburridos o lo estamos pasando mal los segundos parecen alargarse, el tiempo cronológico no se puede ralentizar. El tiempo biológico, en cambio, sí. Y yo, que ya he entrado en los cincuenta, estoy más que dispuesta a ganar todo el tiempo biológico de calidad que pueda. Ahora bien, para demostrar que realmente estamos ralentizando nuestro proceso biológico de envejecimiento, necesitamos una forma de medir esa desaceleración que vaya más allá de los relojes epigenéticos. Por suerte, descubrimos cómo hacerlo... gracias a los delfines.

El Dr. Nicholas Schork es genetista de poblaciones y uno de los principales expertos en longevidad. Tanto es así que dirige el Consorcio de Longevidad de los Institutos Nacionales de Salud de Estados Unidos (National Institutes of Health, NIH), un prestigioso grupo de científicos de todo el país que estudian todos los aspectos del envejecimiento con el objetivo de ayudarnos a vivir más tiempo y con mejor salud. Cuando Nik se enteró de los delfines de la Marina y de los datos clínicos que se recopilan sobre ellos –incluidos cuarenta y cuatro parámetros sanguíneos recogidos de forma rutinaria a lo largo de sus treinta a cincuenta años de vida–, me dijo:

—Stephanie, apuesto a que puedes demostrar algo que todos intuimos, pero que pocos han conseguido probar de forma convincente.

—Suena emocionante. ¿El qué? –le pregunté, mientras tomábamos un café en uno de los tantos locales tecnológicos de San Diego.

—Que los individuos de una misma población envejecen a ritmos diferentes a lo largo de sus vidas –respondió.

Vamos a profundizar un poco. Está bien establecido que ciertos factores pueden aumentar el riesgo de desarrollar enfermedades relacionadas con el envejecimiento de forma prematura: fumar, beber alcohol, la situación económica o la falta de acceso a una buena atención sanitaria. Pero ¿qué ocurre si tomamos una población de personas que han crecido en el mismo entorno, con la misma alimentación y la misma atención médica durante toda su vida? ¿Envejecerán aun así a ritmos diferentes?

Probablemente hayas respondido que sí de forma instintiva. Muchos tenemos ese tío de 85 años que goza de una salud excelente, es ingenioso y sale a hacer ejercicio al aire libre cada mañana. Y también puede que tengamos a esa familiar de 58 años con varias enfermedades crónicas, que lucha por mantenerse lo mejor posible. Está claro que están envejeciendo a ritmos distintos. En el capítulo 1 ya hemos hablado del caos inherente a la vida humana y de lo difícil que resulta desentrañar, a nivel molecular, qué hace que algunas personas envejezcan más rápido que otras.

Volvamos a los delfines. No es broma: pasaron menos de tres semanas desde aquel primer café con Nik hasta que ganó su apuesta. Como ya disponíamos de datos sanitarios rutinarios a lo largo de toda la vida de más de un centenar de delfines de la Marina, pudimos colaborar con la Marina para identificar rápidamente índices analíticos que mostraban una relación significativa con la edad.[35] Estos cuatro marcadores del ritmo de envejecimiento fueron:

---

35. Venn-Watson, S., *et al.*: «A 25-Y Longitudinal Dolphin Cohort Supports that Long-Lived Individuals in Same Environment Exhibit Variation in Aging Rates», *Proceedings of the National Academy of Sciences*, vol. 117, n.º 34 (25 de agosto de 2020), pp. 20950-20958. Doi: 10.1073/pnas.1918755117.

- Disminución de la hemoglobina
- Disminución de los linfocitos
- Disminución de la fosfatasa alcalina
- Disminución de las plaquetas

Esto fue excelente, ya que estos mismos cambios sanguíneos también se han observado en personas que envejecen, incluyendo correlaciones con los relojes epigenéticos.[36] Lo más emocionante llegó cuando analizamos estas tendencias a nivel individual y descubrimos, sin lugar a dudas, que diferentes delfines envejecían a ritmos distintos. Este fenómeno no se debía a que algunos delfines consumieran demasiados hidratos de carbono o pocas verduras, o hicieran poco ejercicio. Algunos delfines dentro de la misma población envejecían más rápido que otros por alguna otra razón. Para investigar qué estaba acelerando o ralentizando las tasas de envejecimiento en los delfines, centramos nuestra atención en la disminución de la hemoglobina a lo largo del tiempo, por cuatro razones clave:

1. **La disminución de la hemoglobina puede acabar derivando en una enfermedad.** La hemoglobina está presente en los glóbulos rojos y constituye una medida directa del estado de salud de estas células. Si tus niveles de hemoglobina bajan de 12 g/dl, tu médico te dirá: «Tienes anemia». Como los niveles de hemoglobina tienden a disminuir con la edad, en muchas personas esto acaba derivando en una afección conocida como anemia del envejecimiento.[37]
2. **Una enfermedad grave sin cura.** La anemia del envejecimiento es un problema que preocupa a los médicos. Si eres una persona

---

36. Calculadora de la edad biológica, disponible en: bioagecalculator.agelessrx. com.
37. Guralnik, J., *et al.*: «Unexplained Anemia of Aging: Etiology, Health Consequences, and Diagnostic Criteria», *Journal of the American Geriatrics Society*, vol. 70, n.º 3 (marzo de 2022), pp. 891-899. Doi: 10.1111/ jgs.17565.

mayor y la padeces, tienes más probabilidades de sufrir caídas, presentar fragilidad, tener complicaciones cardíacas y pasar más tiempo hospitalizado. Actualmente, no existen tratamientos seguros ni sostenibles a largo plazo para este problema.

3. **La disminución de la hemoglobina se debe a una mayor fragilidad celular.** ¿Sabemos antes que nada qué provoca la caída de la hemoglobina? Sí. A medida que envejecemos, nuestros glóbulos rojos se vuelven cada vez más frágiles, lo que hace que se degraden antes de lo debido. Esto provoca una disminución progresiva de los niveles de hemoglobina y obliga al organismo a producir más glóbulos rojos para compensarlo.[38] Otro parámetro que rápidamente está ganando reconocimiento como marcador de la velocidad de envejecimiento, al reflejar esta variabilidad en la producción y destrucción de glóbulos rojos, es la amplitud de distribución eritrocitaria (ADE).[39]

4. **La creciente fragilidad celular determina nuestra longevidad.** Esto nos remite a la teoría del marcapasos de la membrana celular propuesta por Hulbert. Como hemos visto en el capítulo anterior, Hulbert demostró que los mamíferos cuyas membranas celulares contienen ácidos grasos más frágiles presentan células más vulnerables, lo que se traduce en una esperanza de vida más corta.

En resumen, habíamos encontrado una forma prometedora de medir indicadores clínicamente relevantes de la velocidad de envejecimiento, que además encajaba con una de las teorías fundamentales sobre la longevidad: la disminución de la hemoglobina y el aumento de la ADE. Y eso ya era un gran avance. Pero el descubrimiento resul-

---

38. Araki, K., *et al*.: «Age Dependent Changes in Osmotic Hemolysis of Human Erythrocytes», *Journal of Gerontology*, vol. 35, n.º 4 (julio de 1980), pp. 499-505. Doi: 10.1093/geronj/35.4.499.

39. Yadav, S., *et al*.: «A Systematic Review of Red Blood Cells Biomarkers in Human Aging», *Journals of Gerontology: Series A*, vol. 79, n.º 4 (1 de abril de 2024), glae004. Doi: 10.1093/gerona/glae004.

tó aún más emocionante cuando aplicamos estos biomarcadores del ritmo de envejecimiento al C15:0.

Tal vez recuerdes que, al final del capítulo 1, hemos hablado de cómo una dieta a base de pescado con alto contenido en C15:0 permitió aumentar con éxito los niveles circulantes de este ácido graso en los delfines. Este aumento incluyó también concentraciones más elevadas de C15:0 en las membranas de los glóbulos rojos. A su vez, este incremento fortaleció las células, redujo el ADE, elevó los niveles de hemoglobina y alivió la anemia.[40] Este estudio demostró que el C15:0 no sólo trataba la anemia del envejecimiento en los delfines, sino que también aportaba pruebas de que podía revertir y ralentizar dos marcadores clave del envejecimiento biológico: la disminución de la hemoglobina y el aumento de la ADE. Lo más importante es que este efecto directo y significativo del C15:0 en la ralentización del envejecimiento también se observó en otros modelos animales que presentaban anemia (hemoglobina baja), ADE elevado, síndrome metabólico y esteatohepatitis no alcohólica (NASH).[41] (La NASH es una enfermedad hepática crónica relacionada con el envejecimiento, que abordaremos con más detalle en el capítulo 6).

Además de revertir la disminución de la hemoglobina y el aumento de la ADE asociados al envejecimiento, ya hemos mencionado al tratar la quinta característica del envejecimiento que las personas con niveles más elevados de lípidos que contienen C15:0 presentan indicios de una *menor velocidad de envejecimiento biológico*.[42] En ese estu-

40. Venn-Watson, S., *et al.*: «Modified Fish Diet Shifted Serum Metabolome and Alleviated Chronic Anemia in Bottlenose Dolphins (*Tursiops truncatus*): Potential Role of Odd-Chain Saturated Fatty Acids», *PLoS One*, vol. 15, n.º 4 (7 de abril de 2020), e0230769. Doi: 10.1371/journal.pone.0230769.

41. Venn-Watson, S., *et al.*: «Efficacy of Dietary Odd-Chain Saturated Fatty Acid Pentadecanoic Acid Parallels Broad Associated Health Benefits in Humans: Could It Be Essential?», *Scientific Reports*, vol. 10, n.º 1 (18 de mayo de 2020), 8161. Doi: 10.1038/s41598-020-64960-y.

42. Liu, D., *et al.*: «The Lipidomic Correlates of Epigenetic Aging Across the Adult Lifespan: A Population-Based Study», *Aging Cell*, vol. 22, n.º 9 (2023), e13934. Doi: 10.1111/acel.13934.

dio, se observó que quienes tenían niveles elevados de C15:0 mostraban edades biológicas inferiores a sus edades cronológicas, lo que refuerza el papel del C15:0 en la desaceleración del envejecimiento físico. Impresionante.

Utilizando tanto relojes biológicos epigenéticos como biomarcadores clínicamente relevantes del ritmo de envejecimiento (como la disminución de la hemoglobina y el aumento de la ADE), el C15:0 cumple otro de los criterios fundamentales de una molécula promotora de la longevidad: demostrar que puede ralentizar el envejecimiento. Sin embargo, para ser considerada una verdadera molécula de longevidad, también debe probar su eficacia frente a diversas enfermedades asociadas a la edad. Veamos, entonces, qué dice la ciencia sobre la capacidad del C15:0 para ralentizar o incluso revertir múltiples enfermedades del envejecimiento.

## Requisitos imprescindibles n.º 4 y n.º 5 para una molécula de longevidad

### Beneficios clínicamente relevantes y menor riesgo de enfermedades crónicas

Todos los mecanismos antienvejecimiento descritos anteriormente son fundamentales para que el C15:0 actúe como un nutriente capaz de prolongar tanto la salud como la vida. No obstante, existen muchas moléculas que, aunque activan o inhiben los mecanismos adecuados contra el envejecimiento en el laboratorio, no logran ejercer un efecto significativo en los seres humanos. En los capítulos 6 y 7, abordaremos en detalle cómo el C15:0 consigue salvar esa brecha entre los estudios de laboratorio y la vida real, con abundantes pruebas que demuestran que el C15:0 aporta los siguientes beneficios clínicamente relevantes:

- **Reducción de la glucosa.** Los estudios muestran que las personas con niveles más elevados de C15:0 presentan niveles más bajos de glucosa. En ratones con diabetes tipo 2, la suplementación con C15:0 reduce la glucemia.[43] A su vez, el C15:0 disminuye los niveles de glucosa mediante la activación de las vías AMPK y AKT, que mejoran la gestión de la glucosa y la sensibilidad a la insulina.[44]

- **Reducción del colesterol y los triglicéridos.** Las personas con niveles elevados de C15:0 presentan niveles más bajos de colesterol y triglicéridos, y un ensayo clínico demostró que la suplementación con C15:0 reduce eficazmente el colesterol LDL.[45] El C15:0 reduce colesterol y triglicéridos mediante la activación de las vías AMPK y PPAR$\alpha$.[46]

43. Yoo, W., *et al.*: «Fatty Acids in Non-Alcoholic Steatohepatitis: Focus on Pentadecanoic Acid», *PLoS One*, vol. 12, n.º 12 (15 de diciembre de 2017), e0189965. Doi: 10.1371/journal.pone.0189965; Venn-Watson, S., *et al.*: «Efficacy of Dietary Odd-Chain Saturated Fatty Acid Pentadecanoic Acid Parallels Broad Associated Health Benefits in Humans: Could It Be Essential?», *Scientific Reports*, vol. 10, n.º 1 (18 de mayo de 2020), 8161. Doi: 10.1038/s41598-020-64960-y.

44. Fu, W.-C., *et al.*: «Pentadecanoic Acid Promotes Basal and Insulin-Stimulated Glucose Uptake in C2C12 Myotubes», *Food Nutrition Research*, vol. 65 (22 de enero de 2021), 65. Doi: 10.29219/fnr.v65.4527; Bishop, C., *et al.*: «Heptadecanoic Acid Is Not a Key Mediator in the Prevention of Diet-Induced Hepatic Steatosis and Insulin Resistance in Mice», *Nutrients*, vol. 15, n.º 9 (24 de abril de 2023), 2052. Doi: 10.3390/nu15092052.

45. Zheng, J.-S., *et al.*: «Association Between Plasma Phospholipid Saturated Fatty Acids and Metabolic Markers of Lipid, Hepatic, Inflammation and Glycemic Pathways in Eight European Countries: A Cross-Sectional Analysis in the EPIC-Interact Study», *BMC Medicine*, vol. 15, n.º 1 (17 de noviembre de 2017), 203. Doi: 10.1186/s12916-017-0968-4; Chooi, Y. C., *et al.*: «Effect of An Asian-Adapted Mediterranean Diet and Pentadecanoic Acid on Fatty Liver Disease: The TANGO Randomized Controlled Trial», *American Journal of Clinical Nutrition*, vol. 119, n.º 3 (marzo de 2024), pp. 788-799. Doi: 10.1016/j.ajcnut.2023.11.013.

46. Venn-Watson, S., *et al.*: «Efficacy of Dietary Odd-Chain Saturated Fatty Acid Pentadecanoic Acid Parallels Broad Associated Health Benefits in Humans: Could It Be Essential?», *Scientific Reports*, vol. 10, n.º 1 (18 de mayo de 2020), 8161. Doi: 10.1038/s41598-020-64960-y; Staels, B., *et al.*: «Fibrates and Future PPAR$\alpha$ Agonists in the Treatment of Cardiovascular Di-

- **Incremento de hemoglobina.** Las personas con niveles más elevados de C15:0 tienen glóbulos rojos más resistentes (reflejado en niveles más elevados de hemoglobina), y un ensayo clínico demostró que la suplementación con C15:0 aumenta la hemoglobina.[47] Como ácido graso resistente, el C15:0 mejora la salud de los glóbulos rojos al fortalecer sus membranas en un 80 % frente a su deterioro prematuro.[48]
- **Reducción de la inflamación.** En adultos con niveles elevados de C15:0 se observa una menor inflamación, y el C15:0 reduce directamente más de dieciocho citocinas proinflamatorias, estos conocidos mediadores de la inflamación crónica.[49] Los notables

_____

sease», *Nature Clinical Practice Cardiovascular Medicine*, vol. 5, n.º 9 (septiembre de 2008), pp. 542-553. Doi: 10.1038/ncpcardio1278; Fu, W.-C., *et al.*: «Pentadecanoic Acid Promotes Basal and Insulin-Stimulated Glucose Uptake in C2C12 Myotubes», *Food Nutrition Research* (22 de enero de 2021), 65. Doi: 10.29219/fnr.v65.4527.

47. Soboleva, M. K., *et al.*: «[Fatty Acids of the Lipid Fraction of Erythrocyte Membranes and Intensity of Lipid Peroxidation in Iron Deficiency]», *Biulleten' eksperimental'noĭ biologii i meditsiny*, vol. 117, n.º 6 (1994), pp. 600-602; Robinson, M. K., *et al.*: «Pentadecanoic Acid Supplementation in Young Adults with Overweight and Obesity: A Randomized Controlled Trial», *Journal of Clinical Nutrition*, vol. 154, n.º 9 (septiembre de 2024), pp. 2763-2771. Doi: 10.1016/j.tjnut.2024.07.030.

48. Venn-Watson, S., *et al.*: «Modified Fish Diet Shifted Serum Metabolome and Alleviated Chronic Anemia in Bottlenose Dolphins (*Tursiops truncatus*)», *PLoS One*, vol. 15, n.º 4 (7 de abril de 2020), e0230769. Doi: 10.1371/journal.pone.0230769; Venn-Watson, S., *et al.*: «Efficacy of Dietary Odd-Chain Saturated Fatty Acid Pentadecanoic Acid Parallels Broad Associated Health Benefits in Humans: Could It Be Essential?», *Scientific Reports*, vol. 10, n.º 1 (18 de mayo de 2020), 8161. Doi: 10.1038/s41598-020-64960-y.

49. Venn-Watson, S., *et al.*: «Pentadecanoic Acid (C15:0), an Essential Fatty Acid, Shares Clinically Relevant Cell-Based Activities with Leading Longevity-Enhancing Compounds», *Nutrients*, vol. 15, n.º 21 (30 de octubre de 2023), 4607. Doi: 10.3390/nu15214607; Matthan, N. R., *et al.*: «Spillover Effects of a Family-Based Childhood Weight-Management Intervention on Parental Nutrient Biomarkers and Cardiometabolic Risk Fac-

efectos antiinflamatorios del C15:0 se atribuyen a su capacidad para activar los PPAR y suprimir la vía JAK-STAT.[50]

- **Reducción de las enzimas hepáticas.** Diversos estudios demuestran que las personas con niveles elevados de C15:0 suelen presentar niveles más bajos y saludables de enzimas hepáticas.[51] Las enzimas hepáticas elevadas son indicativas de enfermedad hepática y un ensayo clínico demostró que la suplementación con C15:0 reduce directamente estas enzimas.[52] El C15:0 puede disminuir las enzimas hepáticas mediante la activación de los receptores PPARα y PPARδ.[53]

Mejor aún, estos beneficios clínicamente relevantes del C15:0 se traducen en una reducción del riesgo y en la reversión de diversas enfermedades crónicas asociadas al envejecimiento, entre las que destacan:

---

tors», *Current Developments in Nutrition*, vol. 6, n.º 2 (23 de diciembre de 2021), nzab152. Doi: 10.1093/cdn/nzab152.

50. Venn-Watson, S., *et al.*: «Efficacy of Dietary Odd-Chain Saturated Fatty Acid Pentadecanoic Acid Parallels Broad Associated Health Benefits in Humans: Could It Be Essential?», *Scientific Reports*, vol. 10, n.º 1 (18 de mayo de 2020), 8161. Doi: 10.1038/s41598-020-64960-y; To, N. B., *et al.*: «Pentadecanoic Acid, an Odd-Chain Fatty Acid, Suppresses the Stemness of MCF-7/SC Human Breast Cancer Cells through JAK2/STAT3 Signaling», *Nutrients*, vol. 12, n.º 6 (3 de junio de 2020), 1663. Doi: 10.3390/nu12061663.

51. Yoo, W., *et al.*: «Fatty Acids in Non-Alcoholic Steatohepatitis: Focus on Pentadecanoic Acid», *PLoS One*, vol. 12, n.º 12 (15 de diciembre de 2017), e0189965. Doi: 10.1371/journal.pone.0189965.

52. Robinson, M. K., *et al.*: «Pentadecanoic Acid Supplementation in Young Adults with Overweight and Obesity: A Randomized Controlled Trial», *Journal of Clinical Nutrition*, vol. 154, n.º 9 (septiembre de 2024), pp. 2763-2771. Doi: 10.1016/j.tjnut.2024.07.030.

53. Venn-Watson, S., *et al.*: «Efficacy of Dietary Odd-Chain Saturated Fatty Acid Pentadecanoic Acid Parallels Broad Associated Health Benefits in Humans: Could It Be Essential?», *Scientific Reports*, vol. 10, n.º 1 (18 de mayo de 2020), 8161. Doi: 10.1038/s41598-020-64960-y.

- **Enfermedades cardiovasculares.** Existe una relación lineal entre niveles crecientes de C15:0 y una menor incidencia de enfermedad cardiovascular, de modo que las personas que presentan los niveles más elevados de C15:0 tienen un 17 % menos de riesgo de desarrollar una cardiopatía coronaria.[54]
- **Diabetes tipo 2.** Numerosos estudios han demostrado que las personas con niveles más altos de C15:0 tienen un menor riesgo de desarrollar diabetes tipo 2.[55] Por cada aumento del 50 % en los niveles de C15:0, el riesgo de diabetes tipo 2 se reduce en un 8 %.[56]
- **Enfermedad hepática grasa.** De manera similar, los niños con niveles más elevados de C15:0 presentan menos grasa en el hígado, y los adultos con niveles elevados de C15:0 sufren una enfermedad hepática menos grave.[57]

54. Trieu, K., *et al.*: «Biomarkers of Dairy Fat Intake, Incident Cardiovascular Disease, and All-Cause Mortality: A Cohort Study, Systematic Review, and Meta-Analysis», *PLoS Medicine*, vol. 18, n.º 9 (21 de septiembre de 2021), e1003763. Doi: 10.1371/journal.pmed.1003763; Li, Z., *et al.*: «Saturated Fatty Acid Biomarkers and Risk of Cardiometabolic Diseases: A Meta-Analysis of Prospective Studies», *Frontiers in Nutrition*, vol. 9 (15 de agosto de 2022), 963471. Doi: 10.3389/fnut.2022.963471.

55. Forouhi, N., *et al.*: «Differences in the Prospective Association between Individual Phospholipid Saturated Fatty Acids and Incident Type 2 Diabetes: The EPIC-InterAct Case-Cohort Study», *Lancet Diabetes & Endocrinology*, vol. 2, n.º 10 (octubre de 2014), pp. 810-818. Doi: 10.1016/S2213-8587(14)70146-9.

56. Li, Z., *et al.*: «Saturated Fatty Acid Biomarkers and Risk of Cardiometabolic Diseases: A Meta-Analysis of Prospective Studies», *Frontiers in Nutrition*, vol. 9 (15 de agosto de 2022), 963471. Doi: 10.3389/fnut.2022.963471.

57. Sawh, M. C., *et al.*: «Dairy Fat Intake, Plasma Pentadecanoic Acid, and Plasma Iso-heptadecanoic Acid Are Inversely Associated with Liver Fat in Children», *Journal of Pediatric Gastroenterology and Nutrition*, vol. 72, n.º 4 (1 de abril de 2021), pp. e90-e96. Doi: 10.1097/MPG.0000000000003040; Yoo, W., *et al.*: «Fatty Acids in Non-Alcoholic Steatohepatitis: Focus on Pentadecanoic Acid», *PLoS One*, vol. 12, n.º 12 (15 de diciembre de 2017), e0189965. Doi: 10.1371/journal.pone.0189965.

- **Algunos tipos de cáncer.** Estudios poblacionales han demostrado que las personas con niveles más elevados de C15:0 presentan menor probabilidad de desarrollar ciertos tipos de cáncer, incluyendo colorrectal, de vejiga, linfoma, laringofaríngeo, de mama y de páncreas.[58] El C15:0 reduce directamente la proliferación de diversas células cancerosas, lo que se ha traducido en un menor crecimiento tumoral en ratones tratados.[59] Entre las actividades anticancerígenas identificadas del C15:0 destacan su papel como inhibidor de las vías JAK-STAT y HDAC-6.[60]

---

58. Kruchinina, M., *et al.*: «Erythrocyte Membrane Fatty Acids as the Potential Biomarkers for Detection of Early-Stage and Progression of Colorectal Cancer», *Annals of Oncology*, vol. 29, Suppl. 5 (2018), V52; Teng, C., *et al.*: «C15:0 and C17:0 Partially Mediate the Association of Milk and Dairy Products with Bladder Cancer Risk», *Journal of Dairy Science*, vol. 107, n.º 5 (mayo de 2024), pp. 2586-2605. Doi: 10.3168/jds.2023-24186; Hori, A., *et al.*: «Serum Sphingomyelin Species Profile Is Altered in Hematologic Malignancies», *Clinica Chimica Acta*, vol. 514 (marzo de 2021), pp. 29-33; Jiang, Y., *et al.*: «Association Between Dietary Intake of Saturated Fatty Acid Subgroups and Breast Cancer Risk», *Food Function*, vol. 15, n.º 4 (19 de febrero de 2024), pp. 2282-2294; Matejcic, M., *et al.*: «Circulating Plasma Phospholipid Fatty Acids and Risk of Pancreatic Cancer in a Large European Cohort», *International Journal of Cancer*, vol. 143, n.º 10 (15 de noviembre de 2018), pp. 2437-2448. Doi: 10.1002/ijc.31797; Jee, S. H., *et al.*: «Clinical Relevance of Glycerophopholipid, Sphingomyelin and Glutathione Metabolism in the Pathogenesis of Pharyngolaryngeal Cancer in Smokers: The Korean Study-II», *Metabolomics*, vol. 12, n.º 164 (1 de noviembre de 2016), 11. Doi: 10.1007/s11306-016-1114-6.
59. Ediriweera, M. K., *et al.*: «Odd-Chain Fatty Acids as Novel Histone Deacetylase 6 (HDAC6) Inhibitors», *Biochimie*, vol. 186 (julio de 2021), pp. 147-156. Doi: 10.1016/j.biochi.2021.04.011; Li, Y., *et al.*: «Design, Synthesis and Antitumor Activity Study of a Gemcitabine Prodrug Conjugated with a HDAC6 Inhibitor», *Bioorganic & Medicinal Chemistry Letters*, vol. 72 (15 de septiembre de 2022), 128881. Doi: 10.1016/j.bmcl.2022.128881.
60. To, N. B., *et al.*: «Pentadecanoic Acid, an Odd-Chain Fatty Acid, Suppresses the Stemness of MCF-7/SC Human Breast Cancer Cells through JAK2/STAT3 Signaling», *Nutrients*, vol. 12, n.º 6 (3 de junio de 2020), 1663. Doi:

Teniendo en cuenta todo lo anterior, resulta menos asombroso saber que algunos estudios han relacionado niveles más elevados de C15:0 con nuestro objetivo final: una mayor longevidad.

## Estudios sobre C15:0 y longevidad en seres humanos

Dado que el C15:0 presenta numerosos mecanismos antienvejecimiento fundamentales y evidencia de que previene eficazmente múltiples enfermedades crónicas (que abordaremos con detalle en los capítulos 6 y 7), debería existir evidencia de que el C15:0 contribuye a prolongar la vida. De hecho, hay un par de estudios que han evaluado específicamente este aspecto.

Un gran estudio publicado en 2019 siguió la salud y la dieta de 14.383 adultos durante una media de catorce años.[61] Los investigadores analizaron específicamente la ingesta dietética de ácidos grasos saturados en esta población a lo largo del tiempo. También registraron la mortalidad para determinar qué ácidos grasos saturados consumidos durante ese período se asociaban con un mayor o un menor riesgo de fallecimiento. Este extenso estudio prospectivo a largo plazo arrojó dos hallazgos clave. En primer lugar, las personas con un mayor consumo de los ácidos grasos saturados C16:0 y C18:0 presentaron una mayor probabilidad de fallecer durante el período del estudio, especialmente las mujeres. En segundo lugar, aquellas personas que consumían una mayor cantidad de ácidos grasos saturados C15:0 y C17:0 mostraron tasas de mortalidad más bajas; este beneficio del C15:0 se observó tanto en hombres como en mujeres. Así pues, un punto a favor del C15:0 y la longevidad. (En el siguiente capítulo profundizaremos

10.3390/nu12061663; Ediriweera, M. K., *et al.*: «Odd-Chain Fatty Acids as Novel Histone Deacetylase 6 (HDAC6) Inhibitors», *Biochimie*, vol. 186 (julio de 2021), pp. 147-156. Doi: 10.1016/j.biochi.2021.04.011.

61. Zhuang, P., *et al.*: «Saturated Fatty Acid Intake Is Associated with Mortality in a Nationwide Cohort Study», *Journal of Nutrition*, vol. 149, n.º 1 (1 de enero de 2019), pp 68-77. Doi: 10.1093/jn/nxy237.

en por qué algunos ácidos grasos saturados son perjudiciales y otros —el C15:0— no sólo resultan beneficiosos, sino esenciales para proteger nuestra salud a largo plazo).

El segundo estudio comparó a personas que vivían en una zona montañosa de Cerdeña, Italia, con otras que residían en una región distinta del norte de la isla.[62] Ambos grupos estaban formados por personas de unos sesenta años. ¿Por qué estas dos regiones, te preguntarás? La razón es que la zona montañosa de Cerdeña se considera una Zona de Alta Longevidad, donde las personas padecen menos enfermedades crónicas y suelen llegar a los cien años. En cambio, el norte de Cerdeña se considera una Zona de Baja Longevidad. En este estudio, los investigadores observaron que aquellas personas que vivían en la Zona de Alta Longevidad presentaban niveles más elevados de C15:0 en sangre en comparación con aquellas que vivían en la Zona de Baja Longevidad. Aunque se trata de una asociación, este hallazgo respalda la tesis central de este capítulo: que el C15:0 contribuye a una vida más larga.

## Requisitos imprescindibles n.º 6 y n.º 7 para una molécula de longevidad

### Viabilidad y seguridad a largo plazo del C15:0

¿Conoces esas carreras agotadoras en las que las cuestas más empinadas están justo al final? Ya has corrido o pedaleado al máximo durante quince o veinte kilómetros, sólo para enfrentarte a la parte más difícil cuando ya te encuentras al límite. Como hemos explicado en el capítulo anterior, la «viabilidad» y la «seguridad» a largo plazo representan retos importantes para que una molécula cumpla los requisitos esenciales como promotora de longevidad. Aunque una molécula

---

62. Manca, C., *et al.*: «Circulating Fatty Acids and Endocannabinoidome-Related Mediator Profiles Associated to Human Longevity», *GeroScience*, vol. 43, n.º 4 (agosto de 2021), pp. 1783-1798. Doi: 10.1007/s11357-021-00342-0.

candidata supere con éxito las exigentes pruebas de (1) actuar sobre las características del envejecimiento, (2) activar las vías de longevidad, (3) ralentizar el ritmo del envejecimiento, (4) aportar beneficios clínicamente relevantes y (5) retrasar o revertir la aparición de múltiples enfermedades crónicas asociadas a la edad, todo ello carece de utilidad si no puede administrarse de forma sencilla y segura de manera continuada a lo largo de la vida.

En cambio, la naturaleza ha reducido estos dos desafíos a simples obstáculos casi insignificantes en el caso del C15:0. En parte, esto se debe a que las grandes pruebas de viabilidad y seguridad del C15:0 se superaron hace unos 325 millones de años, cuando los mamíferos se separaron de los reptiles. Ahora bien, no podemos afirmar con certeza que todos los mamíferos tengan cantidades significativas de C15:0 en su leche. Pero si nos limitamos al tiempo que llevan existiendo las vacas domesticadas –cuya leche sí contiene C15:0–, eso significa que los seres humanos llevan consumiéndolo desde hace unos diez mil años. Nada mal como estudio de viabilidad y seguridad a largo plazo.

Más allá de considerar la presencia histórica del C15:0 en nuestra alimentación, se han llevado a cabo numerosos estudios con C15:0 puro, y todos ellos han demostrado de forma reiterada que esta molécula es segura. En todas las dosis evaluadas, el C15:0 administrado por vía oral resultó inocuo para las células, el corazón... y también para los riñones, el hígado, el cerebro, los pulmones, el bazo y... bueno, ya te haces una idea. El C15:0 puro también fue incluido en el programa Tox21 de los Institutos Nacionales de Salud (National Institutes of Health, NIH) de Estados Unidos, que empleó los métodos más avanzados para evaluar si más de diez mil compuestos podían afectar negativamente a la salud humana. En este riguroso «campamento de entrenamiento» toxicológico, el C15:0 superó las 243 pruebas realizadas.[63] Además, un equipo independiente formado por tres toxicólogos revisó en profundidad los estudios de seguridad del C15:0 y con-

---

63. Base de datos PubChem de los Institutos Nacionales de Salud: «Substance RecordTox21_201197». Disponible en: https://pubchem.ncbi.nlm.nih.gov/substance/144208395 (consultado el 11 de abril de 2024).

cluyó que el compuesto puro cumplía con los requisitos para recibir la calificación de sustancia Generalmente Reconocida como Segura (GRAS, por las siglas en inglés de Generally Recognized as Safe) por parte de la Administración de Alimentos y Medicamentos (Food and Drug Administration, FDA).[64] En el último capítulo de este libro hablaremos de los distintos alimentos que contienen C15:0 y de cómo puedes incorporar una cantidad adecuada de este nutriente esencial como parte de tu rutina diaria de salud. La buena noticia es que podemos obtener C15:0 de forma razonable y segura a lo largo de toda la vida para apoyar nuestra salud a largo plazo.

En resumen, el C15:0 cumple con los siete requisitos clave de una molécula con potencial para promover la longevidad y, en muchos aspectos, lo hace incluso mejor que los principales candidatos farmacológicos en este campo. Y, por si fuera poco, el C15:0 encaja a la perfección en la teoría que explica por qué los seres humanos (y los delfines) viven más que los ratones. Sí, nos referimos a la teoría del marcapasos de la membrana celular.

## C15:0 y la teoría del marcapasos de la membrana celular en el envejecimiento

En el capítulo 2 se abordó la teoría del marcapasos de la membrana celular. Esta teoría se basa en las investigaciones de A. J. Hulbert, que demostraron que (1) cuanto más resistentes son los ácidos grasos presentes en las membranas celulares, (2) menos se ven atacadas nuestras células por los radicales de oxígeno dañinos (es decir, menor peroxidación lipídica) y (3) mayor es la esperanza de vida de una especie de mamífero determinada. Esta teoría contribuye a explicar por qué los seres humanos vivimos veintiocho veces más que los ratones: tenemos

---

64. Oller, S.: «Seraphina Therapeutics' Fatty Acid Powder Gains GRAS Status», *Food Dive* (24 de junio de 2021). Disponible en: www.fooddive. com/news/seraphina-therapeutics-fatty-acid-powder-gains-gras-status/602238/.

ácidos grasos más estables en nuestras membranas celulares, que resisten mejor la oxidación y perduran en el tiempo. Bueno, al menos durante 120 años.

Teniendo en cuenta que el C15:0 (1) es un ácido graso extraordinariamente estable y resistente a la oxidación y (2) se incorpora con facilidad a nuestras membranas celulares como si fueran ladrillos que las refuerzan, el C15:0 encaja perfectamente en la teoría de la longevidad de Hulbert. Según esta teoría, los animales con un mayor contenido en C15:0 en sus membranas celulares deberían tener células más resistentes, menores niveles de oxidación y una mayor capacidad de recuperación, además de una vida más saludable y duradera.

Resulta que los niños de Siberia podrían haber sido nuestra primera pista sobre el papel del C15:0 en la promoción de la longevidad.[65] Cuando los niños presentan anemia (definida como una concentración baja de glóbulos rojos), una causa frecuente es la deficiencia de hierro. Un equipo de investigadores en Rusia quiso averiguar por qué algunos niños con déficit de hierro desarrollaban una anemia grave, mientras que otros sólo presentaban una forma leve. En consonancia con la teoría de Hulbert, los niños que mostraban niveles más elevados de C15:0 en las membranas de sus glóbulos rojos tenían células más resistentes y menores niveles de estrés oxidativo. En cambio, aquellos con niveles elevados de ácidos grasos poliinsaturados –más inestables– en sus glóbulos rojos presentaban cuadros de anemia más graves y un mayor grado de oxidación. En este estudio, Soboleva *et al.* concluyeron: «Se considera que el exceso de ácidos grasos poliinsaturados en las membranas eritrocitarias puede acortar la vida útil de los glóbulos rojos en casos de deficiencia de hierro moderada o grave».[66]

Aunque aquel estudio puso de manifiesto una asociación importante entre el C15:0 y una mayor fortaleza celular, harían falta treinta años y una población de delfines de la Marina en San Diego para

---

65. Soboleva, M. K., *et al.*: «[Fatty Acids of the Lipid Fraction of Erythrocyte Membranes and Intensity of Lipid Peroxidation in Iron Deficiency]», *Biulleten' eksperimental'noĭ biologii i meditsiny*, vol. 117, n.º 6 (1994), pp. 600-602.
66. *Ibid.*

demostrar que el C15:0 no sólo prolonga directamente la vida útil de los glóbulos rojos, sino que sus múltiples efectos beneficiosos sobre la longevidad superan incluso a los de los principales fármacos recetados contra el envejecimiento. Esto dio lugar a una pregunta fascinante: ¿cómo se comportaría el C15:0 en una prueba directa frente a tres de los principales candidatos farmacológicos en el ámbito de la longevidad?

### El C15:0 se enfrentó cara a cara con los principales candidatos farmacológicos contra el envejecimiento... y ganó

¿A quién no le gusta un buen duelo entre David y Goliat? Pues éste es uno de los más representativos que vas a encontrar.

**En la esquina izquierda, el C15:0 (David):** una grasa saturada presente en la mantequilla, que el mundo entero lleva casi cincuenta años tratando de evitar. Hasta hace poco, el C15:0 era un nutriente prácticamente ignorado por la comunidad científica, con un peso molecular de apenas 242 g/mol.

**En la esquina derecha, la rapamicina (Goliat n.º 1):** conocida como la principal promotora de la longevidad de todos los tiempos, esta heroína originaria de la isla de Pascua ha recibido miles de millones de dólares en financiación y cuenta con la confianza de los principales científicos del envejecimiento. ¡Un aplauso para la rapamicina, con un peso nada menos que de 914 g/mol!

Añadimos otros dos Goliats: la metformina (por los motivos ya comentados en este capítulo) y la acarbosa. Incluimos esta última por varias razones. Primero, porque ha demostrado de forma consistente que puede prolongar la vida en ratones.[67] Segundo, porque al igual que la metformina, es un fármaco de uso común para tratar la diabetes tipo 2. Y tercero, porque, a diferencia de la metformina y la rapamicina, su función se parece más a la de un portero de discoteca que controla la entrada, que a un optimizador de la salud celular a nivel sisté-

---

67. Wu, B., *et al.*: «Extension of the Life Span by Acarbose: Is It Mediated by the Gut Microbiota?», *Aging and Disease*, vol. 13, n.º 4 (11 de julio de 2022), pp. 1005-1014. Doi: 10.14336/AD.2022.0117.

mico. En concreto, la acarbosa actúa impidiendo que el intestino absorba el azúcar. ¿Te acabas de comer una rosquilla con virutas de colores? No pasa nada. La acarbosa se encarga de que ese azúcar siga de largo sin llegar al torrente sanguíneo.

En el ámbito del descubrimiento de terapias, una vez que se determina que una molécula tiene potencial para tratar una enfermedad (en nuestro caso, el «envejecimiento»), el siguiente paso lógico es evaluar si ofrece ventajas frente a los fármacos ya existentes en ese campo. «Mejor» puede significar que la nueva molécula sea más segura que las opciones actuales, que requiera una dosis menor o que sea más eficaz. Así que analizamos las tres posibles acepciones de «mejor».

Para comparar a nuestros cuatro candidatos a promotores de la longevidad, utilizamos el sistema BioMAP, mencionado anteriormente en este capítulo. BioMAP parte de un conjunto diverso de tipos celulares humanos, que incluye células pulmonares, glóbulos blancos, células vasculares y células cutáneas. Estas células se exponen a distintos factores que reproducen una amplia variedad de enfermedades. Así, BioMAP proporciona una docena de «enfermedades en una placa» que simulan afecciones asociadas al envejecimiento, como enfermedades cardíacas, cáncer, inflamación, artritis reumatoide, enfermedad inflamatoria intestinal, asma, enfermedad pulmonar obstructiva crónica o fibrosis hepática, entre otras.

BioMAP es como esa profesora exigente que rara vez da *feedback* positivo. Tiene normas muy estrictas y pone muy difícil sacar una matrícula de honor. Por eso, muy pocos alumnos (o moléculas) lo consiguen. Pero aquellas moléculas que destacan en BioMAP son auténticas estrellas: podrían ser el próximo gran avance en el tratamiento de enfermedades que hasta ahora se consideraban intratables. Éstos son los criterios para obtener una matrícula de honor en BioMAP:

1. No matar a las células buenas.
2. Inhibir a las células dañinas.
3. Atenuar los factores que desencadenan la enfermedad.
4. Conseguirlo de forma significativamente mejor que en las células no tratadas (es decir, los controles).

5. Mostrar beneficios que, en general, aumenten con dosis crecientes dentro de un rango específico. Este criterio se conoce como «rango de respuesta a la dosis» y es fundamental que lo cumplan las moléculas terapéuticas.
6. Cumplir todo lo anterior, pero superando a los fármacos existentes.

Como parte adicional de este riguroso y exigente estudio las cuatro moléculas fueron evaluadas en un laboratorio independiente por científicos con experiencia en miles de pruebas BioMAP. Veamos, pues, el boletín de notas de BioMAP para nuestros cuatro candidatos a promotores de la longevidad.[68]

## Comparación de los beneficios celulares clínicamente relevantes entre el C15:0 y los principales compuestos promotores de la longevidad

| Boletín de notas de las moléculas promotoras de la longevidad | Acarbosa | Metformina | Rapamicina | C15:0 puro |
|---|---|---|---|---|
| No mató células buenas | ✓ | ✓ | ✓ | ✓ |
| Frenó células dañinas que causan cáncer y fibrosis | | | ✓ | ✓ |
| Número de tipos celulares dañinos que logró frenar | — | — | 6 | 5 |

68. Venn-Watson, S., *et al*.: «Pentadecanoic Acid (C15:0), an Essential Fatty Acid, Shares Clinically Relevant Cell-Based Activities with Leading Longevity-Enhancing Compounds», *Nutrients*, vol. 15, n.º 21 (30 de octubre de 2023), 4607. Doi: 10.3390/nu15214607.

| Boletín de notas de las moléculas promotoras de la longevidad | Acarbosa | Metformina | Rapamicina | C15:0 puro |
|---|---|---|---|---|
| Redujo significativamente los agentes causantes de enfermedades frente a las células no tratadas, con mejora progresiva al aumentar la dosis (respuesta a la dosis) | ✓ | ✓ | ✓ | ✓ |
| Número de agentes específicos causantes de enfermedad cuya acción logró frenar | 5 | 17 | 32 | 36 |
| Amplitud de los distintos sistemas patológicos abordados ($n$ = 12 posibles) | 3 | 7 | 12 | 10 |

Éste es uno de los principales descubrimientos del estudio: el C15:0 y la rapamicina compartieron numerosos efectos terapéuticos en la mayoría de los doce sistemas patológicos evaluados. De forma notable, entre estos beneficios comunes se incluyen las siguientes actividades:

- Anticancerígena
- Antiinflamatoria
- Antifibrótica (es decir, previene la formación de tejido cicatricial)

Además, se ha demostrado anteriormente que tanto la rapamicina como el C15:0 detienen el crecimiento de bacterias y hongos patógenos, así que podemos añadir la actividad antimicrobiana a la lista. Si tomamos algo de perspectiva, veremos que esta ecléctica combinación de beneficios tiene mucho sentido desde el punto de vista de la longevidad. Si te ofrecieran un conjunto de herramientas capaz de (1) frenar la proliferación de células cancerosas, (2) calmar el envejecimiento inflamatorio en todo el organismo, (3) prevenir la formación de cicatrices en los tejidos hepático, pulmonar y cardíaco, y (4) dificultar el crecimiento de bacterias y hongos patógenos, sería lógico pensar que este paquete de beneficios para la salud podría ayudar a tener una vida más larga y saludable.

Éste es el dato que hay que recordar: demostramos que el C15:0, un ácido graso dietético natural y seguro que todos los seres humanos reciben al nacer, mostró beneficios promotores de la longevidad que igualaban –y en algunos casos superaban– a los del principal fármaco antienvejecimiento del mundo. ¡Vamos, David!

Esto se suma, por supuesto, a todos los demás aspectos positivos tratados en este capítulo: en particular, la ciencia que explica cómo el C15:0 refuerza nuestras membranas celulares y respalda la teoría del marcapasos de la membrana celular, así como su capacidad para cumplir con los siete requisitos fundamentales de una molécula promotora de la longevidad. Entre ellos se incluye cómo el C15:0:

1. Actúa sobre seis características del envejecimiento
2. Influye positivamente en la vía de regulación de la longevidad humana
3. Ralentiza el ritmo del envejecimiento biológico
4. Da lugar a beneficios clínicamente relevantes
5. Retrasa la aparición de múltiples enfermedades crónicas –o incluso revierte algunas de ellas–, como las cardiovasculares, la diabetes tipo 2, la enfermedad hepática y ciertos tipos de cáncer
6. Puede administrarse durante períodos prolongados de forma viable
7. Es segura a largo plazo

Y así es como, amigo mío, el C15:0 se ha ganado el título de nutriente de la longevidad.

A continuación, vamos a sumergirnos en el fascinante mundo de los ácidos grasos y a descubrir cómo el C15:0, una grasa saturada, se convirtió en el primer ácido graso esencial descubierto en más de noventa años.

# Capítulo 4

# El primer ácido graso esencial descubierto en noventa años

Si hubiera una pizarra escrita con el mantra más repetido sobre salud nutricional, probablemente diría: «Las grasas saturadas son malas». Este mensaje comenzó a difundirse a finales de la década de 1970 y, en pocos años, gran parte del mundo occidental había dejado de consumir leche entera, mantequilla y huevos. Con la convicción de estar protegiendo la salud cardiovascular, estos alimentos fueron sustituidos rápidamente por leche desnatada aguada, margarina vegetal y claras de huevo.

Recuerdo cuando mi madre sustituyó la leche entera por leche desnatada. Con apenas seis años y un espíritu rebelde, removía con tristeza mis cereales flotantes, que poco a poco se hinchaban en aquel líquido a temperatura ambiente, y decidí declarar mi boicot al desayuno. Fue la primera de tres revueltas personales contra un mantra nutricional global. Me duró una semana... hasta que mi madre trajo a casa cereales Cookie Crisp. (Como dato curioso, los Cookie Crisp se lanzaron en 1977, el mismo año en que el Congreso publicó sus directrices para dejar de consumir leche entera). Al parecer, no fui la única en crear un nuevo mercado de galletitas para el desayuno que acompañaran la leche desnatada. El mundo quería que los niños evitaran el alimento perfecto que nos daba la naturaleza para crecer, pero no veía problema alguno en mandarnos al colegio cargados de azúcar desde primera hora de la mañana.

Este sesgo contra *todo* tipo de grasas saturadas sigue muy presente. Y eso estaría bien si no tuviéramos una gran cantidad de datos científicos que demuestran que no todas las grasas saturadas son iguales. Así que pongámonos al día con lo que sabemos ahora.

Los ácidos grasos saturados se dividen en dos categorías principales: de cadena par y de cadena impar. Los ácidos grasos de cadena par tienen un número par de átomos de carbono (como el C16:0 y el C18:0), mientras que los de cadena impar tienen un número impar de átomos de carbono (como el C15:0 y el C17:0). Numerosos estudios poblacionales han demostrado de forma sistemática que las personas con niveles más elevados de C15:0 y C17:0 presentan un menor riesgo de desarrollar diabetes tipo 2 y enfermedades cardíacas.[1] Por el contrario, esos mismos estudios indican que niveles elevados de C16:0 o C18:0 se asocian con un mayor riesgo de padecer diabetes tipo 2 y enfermedades cardíacas. Estas diferencias trascienden una mera asociación estadística, dado que se han demostrado beneficios directos para la salud derivados del C15:0 y, en menor medida, del C17:0, así

---

1. Forouhi, N., *et al.*: «Differences in the Prospective Association between Individual Phospholipid Saturated Fatty Acids and Incident Type 2 Diabetes: The EPIC-InterAct Case-Cohort Study», *Lancet Diabetes & Endocrinology*, vol. 2, n.º 10 (octubre de 2014), pp. 810-818. Doi: 10.1016/S2213-8587(14)70146-9; Zheng, J.-S., *et al.*: «Association Between Plasma Phospholipid Saturated Fatty Acids and Metabolic Markers of Lipid, Hepatic, Inflammation and Glycemic Pathways in Eight European Countries: A Cross-Sectional Analysis in the EPIC-Interact Study», *BMC Medicine*, vol. 15, n.º 1 (17 de noviembre de 2017), p. 203. Doi: 10.1186/s12916-017-0968-4; Djousse, L., *et al.*: «Serum Individual Nonesterfied Fatty Acids and Risk of Heart Failure in Older Adults», *Cardiology*, vol. 146, n.º 3 (25 de febrero de 2021), pp. 351-358. Doi: 10.1159/000513917.

como efectos perjudiciales relacionados con el desarrollo de enfermedades causados por el C16:0 y el C18:0.[2]

Aunque a lo largo de este libro se abordan con más detalle estas diferencias, el punto principal aquí es que, a pesar de la abundancia de evidencias científicas que muestran que (1) los ácidos grasos saturados de cadena impar, como el C15:0 y el C17:0, pueden contribuir a una buena salud, y que (2) los ácidos grasos saturados de cadena par, como el C16:0 y el C18:0, pueden contribuir a una mala salud, la comunidad nutricional global sigue agrupando todos los tipos de grasas saturadas en un mismo paquete. Por ejemplo, como hemos mencionado antes, las Guías Alimentarias para los Estadounidenses (2020-2025) del Departamento de Agricultura de Estados Unidos mencionan literalmente la necesidad de limitar las grasas saturadas en la dieta 161 veces en su documento de 164 páginas.[3] De manera similar, la American Heart Association (Asociación Estadounidense del Corazón) recomienda que no más del 5 o el 6 % de las calorías diarias provengan de grasas saturadas.[4] Ni el Departamento de Agricultura ni la Asociación Estadounidense del Corazón (AHA, del inglés American

2. Wang, L., *et al.*: «A High Fat Diet with a High C18:0/C16:0 Ratio Induced Worse Metabolic and Transcriptomic Profiles in C57BL/6 Mice», *Lipids in Health and Disease*, vol. 19, n.º 1 (21 de julio de 2020), p. 172. Doi: 10.1186/s12944-020-01346-z; Venn-Watson, S., *et al.*: «Efficacy of Dietary Odd-Chain Saturated Fatty Acid Pentadecanoic Acid Parallels Broad Associated Health Benefits in Humans: Could It Be Essential?», *Scientific Reports*, vol. 10, n.º 1 (18 de mayo de 2020), 8161. Doi: 10.1038/s41598-020-64960-y; Bishop, C., *et al.*: «Heptadecanoic Acid Is Not a Key Mediator in the Prevention of Diet-Induced Hepatic Steatosis and Insulin Resistance in Mice», *Nutrients*, vol. 15, n.º 9 (24 de abril de 2023), p. 2052. Doi: 10.3390/nu15092052.

3. Departamento de Agricultura de Estados Unidos: *Dietary Guidelines for Americans 2020-2025,* 9.ª ed. Disponible en: www.dietaryguidelines.gov/sites/default/files/2021-03/Dietary_Guidelines_for_Americans-2020-2025.pdf.

4. Asociación Estadounidense del Corazón: «Saturated Fats». Disponible en: www.heart.org/en/healthy-living/healthy-eating/eat-smart/fats/saturated-fats (consultado el 26 de diciembre de 2023).

Heart Association) hacen referencia a las diferencias entre los ácidos grasos saturados de cadena impar y los de cadena par.

Hubo una nueva esperanza cuando la Organización Mundial de la Salud (OMS) reconoció que existe un debate en curso sobre las grasas saturadas en la dieta e incorporó las aportaciones de expertos tras revisar la evidencia científica en sus directrices actualizadas de 2023.[5] ¿El resultado? La OMS reafirmó sus recomendaciones originales y concluyó que las grasas saturadas en la dieta no deberían superar el 10 % de la ingesta calórica diaria. La principal evidencia en la que se basan estas tres autoridades en nutrición y salud para reducir el consumo de grasas saturadas es que éstas elevan el colesterol LDL –el «malo»–, lo que a su vez aumenta el riesgo de enfermedades cardíacas.[6] Sin embargo, diversos estudios, incluido un ensayo clínico controlado, han demostrado que el C15:0 reduce tanto el colesterol total como el LDL.[7] Además, las personas con niveles más elevados de C15:0 tienen más probabilidades de presentar niveles más bajos de colesterol y un menor riesgo de enfermedad cardíaca.[8]

5. Organización Mundial de la Salud: *Saturated Fatty Acid and Trans-Fatty Acid Intake for Adults and Children: WHO Guideline*. Organización Mundial de la Salud, Ginebra, 2023.

6. Asociación Estadounidense del Corazón: «Saturated Fats». Disponible en: www.heart.org/en/healthy-living/healthy-eating/eat-smart/fats/saturated-fats (consultado el 26 de diciembre de 2023).

7. Chooi, Y. C., *et al.*: «Effect of An Asian-Adapted Mediterranean Diet and Pentadecanoic Acid on Fatty Liver Disease: The TANGO Randomized Controlled Trial», *American Journal of Clinical Nutrition*, vol. 119, n.º 3 (marzo de 2024), pp. 788-799. Doi: 10.1016/j.ajcnut.2023.11.013; Venn-Watson, S., *et al.*: «Efficacy of Dietary Odd-Chain Saturated Fatty Acid Pentadecanoic Acid Parallels Broad Associated Health Benefits in Humans: Could It Be Essential?», *Scientific Reports*, vol. 10, n.º 1 (18 de mayo de 2020), p. 8161. Doi: 10.1038/s41598-020-64960-y.

8. Zheng, J.-S., *et al.*: «Association Between Plasma Phospholipid Saturated Fatty Acids and Metabolic Markers of Lipid, Hepatic, Inflammation and Glycemic Pathways in Eight European Countries: A Cross-Sectional Analysis in the EPIC-Interact Study», *BMC Medicine*, vol. 15, n.º 1 (17 de noviembre de 2017), p. 203. Doi: 10.1186/s12916-017-0968-4; Trieu, K., *et*

Antes de demonizar las principales guías nutricionales del mundo, sin embargo, conviene matizar. Como se explicará en el capítulo 12, todos los alimentos que contienen C15:0 y C17:0 –incluidas las grasas lácteas, la carne roja y algunas grasas vegetales– también contienen ácidos grasos saturados de cadena par, en especial C16:0 y C18:0. Además, estos alimentos siempre presentan cantidades mucho mayores de ácidos grasos de cadena par que de cadena impar. Por lo general, más del 40 % de los ácidos grasos totales corresponden a C16:0 y C18:0, y menos del 5 %, a C15:0 y C17:0. En general, incluso los alimentos con mayor contenido en C15:0 apenas alcanzan alrededor del 1 % de este ácido graso sobre el total.

Para poner esto en perspectiva, la Administración de Alimentos y Medicamentos (Food and Drug Administration, FDA) recomienda que una persona adulta con una dieta estándar consuma menos de 20 gramos de grasa saturada al día. Incluso en la década de 1950, cuando lo habitual era beber dos vasos de leche entera al día, los estadounidenses apenas ingerían unos 200 miligramos diarios de C15:0. Esto convierte a los ácidos grasos saturados de cadena impar en verdaderos diamantes en bruto entre las grasas saturadas, lo que a su vez dificulta su inclusión específica en las recomendaciones dietéticas.

Las directrices actualizadas de la OMS en 2023 ponen de relieve la disparidad entre los ácidos grasos saturados de cadena par y los de cadena impar presentes en los alimentos.[9] Aunque reconocen que el C15:0 y el C17:0 se han asociado a un menor riesgo de diabetes

*al.*: «Biomarkers of Dairy Fat Intake, Incident Cardiovascular Disease, and All-Cause Mortality: A Cohort Study, Systematic Review, and Meta-Analysis», *PLoS Medicine*, vol. 18, n.º 9 (21 de septiembre de 2021), p. e1003763. Doi: 10.1371/journal.pmed.1003763; Li, Z., *et al.*: «Saturated Fatty Acid Biomarkers and Risk of Cardiometabolic Diseases: A Meta-Analysis of Prospective Studies», *Frontiers in Nutrition*, vol. 9 (15 de agosto de 2022), p. 963471. Doi: 10.3389/fnut.2022.963471.

9. Organización Mundial de la Salud: *Saturated Fatty Acid and Trans-Fatty Acid Intake for Adults and Children: WHO Guideline*. Organización Mundial de la Salud, Ginebra, 2023.

tipo 2, señalan que aún no está claro qué porcentaje de estos ácidos grasos proviene de los alimentos y qué porcentaje es producido por el propio organismo. Como se menciona en este capítulo y también en el capítulo 9, ahora sabemos que el cuerpo no produce suficiente C15:0 como para respaldar una reducción del riesgo de diabetes tipo 2, por lo que es necesario obtener cantidades adecuadas de este ácido graso de forma habitual a través de la dieta. Además, la OMS sostiene que los ácidos grasos saturados de cadena impar están presentes en niveles tan bajos en los alimentos, en comparación con los perjudiciales de cadena par, que cualquier posible beneficio para la salud del C15:0 y el C17:0 queda ampliamente superado por los efectos negativos del C16:0 y el C18:0. Esto nos sitúa ante una especie de encrucijada, con varias preguntas importantes por responder:

1. ¿Qué importancia tiene el C15:0 como nutriente en la dieta?
2. ¿Qué cantidad de C15:0 necesitamos obtener de los alimentos y cuánta produce nuestro organismo?
3. ¿Cómo pueden los beneficios del C15:0 en la dieta contrarrestar los efectos perjudiciales de los ácidos grasos saturados de cadena par, asociados a enfermedades?

Para responder a estas preguntas, es fundamental comprender la ciencia y la historia de los ácidos grasos, incluidos los ácidos grasos esenciales. Así que prepárate para una breve clase sobre ácidos grasos... y deja que salga a la luz tu lado más *nerd*.


## ¿Qué son exactamente los ácidos grasos?

Probablemente te suene el término «ácidos grasos», aunque es posible que no tengas del todo claro qué hacen. ¡Pero no te preocupes! Pronto dominarás el tema y entenderás todos los entresijos: cuáles son beneficiosos para nosotros, cuáles no tanto y qué es lo que hace que un ácido graso esencial sea, en efecto, esencial.

¿Listo para sacar tu lado más *nerd*?

Empecemos por los nutrientes más importantes, conocidos, con razón, como *macronutrientes*. Se dividen en tres grandes categorías: hidratos de carbono, proteínas y lípidos. Los ácidos grasos pertenecen al grupo de los lípidos y son auténticos todoterrenos que influyen tanto en la estructura como en la función de nuestras células. Aunque desempeñan muchas funciones, éstas son tres de las más importantes:

## Los ácidos grasos son componentes fundamentales de las membranas celulares

Nuestras células están protegidas por membranas compuestas por dos capas de lípidos que contienen distintos tipos de ácidos grasos. Como un grupo de niños que se dan la mano con fuerza en una partida de «tira y afloja», la función de los ácidos grasos en las membranas celulares es mantenerse unidos para proteger la célula de las amenazas, pero dejando pasar lo que necesita para prosperar. Por ejemplo, normalmente queremos evitar que entren sustancias como las citoquinas proinflamatorias. En cambio, sí deseamos permitir el paso de nutrientes como el calcio... aunque no en exceso, porque demasiado calcio también sería perjudicial.

Si hay un eslabón débil en nuestra barrera de ácidos grasos tipo «tira y afloja», las membranas celulares se debilitan, y con ellas, nuestra salud. Pero si los ácidos grasos se mantienen firmes, nuestras células (y nosotros) podemos conservarnos sanos. Los ácidos grasos poliinsaturados son los eslabones débiles de esta cadena, mientras que los saturados son los fuertes.[10] Como ya hemos mencionado en el capítulo anterior, cuanto mayor es la saturación de los ácidos grasos en las membranas celulares, más estables son nuestras células.

He aquí un dato alentador: los ácidos grasos presentes en las membranas de nuestras células dependen directamente de los que consumimos en la dieta. Sí, en cierto modo somos lo que comemos, al me-

10. Hulbert, A. J., *et al.*: «Polyunsaturated Fats, Membrane Lipids and Animal Longevity», *Journal of Comparative Physiology B*, vol. 184, n.º 2 (febrero de 2014), pp. 149-166. Doi: 10.1007/s00360-013-0786-8.

nos en lo que respecta a nuestras membranas celulares. Si tu dieta es rica en ácidos grasos poliinsaturados (como los omega-3 y omega-6), tus membranas contendrán más de estos compuestos. En cambio, si adoptas una alimentación con más C15:0, tus membranas se enriquecerán con esta grasa protectora. ¡Exacto! Sorprendentemente, nuestras membranas celulares pueden modificar su composición lipídica con rapidez. Algunos estudios han demostrado que los niveles de ácidos grasos celulares pueden cambiar de forma significativa en un intervalo de entre dos y cinco días después de ajustar la dieta.[11] Nada mal para empezar a tomar las riendas de tu salud celular, ¿verdad? Bien, ya sabemos que los ácidos grasos determinan la estabilidad de nuestras membranas. ¿Qué más hacen?

## Los ácidos grasos actúan como mensajeros que pueden equilibrar o desequilibrar nuestro organismo

Además de influir en la fortaleza de nuestras células, los ácidos grasos envían señales que determinan el grado de equilibrio de nuestro cuerpo y cerebro. Como se ha mencionado de manera breve en el capítulo anterior, en todo el organismo hay pequeños receptores que funcionan como hamacas, esperando a que diversas moléculas se acomoden en ellas para indicar si deben «activar» o «desactivar» una función. Tenemos receptores que nos ayudan a mantenernos despiertos o a dormir profundamente, y otros que activan o calman la inflamación. Aunque distintos tipos de moléculas pueden encajar en estas «hamacas» receptoras, los ácidos grasos –sobre todo los que obtenemos a través de la dieta– son en particular eficaces para unirse a muchos de estos receptores y modular su actividad, ya sea aumentándola o reduciéndola.

Por ejemplo, veamos cómo se regula nuestro metabolismo. Cuando comemos una hamburguesa, los ácidos grasos saturados que con-

11. Skeaff, S. M., *et al.*: «Dietary-Induced Changes in Fatty Acid Composition of Human Plasma, Platelet, and Erythrocyte Lipids Follow a Similar Time Course», *Journal of Nutrition*, vol. 136, n.º 3 (marzo de 2006), pp. 565-569. Doi: 10.1093/jn/136.3.565.

tiene activan receptores que le indican al cerebro: «Estoy lleno». Eso nos ayuda a dejar de comer. Bastante útil, ¿no? Si profundizamos un poco más, veremos que también contamos con un grupo de receptores reguladores del metabolismo (ya mencionados en el capítulo anterior) llamados PPAR.[12] Los ácidos grasos saturados de esa hamburguesa activan de forma natural el receptor PPAR delta, que favorece la quema de grasa. En cambio, si sustituyes la hamburguesa por un pastel de salmón, los ácidos grasos omega-3 activarán principalmente el PPAR gamma, que ayuda a regular los niveles de insulina y glucosa. Ahora bien, si consumes en exceso ácidos grasos saturados de cadena par o ácidos grasos omega-6, estas grasas pueden sobreestimular otros receptores que intensifican la inflamación. En resumen, los ácidos grasos desempeñan un papel clave en la señalización celular, que a su vez influye en muchos aspectos de nuestro equilibrio corporal: el sueño, el apetito, el estado de ánimo, la energía, el metabolismo, la inflamación, etc.[13] Así que ya sabemos que los ácidos grasos son (1) componentes de las membranas celulares y (2) mensajeros celulares. Vamos ahora con su tercera función principal.

## Los ácidos grasos alimentan nuestras células

Además de actuar como protectores celulares y mensajeros que mantienen el equilibrio del organismo, los ácidos grasos también sirven de combustible para que nuestras mitocondrias produzcan energía.[14] De

---

12. Lee, C.-H., *et al.*: «Minireview: Lipid Metabolism, Metabolic Diseases, and Peroxisome Proliferator-Activated Receptors», *Endocrinology*, vol. 144, n.º 6 (junio de 2003), pp. 2201-2207. Doi: 10.1210/en.2003-0288.

13. Varga, T., *et al.*: «PPARs Are a Unique Set of Fatty Acid Regulated Transcription Factors Controlling Both Lipid Metabolism and Inflammation», *Biochimica et Biophysica Acta—Molecular Basis of Disease*, vol. 1812, n.º 8 (agosto de 2011), pp. 1007-1022. Doi: 10.1016/j.bbadis.2011.02.014.

14. Kastaniotis, A., *et al.*: «Mitochondrial Fatty Acid Synthesis, Fatty Acids and Mitochondrial Physiology», *Biochimica et Biophysica Acta — Molecular and Cell Biology of Lipids*, vol. 1862, n.º 1 (enero de 2017), pp. 39-48. Doi: 10.1016/j.bbalip.2016.08.011.

hecho, los ácidos grasos y las mitocondrias están estrechamente vinculados a la salud de nuestras células y, por extensión, a la de todo nuestro cuerpo. Es importante señalar que no todos los ácidos grasos benefician por igual a las mitocondrias: mientras algunos mejoran su funcionamiento, otros pueden perjudicarlo. Por ejemplo, se ha comprobado que el C15:0 puede reparar y optimizar la función mitocondrial.[15] En cambio, el ácido araquidónico (una grasa poliinsaturada omega-6) puede dañar estas estructuras.[16]

El mensaje clave es que, aunque a menudo se considera que los ácidos grasos forman una categoría única dentro de la familia de los lípidos, lo cierto es que cada tipo de ácido graso cumple funciones muy distintas, y esas funciones determinan en qué medida se llevan a cabo las tres tareas fundamentales: proteger las membranas celulares, actuar como mensajeros celulares y producir energía mitocondrial. Incluso *dentro* de una misma categoría –como ocurre con los distintos tipos de grasas saturadas– existen diferencias importantes, como ya hemos visto. Pero ¿qué convierte a un ácido graso en un héroe y a otro en un villano? Todo está en la estructura. Así de sencillo.

## ¿Qué hace que un ácido graso sea bueno o malo?

En efecto, la estructura de un ácido graso es lo que determina si puede ser beneficioso o perjudicial para la salud. Volvamos a aquellas estructuras moleculares de bolitas y palitos que veíamos en las clases de quí-

15. Venn-Watson, S., *et al*.: «Efficacy of Dietary Odd-Chain Saturated Fatty Acid Pentadecanoic Acid Parallels Broad Associated Health Benefits in Humans: Could It Be Essential?», *Scientific Reports*, vol. 10, n.º 1 (18 de mayo de 2020), p. 8161. Doi: 10.1038/s41598-020-64960-y.
16. Cocco, T., *et al*.: «Arachidonic Acid Interaction with the Mitochondrial Electron Transport Chain Promotes Reactive Oxygen Species Generation», *Free Radical Biology and Medicine*, vol. 27, n.º 1-2 (julio de 1999), pp. 51-59. Doi: 10.1016/s0891-5849(99)00034-9.

mica. Las bolitas negras representan átomos de carbono. Estos carbonos están unidos por palitos que simbolizan los enlaces. Los enlaces entre carbonos pueden ser simples o dobles, representados por una línea sencilla (–) o una doble (=), respectivamente. Veamos ahora las estructuras moleculares de tres ácidos grasos diferentes: C15:0, C16:0 y C20:5.

Primero, puedes ver que el C15:0 tiene quince átomos de carbono en fila, y todos estos carbonos están unidos por enlaces simples en la cadena principal.

Estructura del C15:0

Segundo, el C16:0 cuenta con dieciséis átomos de carbono y, al igual que el C15:0, es una grasa saturada que no presenta enlaces dobles en la cadena principal.

Estructura del C16:0

Tercero, el 20:5n3, que es el ácido eicosapentaenoico (EPA), un ácido graso omega-3, tiene veinte átomos de carbono y además cinco enlaces dobles, representados por los signos = que ves a continuación.

Estructura del EPA (20:5n3)

## Ácidos grasos saturados frente a insaturados

Con estos tres ejemplos, ya estamos preparados para profundizar en la relación entre estructura y función. Los ácidos grasos que sólo presentan *enlaces simples* (como el C15:0 y el C16:0) se denominan ácidos grasos *saturados*. Estos enlaces simples son lineales y no se doblan. Por eso las grasas saturadas son sólidas a temperatura ambiente y funcionan como «ladrillos» para construir células fuertes.

En cambio, los ácidos grasos que tienen *enlaces dobles* en su cadena principal se llaman ácidos grasos *insaturados*. Si un ácido graso tiene *varios enlaces dobles* (como el EPA), se denomina ácido graso *poliinsaturado*. Estos enlaces dobles actúan como bisagras que permiten que los ácidos grasos insaturados se doblen. Por eso las grasas insaturadas son aceites a temperatura ambiente y constituyen una estructura flexible para construir células elásticas. Así, los ácidos grasos saturados e insaturados son el yin y el yang de nuestras membranas celulares: aportan fuerza y flexibilidad.

Por desgracia, aunque es importante contar con una combinación de ácidos grasos estables y flexibles, los puntos de flexión de los ácidos grasos insaturados son especialmente vulnerables al ataque del oxígeno. Como ya se ha explicado, cuando el oxígeno ataca a los enlaces dobles de los ácidos grasos, este proceso se denomina *peroxidación lipídica*.[17] Ésta es la razón por la que los ácidos grasos insaturados pueden estropearse. A veces, esta degradación se conoce como *rancidez*.

## Ácidos grasos saturados: cadenas impares frente a cadenas pares

Bien, ahora ya sabes que los ácidos grasos insaturados se definen por la presencia de enlaces dobles, mientras que las grasas saturadas se caracterizan por no tener ninguno. Como hemos mencionado antes en este capítulo, los ácidos grasos saturados de cadena impar (como el C15:0 y el C17:0) se asocian con una buena salud, mientras que los de cadena par (como el C16:0 y el C18:0) se relacionan con efectos negativos

---

17. Gaschler, M., *et al.*: «Lipid Peroxidation in Cell Death», *Biochemical and Biophysical Research Communications*, vol. 483, n.º 3 (15 de enero de 2017), pp. 419-425. Doi: 10.1016/j.bbrc.2016.10.086.

para la salud. Si volvemos a las estructuras moleculares del C15:0 y el C16:0 que hemos visto antes, podemos identificar algunas de las razones por las que ciertas cadenas impares resultan beneficiosas y algunas cadenas pares pueden ser perjudiciales:

- **Señalización antiinflamatoria frente a proinflamatoria.** La inflamación es uno de los principales factores subyacentes del envejecimiento y de las enfermedades asociadas a la edad. El C15:0 inhibe vías inflamatorias como la JAK2-STAT3.[18] En cambio, el C16:0 activa vías inflamatorias como la de los receptores tipo Toll.[19]
- **Regulación negativa frente a regulación positiva de citoquinas proinflamatorias.** Como su nombre indica, las citoquinas proinflamatorias son moléculas que intensifican la inflamación. Mientras que el C15:0 reduce los niveles de más de dieciocho citoquinas proinflamatorias –incluidas las más implicadas en enfermedades relacionadas con la edad (sí, hablamos de IL-6 y TNFα)–, el C16:0 promueve su aumento, incluidas IL-6 y TNFα.[20]
- **Sensibilidad a la insulina aumentada frente a sensibilidad disminuida.** Mantener una sensibilidad adecuada a la insulina es fundamental para conservar niveles saludables de glucosa. Además, una señalización eficaz de la insulina forma parte de la vía

18. Bishop, C., *et al.*: «Heptadecanoic Acid Is Not a Key Mediator in the Prevention of Diet-Induced Hepatic Steatosis and Insulin Resistance in Mice», *Nutrients*, vol. 15, n.º 9 (24 de abril de 2023), p. 2052. Doi: 10.3390/nu15092052.

19. Korbecki, J., *et al.*: «The Effect of Palmitic Acid on Inflammatory Response in Macrophages: An Overview of Molecular Mechanisms», *Inflammation Research*, vol. 68, n.º 11 (noviembre de 2019), pp. 915-932. Doi: 10.1007/s00011-019-01273-5.

20. Venn-Watson, S., *et al.*: «Efficacy of Dietary Odd-Chain Saturated Fatty Acid Pentadecanoic Acid Parallels Broad Associated Health Benefits in Humans: Could It Be Essential?», *Scientific Reports*, vol. 10, n.º 1 (18 de mayo de 2020), p. 8161. Doi: 10.1038/s41598-020-64960-y.

reguladora de la longevidad. Mientras que el C15:0 mejora la sensibilidad a la insulina al activar AMPK y AKT, el C16:0 la empeora al reducir la activación de los receptores de insulina.[21]

- **Menor frente a mayor producción de especies reactivas de oxígeno.** Las especies reactivas de oxígeno (ROS por sus siglas en inglés) son radicales oxidativos que dañan nuestras células y aceleran el envejecimiento. Mientras que el C15:0 repara las mitocondrias y reduce la producción de ROS, el C16:0 incrementa estos compuestos.[22]

Para resumirlo todo: los ácidos grasos insaturados son aceites con enlaces dobles, flexibles pero vulnerables al estrés oxidativo. Los ácidos grasos saturados, en cambio, son grasas sólidas sin enlaces dobles y, por tanto, más resistentes al daño oxidativo. Ahora bien, no todos los ácidos grasos saturados son iguales. Que una grasa saturada tenga un número impar o un número par de átomos de carbono determina,

21. Fu, W.-C., *et al.*: «Pentadecanoic Acid Promotes Basal and Insulin-Stimulated Glucose Uptake in C2C12 Myotubes», *Food Nutrition Research* (22 de enero de 2021), p. 65. Doi: 10.29219/fnr.v65.4527; Bishop, C., *et al.*: «Heptadecanoic Acid Is Not a Key Mediator in the Prevention of Diet-Induced Hepatic Steatosis and Insulin Resistance in Mice», *Nutrients*, vol. 15, n.º 9 (24 de abril de 2023), p. 2052. Doi: 10.3390/nu15092052; Reynosi, R., *et al.*: «High Levels of Palmitic Acid Lead to Insulin Resistance Due to Changes in the Level of Phosphorylation of the Insulin Receptor and Insulin Receptor Substrate-1», en Zahradka, P., *et al.* (eds.): *Vascular Biochemistry. Molecular and Cellular Biochemistry: An International Journal for Chemical Biology in Health and Disease*. Springer, Boston, 2003.

22. Venn-Watson, S., *et al.*: «Efficacy of Dietary Odd-Chain Saturated Fatty Acid Pentadecanoic Acid Parallels Broad Associated Health Benefits in Humans: Could It Be Essential?», *Scientific Reports*, vol. 10, n.º 1 (18 de mayo de 2020), p. 8161. Doi: 10.1038/s41598-020-64960-y; Guerbette, T., *et al.*: «Saturated Fatty Acids Differently Affect Mitochondrial Function and the Intestinal Epithelial Barrier Depending on Their Chain Length in the In Vitro Model of IPEC-J2 Enterocytes», *Frontiers in Cellular Developmental Biology*, vol. 12 (1 de febrero de 2024), p. 1266842. Doi: 10.3389/fcell.2024.1266842.

en general, si resultará beneficiosa o perjudicial para la salud. Los ácidos grasos saturados de cadena impar, especialmente el C15:0, ofrecen numerosos efectos positivos. Por el contrario, los de cadena par, como el C16:0 y el C18:0, se asocian a múltiples efectos negativos.

Con estos conocimientos sobre los ácidos grasos aún frescos en la memoria, hablemos ahora de esos nutrientes poco comunes que cumplen los criterios para ser considerados *ácidos grasos esenciales*. ¿Qué tan poco comunes? Pues bien, de entre más de trescientos ácidos grasos conocidos, sólo tres han cumplido dichos criterios. La historia de esta sección comienza con el descubrimiento de los dos primeros ácidos grasos esenciales y –¡alerta con el *spoiler*!– termina con el C15:0 como el primer ácido graso esencial descubierto en más de noventa años. Así que viajemos atrás en el tiempo, hasta 1929, a un laboratorio de la Universidad de Minnesota dirigido por el matrimonio formado por el Dr. George O. Burr y Mildred Burr.

## La vetusta historia científica de los ácidos grasos esenciales

Antes de viajar a Minnesota, éste es un buen momento para explicar qué son los ácidos grasos esenciales. También conocidos como AGE (o EFA por sus siglas en inglés), son nutrientes que nuestro organismo necesita para mantener una salud básica, pero que no puede producir en cantidad suficiente por sí solo. Esto significa que es *esencial* obtenerlos de forma regular a través de la dieta. Aunque existen centenares de ácidos grasos diferentes, hasta 2020 sólo dos cumplían los criterios para ser considerados esenciales. Sí, sólo *dos*. Son los siguientes:

- **Ácido linoleico.** También conocido como LA, se trata de un ácido graso omega-6. El ácido linoleico se encuentra en aceites vegetales, frutos secos, semillas, carnes y huevos.[23]

---

23. Whelan, J., *et al.*: «Linoleic Acid», *Advances in Nutrition*, vol. 4, n.º 3 (1 de mayo de 2013), pp. 311-312. Doi: 10.3945/an.113.003772.

• **Ácido α-linolénico.** También conocido como ALA, es un ácido graso omega-3. El ácido α-linolénico está presente en la linaza, las nueces y los aceites vegetales.[24]

Muy bien, volvamos a 1929. Ése fue el año en que arrestaron a Al Capone, los felices años veinte se apagaron con un suspiro y comenzó la Gran Depresión. Mientras la bolsa se desplomaba, el mundo de la nutrición vivía una racha extraordinaria de descubrimientos en el campo de las vitaminas. De hecho, todas las vitaminas del alfabeto que conocemos hoy (A, B, C, D y E) fueron descubiertas entre 1913 y 1948. Estos nutrientes esenciales recién identificados fueron tan importantes que dieron lugar a diez premios Nobel en las categorías de Química, Fisiología y Medicina.[25]

En aquella época, una de las estrategias para descubrir nutrientes esenciales consistía en descomponer la leche. La lógica era sencilla: si un ratón recién nacido (o en realidad cualquier otro mamífero) no recibe leche desde el nacimiento, muere. Siguiendo ese razonamiento, los científicos trataban de identificar qué componentes de la leche eran en verdad esenciales para mantener la salud de las crías. Así fue como se descubrieron las vitaminas A y E. Paradójicamente, aunque el elixir mágico de la leche se había reducido a los nutrientes presentes en la grasa láctea, se asumía que los componentes grasos propiamente dichos (es decir, los ácidos grasos) no ofrecían más beneficio que el de aportar calorías.

Poco después de que el Dr. George Burr descubriera la vitamina E, realizó de manera accidental un descubrimiento sorprendente: un ácido graso no sólo era beneficioso, sino también esencial. ¿Cómo ocurrió? Burr estaba realizando estudios de seguimiento sobre la vitamina E cuando su equipo observó, de forma inesperada, que las ratas alimentadas con una dieta suplementada con vitamina E, pero sin grasa

24. Rajaram, S.: «Health Benefits of Plant-Derived α-Linolenic Acid», *American Journal of Clinical Nutrition*, vol. 100, suppl. 1 (julio de 2014), pp. 443S-448S. Doi: 10.3945/ajcn.113.071514.

25. Souganidis, E.: «Nobel Laureates in the History of the Vitamins», *Annals of Nutrition and Metabolism*, vol. 61, n.º 3 (2012), pp. 265-269.

seguían enfermando.[26] Este resultado contradecía por completo la idea generalizada de que las grasas eran nutrientes inactivos.

Para demostrar su sorprendente hipótesis de que las grasas poseían propiedades similares a las de las vitaminas esenciales, George y Mildred Burr llevaron a cabo una serie de estudios y demostraron que las crías de rata alimentadas con una dieta completamente libre de grasas desarrollaban descamaciones en las patas traseras, necrosis en la cola y fallos renales. De forma notable, estas afecciones se revertían al administrarles apenas unas gotas diarias de manteca de cerdo, lo que demostró al mundo que las grasas no sólo son importantes desde el punto de vista nutricional, sino también esenciales para la salud.

Al año siguiente, los Burr publicaron otra serie de estudios para determinar qué ácidos grasos presentes en la manteca de cerdo eran los más importantes para revertir el síndrome de deficiencia de grasa que habían identificado en las ratas. Utilizaron diversas fuentes de grasas y aceites –incluidos los aceites de coco, de maíz, de linaza y de oliva– para reducir su lista de ácidos grasos a un único nutriente que probablemente explicaba tanto el síndrome como su solución nutricional. Se trataba (redoble de tambores) de un ácido graso omega-6 llamado ácido linoleico.[27] Siguiendo con su racha de descubrimientos científicos, en 1932, el Dr. Burr publicó un artículo en el que demostraba que el ácido α-linolénico también parecía ser esencial, debido a su papel en el crecimiento corporal de las ratas jóvenes. Por ello, el ácido α-linolénico fue añadido rápidamente a la lista de ácidos grasos esenciales.[28]

Aunque la naturaleza esencial del ácido linoleico fue aceptada por la comunidad científica dedicada a la nutrición, los descubrimientos de los Burr sobre el ácido α-linolénico continuaron siendo motivo de

26. Burr, G. O., *et al.*: «A New Deficiency Disease Produced by the Rigid Exclusion of Fat from the Diet», Journal *of Biological Chemistry*, vol. 82 (1929), pp. 345-367.

27. Burr, G. O., *et al.*: «On the Nature and Role of the Fatty Acids Essential in Nutrition», *Journal of Biological Chemistry*, vol. 86 (1930), pp. 587-621.

28. Burr, G. O., *et al.*: «On the Fatty Acids Essential in Nutrition, III», *Journal of Biological Chemistry*, vol. 97 (1932), pp. 1-9.

controversia hasta finales de la década de 1970.[29] Aun así, el ácido linoleico y el ácido α-linolénico se mantuvieron como los únicos ácidos grasos esenciales reconocidos durante casi un siglo.

Ahora que conoces cómo se descubrieron los nutrientes esenciales (al menos esos dos primeros ácidos grasos), veamos con más detalle los criterios que comparten las vitaminas y los ácidos grasos esenciales. Es decir, ¿qué convierte a un nutriente en esencial para la vida? Éstos son los tres requisitos principales que debe cumplir una vitamina o un ácido graso para ser considerado esencial:

- **Se requieren niveles mínimos para mantener una salud básica.** Debe existir evidencia de que el organismo necesita ciertos niveles de un nutriente específico para mantenerse sano. Es decir, si una persona presenta niveles bajos de ese nutriente, desarrollará una deficiencia nutricional asociada a una enfermedad; por ejemplo, la deficiencia de vitamina C y el escorbuto. Además, debe haber pruebas de que dicho síndrome de deficiencia puede prevenirse y revertirse eficazmente una vez que se restablecen los niveles adecuados de ese nutriente esencial en el organismo.
- **Debe haber evidencia de que el cuerpo no puede sintetizar por sí solo cantidades suficientes de ese nutriente esencial.** Si el organismo puede producir por sí solo una cantidad suficiente de una molécula importante, ésta no se considera una vitamina ni un ácido graso esencial. Por tanto, un criterio clave para considerar un nutriente como esencial es que debamos obtenerlo regularmente a través de la dieta o de suplementos para mantener niveles saludables en el organismo.
- **Debe haber evidencia de la existencia de metabolitos beneficiosos.** Los metabolitos son moléculas secundarias que el cuerpo genera a partir de nutrientes esenciales. Estos metabolitos deben desempeñar funciones diversas y complementarias que contribuyan al mantenimiento de la salud general del organismo.

29. Spector, A. A., *et al.*: «Discovery of Essential Fatty Acids», *Journal of Lipid Research*, vol. 56, n.º 1 (2015), pp. 11-21. Doi: 10.1194/jlr.R055095.

Si un ácido graso cumple todos los criterios anteriores, se considera un ácido graso esencial. Son los mismos requisitos que se aplican a las vitaminas. Por eso, cuando el ácido α-linolénico y el ácido linoleico fueron identificados por primera vez como ácidos grasos esenciales –en 1929 y 1932, respectivamente–, George y Mildred Burr clasificaron estos ácidos grasos omega como «vitamina F».

Entonces, tras un siglo de investigaciones desde los descubrimientos iniciales de los Burr con crías de rata, ¿siguen considerándose el ácido linoleico y el ácido α-linolénico ácidos grasos esenciales para los seres humanos? Pues sí... y no.

Empecemos por el ácido linoleico, nuestro ácido graso omega-6 esencial. Un estudio con más de cuatrocientos bebés demostró que los lactantes necesitan entre un 1 y un 2 % de ácido linoleico en su dieta para evitar la aparición de descamación cutánea.[30] En adultos, sin embargo, el panorama es menos claro. Para empezar, no se conoce un síndrome de deficiencia nutricional claramente asociado a la falta de ácido linoleico en adultos, aunque esto podría deberse a que la mayoría de las personas consume este nutriente en abundancia y las deficiencias se consideran extremadamente raras. Además, el papel del ácido linoleico como ácido graso esencial se ha empezado a cuestionar recientemente: existe preocupación por un consumo excesivo de este ácido graso omega-6, cuyos metabolitos pueden contribuir a un estado proinflamatorio. De hecho, niveles elevados de ácido linoleico pueden interferir con la capacidad del ácido graso esencial omega-3 (el ácido α-linolénico) para generar metabolitos beneficiosos.[31]

30. Hansen, A. E., *et al.*: «Role of Linoleic Acid in Infant Nutrition: Clinical and Chemical Study of 428 Infants Fed on Milk Mixtures Varying in Kind and Amount of Fat», *Pediatrics*, vol. 31, n.º 1 (1963), pp. 171-192. Doi: 10.1542/peds.31.1.171.

31. Mercola, J., *et al.*: «Linoleic Acid: A Narrative Review of the Effects of Increased Intake in the Standard American Diet and Associations with Chronic Disease», *Nutrients*, vol. 15, n.º 14 (13 de julio de 2023), p. 3129. Doi: 10.3390/nu15143129.

A continuación, examinemos en qué medida el ácido α-linolénico –nuestro ácido graso omega-3 esencial– cumple con su definición de nutriente esencial en los seres humanos. En primer lugar, hay abundante evidencia de que las personas necesitan ciertos niveles de ácido α-linolénico para mantenerse sanas. Las cantidades diarias recomendadas de este ácido graso se han mantenido bastante constantes; concretamente, se sitúan entre 1,1 y 1,6 g/día.[32] Como ocurre con el ácido linoleico, la mayoría de las personas obtiene suficiente ácido α-linolénico a través de la dieta, y las deficiencias nutricionales son muy poco frecuentes.[33] Sin embargo, aquellas personas que presentan niveles bajos de este nutriente pueden desarrollar piel áspera y descamada, además de erupciones cutáneas.[34] En cuanto a los metabolitos, los del ácido α-linolénico son quizá los más conocidos de todos: los ácidos omega-3 eicosapentaenoico (EPA) y docosahexaenoico (DHA), cuyos beneficios para la salud están ampliamente demostrados, en especial en lo que respecta a la salud del corazón y del cerebro, respectivamente. Hablaremos mucho más sobre estos omega-3 en el capítulo 5.

En resumen, aunque tanto el ácido linoleico como el ácido α-linolénico aportan beneficios para la salud, la evidencia de su *esencialidad* –en función de deficiencias nutricionales manifiestas en seres

---

32. Academia Nacional de Medicina: *Dietary Reference Intakes: Energy, Carbohydrates, Fiber, Fat, Fatty Acids, Cholesterol, Protein, and Amino Acids.* National Academies Press, Washington D. C., 2002; Institutos Nacionales de Salud: «Omega-3 Fatty Acids: Fact Sheet for Consumers». Disponible en: https://ods.od.nih.gov/factsheets/Omega3FattyAcids-Consumer (consultado el 18 de julio de 2022).

33. Institutos Nacionales de Salud: «Omega-3 Fatty Acids: Fact Sheet for Consumers». Disponible en: https://ods.od.nih.gov/factsheets/Omega-3FattyAcids-Consumer (consultado el 18 de julio de 2022); Connor, W. E.: «Alpha-Linolenic Acid in Health and Disease», *American Journal of Clinical Nutrition*, vol. 69, n.º 5 (mayo de 1999), pp. 827-828. Doi: 10.1093/ajcn/69.5.827.

34. Institutos Nacionales de Salud: «Omega-3 Fatty Acids: Fact Sheet for Consumers». Disponible en: https://ods.od.nih.gov/factsheets/Omega-3FattyAcids-Consumer (consultado el 18 de julio de 2022).

humanos– parece limitarse a la descamación cutánea y, quizá, a la aparición de una erupción. Esto es similar a lo que George y Mildred Burr observaron en roedores. Curiosamente, en lo que respecta a la salud de la piel, los estudios de los Burr y otros más recientes han demostrado que el ácido linoleico es esencial para que las células cutáneas conserven su contenido de agua. Además, las deficiencias de ácido linoleico provocan alteraciones en las barreras celulares, que pierden demasiada agua y dan lugar a una piel escamosa e irritada.[35] Lo importante es que este síndrome por deficiencia nutricional se corrige al restablecer los niveles adecuados de ácido linoleico.

Ahora que ya eres un experto de sofá en los dos primeros ácidos grasos esenciales descubiertos, demos un salto de unos noventa años para ver si el C15:0 cumple con los tres criterios que definen a un ácido graso esencial. Tal vez no resulte sorprendente que los avances científicos –desde los métodos del siglo XX, con gráficas dibujadas a mano y pieles escamosas de rata, hasta las tecnologías del siglo XXI– estén ayudándonos a descubrir cuáles son, en realidad, los ácidos grasos esenciales para el ser humano.

## El descubrimiento científico del C15:0 como ácido graso esencial

Como se ha mencionado al final del capítulo 1, acabábamos de descubrir que niveles más elevados de un par de ácidos grasos saturados de cadena impar –el C15:0 y el C17:0– se asociaban con un menor riesgo de síndrome metabólico y de enfermedad hepática grasa en delfines. Aún mejor: al aumentar la cantidad de C15:0 en su dieta exclusivamente basada en pescado, conseguimos reducir tanto su colesterol como su insulina. Como sorpresa adicional, esta dieta modificada también trató

---

35. Elias, P. M., *et al.*: «The Permeability Barrier in Essential Fatty Acid Deficiency: Evidence for a Direct Role for Linoleic Acid in Barrier Function», *Journal of Investigative Dermatology*, vol. 74, n.º 4 (abril de 1980), pp. 230-233. Doi: 10.1111/1523-1747.ep12541775.

su anemia. Con estos resultados tan alentadores, y antes de que existieran todos los maravillosos estudios sobre longevidad que se presentan en el capítulo 3, trasladamos nuestros estudios sobre el C15:0 desde la salada bahía de San Diego a un resplandeciente laboratorio en La Jolla.

El condado de San Diego es una vasta región salpicada de una fascinante mezcla de océano, bahías y ensenadas que ascienden desde la costa a través de pasos de montaña hasta desembocar en desiertos elevados rebosantes de vida. San Diego cuenta con barrios donde palmeras perfectamente alineadas flanquean aceras de hormigón, en contraste con los viejos y nudosos pinos de Torrey y otras especies de matorral que prosperan de forma natural en un entorno con disponibilidad variable de agua dulce. Las regiones sur y norte del condado tienen personalidades muy distintas: los barrios del sur combinan antiguas bases militares, un centro urbano en constante transformación y una bahía siempre activa, mientras que el norte alberga núcleos repletos de aulas universitarias, modernos edificios acristalados que son cuna de avances científicos y centros médicos que bien podrían confundirse con complejos turísticos.

En uno de aquellos modernos edificios acristalados teníamos una mesa de laboratorio de casi dos metros en un espacio de trabajo compartido, luminoso y animado, para *startups* biotecnológicas llamado BioLabs. Este nuevo entorno nos proporcionaba todo el material científico que necesitábamos, pero también una comunidad de innovadores tenaces y entusiastas... y sándwiches de helado en el congelador común. Incorporamos a nuestro químico, el Dr. John Reiner, una persona profundamente amable e inteligente que, con su bata de laboratorio y pantalones cortos, recordaba a Jim Henson[36] por su aire creativo y algo excéntrico.

Nuestro objetivo era comprobar si el C15:0 se comportaba igual de bien en un entorno controlado de matraces y cultivos celulares que en los delfines y peces de la bahía de San Diego. Durante los tres años

---

36. James Maury Henson (1936-1990) fue el creador de *Los Muppets* (*Los Teleñecos* en España), conocido por su creatividad, su calidez, su humor peculiar y su aspecto un tanto excéntrico. (*N. del T.*)

siguientes, y a lo largo de ocho estudios, nos centraríamos en entender si el C15:0 podía mejorar directamente la salud. En ningún momento se nos pasó por la cabeza que pudiera llegar a considerarse un ácido graso esencial. Sin embargo, al final del camino, publicamos el inesperado descubrimiento de que un ácido graso saturado de cadena impar, el C15:0, cumplía los criterios para ser considerado esencial. Era el primer ácido graso de este tipo descubierto en más de noventa años. El estudio se publicó en *Scientific Reports*, de *Nature*, con el título «Efficacy of Odd-Chain Saturated Fatty Acid Pentadecanoic Acid Parallels Broad Associated Health Benefits in Humans: Could It Be Essential?» («La eficacia del ácido graso saturado de cadena impar ácido pentadecanoico se corresponde con amplios beneficios asociados para la salud en seres humanos: ¿podría ser esencial?»).

Así como George y Mildred Burr sorprendieron al mundo en 1929 con el descubrimiento de que las grasas eran nutrientes importantes, nosotros publicamos en 2020 evidencias de que una grasa saturada no sólo era beneficiosa, sino también esencial para nuestra salud a largo plazo. Y fuimos mucho más allá de aquellos primeros estudios que los Burr hicieron con ratas y que anunciaron el hallazgo de los dos primeros ácidos grasos esenciales: presentamos seis descubrimientos clave que respaldan al C15:0 como el tercer ácido graso esencial identificado hasta la fecha.

### Descubrimiento n.º 1: si tenemos niveles bajos de C15:0, nuestra salud es peor

Empecemos por definir qué se considera un nivel «normal» de C15:0 en circulación, que suele situarse en torno al 0,2 % o más del total de ácidos grasos, independientemente de si se mide en plasma, en suero o en glóbulos rojos.[37] Un estudio de 2016 que incluyó a 1.180 adultos sanos de siete países demostró que la concentración media de C15:0

---

37. Venn-Watson, S.: «The Cellular Stability Hypothesis: Evidence of Ferroptosis and Accelerated Aging-Associated Diseases as Newly Identified Nutritional Pentadecanoic Acid (C15:0) Deficiency Syndrome», *Metabolites*, vol. 14, n.º 7 (23 de junio de 2024), p. 355. Doi: 10.3390/metabo14070355.

en plasma oscilaba entre el 0,16 y el 0,24 %.[38] Esto coincidía con los valores registrados en 2019 en adolescentes sanos, que se situaban entre el 0,19 y el 0,22 % (equivalentes a 3,7-4,5 µM).[39] Además, cuando adultos sanos seguían una dieta rica en grasas saturadas, sus niveles de C15:0 eran del 0,2 %. Pero cuando pasaban a una dieta rica en grasas insaturadas, esos niveles bajaban al 0,17 %, una diferencia estadísticamente significativa.[40] Aunque estas cifras puedan parecer muy similares entre sí, estábamos empezando a comprender que la diferencia entre estar en riesgo o no de padecer una enfermedad podía depender precisamente de ese umbral del 0,2 % de C15:0. Imagina que estás de pie justo en el borde de un precipicio, en lugar de estar a quince metros del borde. Si estás más lejos, dar un paso no sería tan grave, pero si estás justo en el borde, un único paso hacia adelante te haría caer. Para nosotros, tener un nivel de C15:0 en torno al 0,2 % es como estar justo al borde de una caída desastrosa.

Por ejemplo, decenas de estudios que han seguido a miles de personas durante décadas han demostrado repetidamente que quienes presentan niveles circulantes *más bajos* de C15:0 tienen un *mayor riesgo* de desarrollar diabetes tipo 2 y enfermedades cardiovasculares.[41] Las

38. Albani, V., *et al.*: «Exploring the Association of 932 Dairy Product Intake with the Fatty Acids C15:0 and C17:0 Measured from Dried Blood Spots in a Multi-Population Cohort: Findings from the Food4Me Study», *Molecular Nutrition & Food Research*, vol. 60, n.º 4 (abril de 2016), pp. 834-845.

39. Slim, M., *et al.*: «Evaluation of Plasma and Erythrocyte Fatty Acids C15:0, t-C16: 1n-7 and C17:0 as Biomarkers of Dairy Fat Consumption in Adolescents», *Prostaglandins, Leukotrienes and Essential Fatty Acids*, vol. 149 (octubre de 2019), pp. 24-29. Doi: 10.1016/j.plefa.2019.07.007.

40. Poppitt, S. D., *et al.*: «Assessment of Erythrocyte Assessment of Erythrocyte Phospholipid Fatty Acid Composition as a Biomarker for Dietary MUFA, PUFA or Saturated Fatty Acid Intake in a Controlled Crossover Intervention Trial», *Lipids in Health and Disease*, vol. 4 (5 de diciembre de 2005), p. 30. Doi: 10.1186/1476-511X-4-30.

41. Huang, L., *et al.*: «Circulating Saturated Fatty Acids and Incident Type Diabetes: A Systematic Review and Meta-Analysis», *Nutrients*, vol. 11, n.º 5 (1 de mayo de 2019), p. 998. Doi: 10.3390/nu11050998; Imamura, F.,

definiciones de niveles «bajos» de C15:0 asociados a un mayor riesgo de enfermedad han oscilado de forma constante entre el 0,15 y el 0,26 % de los ácidos grasos totales. Espera... ¿no es éste el mismo intervalo que acabamos de definir como «normal»?

Lo es. Para explicar cómo los rangos de C15:0 considerados «bajos» pueden coincidir básicamente con los niveles considerados «normales», necesitamos examinar más de cerca algunos estudios concretos. Por ejemplo, los hombres japoneses con síndrome metabólico presentaban niveles plasmáticos de C15:0 de media en torno al 0,15 %, significativamente inferiores a los de los controles sanos, que tenían un 0,17 %.[42] En otro estudio, los adultos de edad avanzada con niveles séricos de C15:0 inferiores al 0,16 % presentaban un mayor riesgo de enfermedad cardíaca, mientras que aquellos con niveles superiores al 0,20 % mostraban un riesgo menor.[43] En un estudio más, las personas

*et al*.: «Fatty Acid Biomarkers of Dairy Fat Consumption and Incidence of Type 2 Diabetes: A Pooled Analysis of Prospective Cohort Studies», *PLoS Medicine*, vol. 15, n.º 10 (10 de octubre de 2018), e1002670. Doi: 10.1371/journal.pmed.1002670; Djousse, L., *et al*.: «Serum Individual Nonesterfied Fatty Acids and Risk of Heart Failure in Older Adults», *Cardiology*, vol. 146, n.º 3 (25 de febrero de 2021), pp. 351-358. Doi: 10.1159/000513917; Liang, J., *et al*.: «Biomarkers of Dairy Fat Intake and Cardiovascular Disease: A Systematic Review and Meta Analysis of Prospective Studies», *Critical Reviews in Food Science and Nutrition*, vol. 58, n.º 7 (3 de mayo de 2018), pp. 1122-1130; Trieu, K., *et al*.: «Biomarkers of Dairy Fat Intake, Incident Cardiovascular Disease, and All-Cause Mortality: A Cohort Study, Systematic Review, and Meta-Analysis», *PLoS Medicine*, vol. 18, n.º 9 (21 de septiembre de 2021), e1003763. Doi: 10.1371/journal.pmed.1003763.

42. Maruyama, C., *et al*.: «Differences in Serum Phospholipid Fatty Acid Compositions and Estimated Desaturase Activities between Japanese Men with and Without Metabolic Syndrome», *Journal of Atherosclerosis and Thrombosis*, vol. 15, n.º 6 (diciembre de 2008), pp. 306-313. Doi: 10.5551/jat.e564.

43. Trieu, K., *et al*.: «Biomarkers of Dairy Fat Intake, Incident Cardiovascular Disease, and All-Cause Mortality: A Cohort Study, Systematic Review, and Meta-Analysis», *PLoS Medicine*, vol. 18, n.º 9 (21 de septiembre de 2021), e1003763. Doi: 10.1371/journal.pmed.1003763.

con una media de C15:0 circulante del 0,21 % tenían significativamente más probabilidades de sufrir un primer infarto de miocardio (es decir, un ataque al corazón) que aquellas que presentaban niveles medios del 0,22 %.[44] Aunque en su momento se descartaron estos estudios por encontrar diferencias pequeñas en los niveles de C15:0 –estadísticamente significativas, pero en principio irrelevantes desde el punto de vista clínico–, ahora entendemos que incluso reducciones muy pequeñas en los niveles circulantes de C15:0, en especial alrededor del umbral del 0,2 %, pueden traducirse en un aumento significativo del riesgo de enfermedades crónicas. Estos estudios epidemiológicos se limitan a mostrar asociaciones entre niveles bajos de C15:0 y una peor salud metabólica y cardiovascular. No obstante, constituyen una base importante para respaldar la idea de que el C15:0 es un ácido graso esencial.

## Descubrimiento n.º 2: nuestro cuerpo no produce suficiente C15:0 para mantener niveles saludables de este ácido graso

Incluso si un ácido graso ofrece beneficios extraordinarios para la salud, no se considera esencial si el organismo puede producirlo por sí solo en cantidad suficiente. Este criterio indispensable para definir los ácidos grasos esenciales fue lo que dejó fuera de juego al C17:0 y situó al C15:0 en el camino hacia su reconocimiento como esencial.

Durante años había un misterio en torno a los ácidos grasos: aunque los alimentos contienen más C15:0 que C17:0, en nuestro organismo se detectan niveles más altos de C17:0 que de C15:0. Si tanto el C15:0 como el C17:0 fueran verdaderos biomarcadores del consumo de grasa láctea, cabía preguntarse ¿por qué hay más C17:0 en el cuerpo?[45] La respuesta resultó ser bastante sencilla. Nuestros estudios

44. Warsenjo, E., *et al.*: «Estimated Intake of Milk Fat Is Negatively Associated with Cardiovascular Risk Factors and Does Not Increase Risk of Acute Myocardial Infarction: A Prospective Case-Control Study», *British Journal of Nutrition*, vol. 91, n.º 4 (abril de 2004), pp. 635-642. Doi: 10.1079/BJN20041080.

45. Jenkins, B. J., *et al.*: «Odd Chain Fatty Acids: New Insights of the Relationship between the Gut Microbiota, Dietary Intake, Biosynthesis and Gluco-

demostraron que, cuando se consume únicamente C15:0, aumentan los niveles corporales tanto de C15:0 como de C17:0.[46] Esto significa que el organismo utiliza el C15:0 para sintetizar C17:0, lo que explica su mayor presencia en el cuerpo que en los alimentos. Como respaldo adicional de este fenómeno de «refuerzo endógeno» del C17:0, se ha demostrado que existen dos enzimas, denominadas ELOVL6 y ELO-VL7 por *elongation of very long-chain fatty acid 6 and 7* («elongación de ácidos grasos de cadena muy larga 6 y 7»), capaces de alargar el C15:0 hasta convertirlo en C17:0 en una placa de cultivo.[47]

Con esto, demostramos que el C17:0 se produce fácilmente en el organismo, lo cual lo excluye de la lista de candidatos a ácido graso esencial. Al mismo tiempo, tanto nuestros estudios como los de otros grupos han demostrado de forma reiterada que es posible predecir de manera fiable los niveles de C15:0 en el organismo únicamente en función de la cantidad de C15:0 presente en la dieta.[48] Eso es, precisamente, lo que define a un ácido graso esencial.

se Intolerance», *Scientific Reports*, vol. 7 (23 de marzo de 2017), p. 44845. Doi: 10.1038/srep44845.

46. Venn-Watson, S., *et al.*: «Efficacy of Dietary Odd-Chain Saturated Fatty Acid Pentadecanoic Acid Parallels Broad Associated Health Benefits in Humans: Could It Be Essential?», *Scientific Reports*, vol. 10, n.º 1 (18 de mayo de 2020), p. 8161. Doi: 10.1038/s41598-020-64960-y.

47. Wang, Z., *et al.*: «The Elongation of Very Long-Chain Fatty Acid 6 Gene Product Catalyzes Elongation of n-13:0 and n-15:0 Odd-Chain SFA in Human Cells», *British Journal of Nutrition*, vol.121, n.º 3 (14 de febrero de 2019), pp. 241-248. Doi: 10.1017/S0007114518003185.

48. Brevik, A., *et al.*: «Evaluation of the Odd Fatty Acids 15:0 and 17:0 in Serum and Adipose Tissue as Markers of Intake of Milk and Dairy Fat», *European Journal of Clinical Nutrition*, vol. 59, n.º 12 (diciembre de 2005), pp. 1417-1422; Jenkins, B. J., *et al.*: «Odd Chain Fatty Acids: New Insights of the Relationship between the Gut Microbiota, Dietary Intake, Biosynthesis and Glucose Intolerance», *Scientific Reports*, vol. 7 (23 de marzo de 2017), p. 44845. Doi: 10.1038/srep44845; Jenkins, B. J., *et al.*: «The Dietary Total-Fat Content Affects the In Vivo Circulating C15:0 and C17:0 Fatty Acid Levels Independently», *Nutrients*, vol. 10, n.º 11 (3 de noviembre de 2018), p. 1646. Doi: 10.3390/nu10111646.

### Descubrimiento n.º 3: el C15:0 actúa directamente sobre varios componentes de las enfermedades metabólicas, hepáticas y cardíacas

Para demostrar que unos niveles bajos de C15:0 causan –y no sólo se asocian con– una mala salud metabólica y cardiovascular, necesitábamos pruebas de que el C15:0, por sí solo, puede restablecer el funcionamiento fisiológico normal. Esta evidencia debía incluir (1) un mecanismo de acción que explicara cómo actúa el C15:0 para proteger y restaurar la salud, y (2) la capacidad de corregir directamente componentes clave de las enfermedades metabólicas, hepáticas y cardíacas. Como hemos explicado en el capítulo anterior, ahora sabemos cómo actúa el C15:0, incluidos sus mecanismos bien establecidos –como la activación de los receptores PPAR y de la AMPK, y la inhibición de las vías mTOR y JAK-STAT– para tratar diversos componentes de estas enfermedades. (Los estudios que demuestran que el C15:0 actúa directamente sobre las enfermedades metabólicas, hepáticas y cardíacas se detallan en el capítulo 7).

### Descubrimiento n.º 4: sabemos qué cantidad de C15:0 necesitamos para mantener niveles corporales saludables

Si un ácido graso es verdaderamente esencial, deberían existir cantidades diarias bien definidas que debamos consumir para mantener niveles corporales saludables. De hecho, los estudios han demostrado que necesitamos entre 100 y 200 mg de C15:0 al día para alcanzar y mantener una concentración mínima de 20 µM de C15:0 en el organismo.[49] *Este nivel saludable también puede expresarse como entre 5 y 10 µg/ml, o como un 0,2-0,5 % del total de ácidos grasos.* Como recordatorio, el valor del 0,2 % de C15:0 circulante se identificó en el Descubrimiento n.º 1 como el umbral decisivo por debajo del cual comienzan a aparecer los problemas. A continuación, presentamos algunos de los estudios

---

49. Venn-Watson, S., *et al.*: «Pentadecanoic Acid (C15:0), an Essential Fatty Acid, Shares Clinically Relevant Cell-Based Activities with Leading Longevity-Enhancing Compounds», *Nutrients*, vol. 15, n.º 21 (30 de octubre de 2023), p. 4607. Doi: 10.3390/nu15214607.

que han permitido establecer esta ingesta diaria recomendada de C15:0 para alcanzar niveles sanguíneos activos y saludables.

**En primer lugar, el C15:0 revierte de forma óptima múltiples procesos celulares asociados a enfermedades a una concentración de 20 µM.** Como ya hemos mencionado, BioMAP es un conjunto extenso de ensayos celulares humanos que evalúa la capacidad de una molécula para tratar distintos procesos patológicos. Utilizamos BioMAP para analizar los beneficios terapéuticos del C15:0 en ocho concentraciones crecientes: 0,7; 1,9; 2,2; 5,6; 6,7; 17; 20 y 50 µM.[50] Observamos que el C15:0 ofrecía el mayor número de beneficios clínicamente relevantes entre 17 y 20 µM, que resultaron ser también las concentraciones óptimas para la reparación mitocondrial. ¿No es fascinante la ciencia? Los beneficios identificados mediante BioMAP incluyeron más de treinta y seis actividades con potencial relevancia clínica para el tratamiento de diversas afecciones crónicas, entre ellas enfermedades cardíacas, inflamación crónica y enfermedades autoinmunes, pulmonares y hepáticas. Si bien los mayores efectos beneficiosos se observaron entre 17 y 20 µM, también se detectaron efectos positivos a concentraciones tan bajas como 2,2 µM y tan altas como 50 µM. (A lo largo del libro compartimos más detalles sobre los descubrimientos obtenidos con BioMAP).

**En segundo lugar, el C15:0 a concentraciones de al menos 20 µM repara los glóbulos rojos y el hígado.** Ya habíamos demostrado que las mitocondrias y los sistemas celulares humanos obtienen los mayores beneficios del C15:0 a una concentración de 20 µM. Pero ¿se mantiene este efecto también a nivel sistémico en humanos reales? Por suerte, sí. En un ensayo clínico con adultos jóvenes en riesgo de síndrome metabólico y enfermedad hepática grasa, se administró un suplemento diario de C15:0 durante doce semanas. En este estudio doble ciego y controlado con placebo, quienes alcanzaron niveles sanguíneos de C15:0 iguales o superiores a 20 µM (5 µg/ml) experimentaron beneficios clínicamente relevantes, incluida una reducción de

---

50. *Ibid.*

los niveles de enzimas hepáticas.[51] Si no se superaba ese umbral de 20 µM, no se observaban estas mejoras clínicas, lo que confirma que la concentración de 20 µM constituye un valor óptimo, incluso en un ensayo clínico bien controlado.

Curiosamente, observamos un fenómeno similar en delfines. Cuando se proporcionó a los delfines de la Marina una dieta más rica en C15:0, se alcanzaron niveles de 20 µM de este ácido graso en las membranas de sus glóbulos rojos. Como resultado, sus glóbulos rojos se estabilizaron y se revirtió la anemia.[52] Fue sorprendente comprobar que esta cantidad óptima de C15:0 se conserva tanto en mamíferos terrestres bípedos de larga vida como en nuestros amigos acuáticos de aletas. Analizamos este fenómeno con mayor detalle en el capítulo 8, donde se expone la denominada «hipótesis de la estabilidad celular», según la cual se necesita un nivel mínimo de 20 µM de C15:0 para mantener las células fuertes y saludables. Una vez entendido que necesitamos alrededor de 20 µM o más de C15:0 en el organismo para proteger nuestra salud, la siguiente pregunta lógica es «¿Cuánto C15:0 debemos consumir en la dieta para alcanzar y mantener estos niveles óptimos?».

**En tercer lugar, necesitamos entre 100 y 200 mg diarios de C15:0 para alcanzar y mantener niveles saludables de este ácido graso.** Diversos *estudios farmacocinéticos* en humanos han determinado cuánto C15:0 puro necesitamos ingerir para alcanzar las concentraciones deseadas en sangre.[53] Según estos estudios, existe una regla sencilla

51. Robinson, M. K., *et al.*: «Pentadecanoic Acid Supplementation in Young Adults with Overweight and Obesity: A Randomized Controlled Trial», *Journal of Nutrition*, vol. 154, n.º 9 (septiembre de 2024), pp. 2763-2771. Doi: 10.1016/j.tjnut.2024.07.030.

52. Venn-Watson, S., *et al.*: «Modified Fish Diet Shifted Serum Metabolome and Alleviated Chronic Anemia in Bottlenose Dolphins (*Tursiops truncatus*)», *PLoS One*, vol. 15, n.º 4 (7 de abril de 2020), e0230769. Doi: 10.1371/journal.pone.0230769.

53. Mascarehenas, M. R., *et al.*: «Malabsorption Blood Test: Assessing Fat Absorption in Patients with Cystic Fibrosis and Pancreatic Insufficiency», *Journal of Clinical Pharmacology*, vol. 55, n.º 8 (agosto de 2015), pp. 854-865. Doi: 10.1002/jcph.484; Stallings, V. A., *et al.*: «Diagnosing Malab-

que conviene recordar: por cada 100 mg de C15:0 puro que consumimos, los niveles en sangre aumentan aproximadamente en 10 μM. Dado que la concentración mínima de C15:0 detectada en humanos ronda los 10 μM (cantidad que probablemente se debe a la producción endógena), la mayoría de las personas necesita añadir unos 100 mg de C15:0 en la dieta para alcanzar el umbral saludable de 20 μM.

**En cuarto lugar, existen indicios de que ciertos niveles circulantes de C15:0 son óptimos.** Más allá de disponer de una cantidad suficiente de C15:0 para mantener la salud esencial, dos estudios sugieren que concentraciones circulantes más elevadas podrían ofrecer una mayor protección cardiovascular y contribuir a la longevidad. El primero de estos estudios incluyó a más de cuatro mil adultos suecos de unos sesenta años.[54] En él se midieron las concentraciones circulantes de C15:0, que oscilaban entre menos del 0,10 y el 0,55 % del total de ácidos grasos. En consonancia con estudios previos, la concentración media de C15:0 en esta cohorte fue ligeramente superior al 0,2 %, y la mayoría de los participantes presentaba valores entre el 0,15 y el 0,28 %. Tras un seguimiento de dieciséis años, el estudio reveló una relación lineal entre niveles más altos de C15:0 en sangre y una menor probabilidad de desarrollar enfermedades cardiovasculares. Aquellas personas que presentaban concentraciones superiores al 0,4 % mostraban el riesgo más bajo. Este estudio sugiere que, si bien un nivel en torno al 0,2 % de C15:0 resulta esencial para la salud, superar el 0,4 % puede brindar beneficios adicionales para la salud cardiovascular.

El segundo estudio es el de la Zona de Alta Longevidad que se ha presentado en el capítulo 3. Como recordatorio, este estudio comparó

sorption with Systemic Lipid Profiling: Pharmacokinetics of Pentadecanoic Acid and Triheptadecanoic Acid Following Oral Administration in Healthy Subjects and Subjects with Cystic Fibrosis», *International Journal of Clinical Pharmacological Therapy*, vol. 51, n.º 4 (abril de 2013), pp. 263-273. Doi: 10.5414/CP201793.

54. Trieu, K., *et al.*: «Biomarkers of Dairy Fat Intake, Incident Cardiovascular Disease, and All-Cause Mortality: A Cohort Study, Systematic Review, and Meta-Analysis», *PLoS Medicine*, vol. 18, n.º 9 (21 de septiembre de 2021), e1003763. Doi: 10.1371/journal.pmed.1003763.

a personas mayores que vivían en una Zona de Alta Longevidad con aquellas que vivían en una Zona de Baja Longevidad en Cerdeña, Italia.[55] Los investigadores descubrieron que las personas que vivían en la Zona de Alta Longevidad presentaban niveles más elevados de C15:0 en sangre (entre el 0,4 y el 0,6 % del total de ácidos grasos), en comparación con aquellas que vivían en la Zona de Baja Longevidad, cuyos niveles rondaban el 0,2 %. En concreto, las personas de la Zona de Alta Longevidad que padecían menos enfermedades crónicas tenían más probabilidades de llegar a los cien años y presentaban un nivel medio de C15:0 en sangre del 0,64 %. En comparación, las personas de la Zona de Baja Longevidad mostraban niveles del 0,29 %. Esto significa dos cosas: (1) la población general tiene, en promedio, aproximadamente un tercio de los niveles de C15:0 que presentan las personas que viven en una Zona de Alta Longevidad, y (2) los niveles de C15:0 en la población general son iguales o incluso inferiores a los de las personas que viven en Zonas de Baja Longevidad. Mal asunto.

En resumen, una sólida base científica –que abarca desde estudios celulares hasta ensayos clínicos, pasando por investigaciones sobre biodisponibilidad a gran escala y encuestas dietéticas históricas– coincide en que necesitamos entre 100 y 200 mg diarios de C15:0 para mantener niveles corporales esenciales de alrededor de 20 μM (5 μg/ml, o más del 0,2 % del total de ácidos grasos). Con estos niveles saludables de C15:0, los estudios muestran que podemos contrarrestar activamente factores de riesgo como el colesterol LDL elevado y contribuir a la prevención y el control de enfermedades metabólicas, cardiovasculares y hepáticas. Además, estudios recientes –como el ya mencionado estudio de la Zona de Alta Longevidad– sugieren que niveles circulantes aún mayores de C15:0 (superiores al 0,4 % y de hasta el 0,64 % del total de ácidos grasos) podrían ofrecer una mayor protección fren-

---

55. Manca, C., *et al.*: «Circulating Fatty Acids and Endocannabinoidome-Related Mediator Profiles Associated to Human Longevity», *GeroScience*, vol. 43, n.º 4 (agosto de 2021), pp. 1783-1798. Doi: 10.1007/s11357-021-00342-0.

te a enfermedades crónicas e incluso aumentar nuestras probabilidades de llegar a ser centenarios. Todo esto suena prometedor, pero si el C15:0 es realmente un ácido graso esencial, ¿existe evidencia de un síndrome de deficiencia nutricional por falta de C15:0?

### Descubrimiento n.º 5: cada vez hay más pruebas de un síndrome de deficiencia nutricional de C15:0

Dado que nuestra principal fuente dietética de C15:0 es la grasa láctea, el mundo ha llevado a cabo, sin proponérselo, un experimento de cincuenta años que ha consistido en reducir drásticamente el consumo de C15:0 e inducir deficiencias nutricionales de este ácido graso. De hecho, a medida que hemos ido evitando cada vez más los productos lácteos enteros, los niveles de C15:0 en la población han disminuido, y un número creciente de personas se sitúa por debajo del umbral saludable de 20 μM (5 μg/ml, o menos del 0,2 % del total de ácidos grasos).[56] En un estudio que hizo un seguimiento a 722 adultos durante trece años, se observó que los niveles poblacionales de C15:0 disminuyeron del 0,23 % entre 1993 y 1997 al 0,21 % entre 1998 y 2000, y al 0,20 % entre 2004 y 2011. Este estudio demuestra no sólo que los niveles de C15:0 están bajando a nivel poblacional, sino también que se acercan peligrosamente a ese umbral crítico.

Tomemos como ejemplo la enfermedad hepática grasa no alcohólica. Un ensayo clínico ya mencionado incluyó a adultos jóvenes (de entre dieciocho y veinticuatro años) con antecedentes de esta enfermedad, quienes evitaban activamente la grasa láctea en su dieta.[57] De los treinta participantes, *dos de cada tres presentaban niveles circulantes de*

56. Zheng, J.-S., *et al.*: «Changes in Plasma Phospholipid Fatty Acid Profiles over 13 Years and Correlates of Change: European Prospective Investigation into Cancer and Nutrition-Norfolk Study», *American Journal of Clinical Nutrition*, vol. 109, n.º 6 (1 de junio de 2019), pp. 1527-1534. Doi: 10.1093/ajcn/nqz030.

57. Robinson, M. K., *et al.*: «Pentadecanoic Acid Supplementation in Young Adults with Overweight and Obesity: A Randomized Controlled Trial», *Journal of Clinical Nutrition*, vol. 154, n.º 9 (septiembre de 2024), pp. 2763-2771. Doi: 10.1016/j.tjnut.2024.07.030.

*C15:0 por debajo de los 20 μM al inicio del estudio.* Luego se los asignó al azar a dos grupos: uno recibió un suplemento diario de C15:0 y el otro, un placebo. En línea con estudios previos, la administración de 200 mg diarios del suplemento aumentó los niveles de C15:0 en 20 μM. (¿Recuerdas el consejo de que por cada 100 mg adicionales de C15:0 se incrementan los niveles en 10 μM? Pues funcionó).

De las veinte personas que suplementaron su dieta diaria con 200 mg de C15:0, diez alcanzaron y superaron el umbral de 20 μM en un plazo de doce semanas. Además, aquellas personas que tomaron el suplemento y lograron niveles circulantes de C15:0 superiores a 20 μM experimentaron descensos significativos en sus enzimas hepáticas, un indicio de recuperación hepática. Aunque entraremos en más detalle sobre este ensayo clínico en el capítulo 6, el estudio demostró lo siguiente: (1) la mayoría de los participantes al inicio del estudio – todos con enfermedad hepática grasa– presentaba niveles de C15:0 inferiores a 20 μM; (2) un aumento en la ingesta de C15:0 elevó efectivamente sus niveles en sangre, y (3) los beneficios clínicamente relevantes se observaron en aquellas personas que superaron el umbral de los 20 μM. ¿Las conclusiones clave? Este estudio respalda la idea de que niveles de C15:0 por debajo de 20 μM (es decir, menos de 5 μg/ml o menos del 0,2 % del total de ácidos grasos) pueden definirse como una deficiencia nutricional, asociada a un mayor riesgo de enfermedades cardiometabólicas y hepáticas. Y lo más importante: es una deficiencia que *puede corregirse fácilmente.*

En el capítulo 6 abordaremos la preocupante aparición y aumento de la enfermedad hepática grasa, así como las crecientes evidencias de que al menos algunos fenotipos de esta enfermedad se deben en realidad a un síndrome de deficiencia nutricional de C15:0. Más allá de la enfermedad hepática grasa, en el capítulo 8 trataremos lo que ha surgido como un síndrome de deficiencia nutricional de C15:0 más amplio, conocido como *síndrome de fragilidad celular.*[58] Este síndrome

---

58. Venn-Watson, S.: «The Cellular Stability Hypothesis: Evidence of Ferroptosis and Accelerated Aging-Associated Diseases as Newly Identified Nu-

comienza con membranas celulares debilitadas por una carencia de C15:0 y desemboca en un envejecimiento acelerado y una aparición prematura de enfermedades crónicas.

En resumen, existen pruebas claras y cada vez más sólidas de que el C15:0 es un ácido graso esencial:

- Cuando tenemos niveles bajos de C15:0, nuestra salud se resiente, incluida la salud metabólica, cardiovascular y hepática.
- Nuestro organismo no produce suficiente C15:0 para mantener niveles saludables. Se consideran saludables los niveles circulantes superiores al 0,2 % del total de ácidos grasos (es decir, más de 20 μM o 5 μg/ml). Además, según múltiples estudios, los niveles óptimos de C15:0 para favorecer la longevidad podrían situarse entre el 0,4 y el 0,64 % del total de ácidos grasos.
- El C15:0 actúa directamente sobre múltiples componentes de las enfermedades metabólicas, hepáticas y cardiovasculares, al activar receptores clave (como AMPK y PPAR) e inhibir otros (como mTOR y JAK-STAT), lo que contribuye a preservar la salud y retrasar la aparición de enfermedades crónicas.
- Sabemos cuánta cantidad de C15:0 necesitamos incorporar en la dieta para mantener niveles saludables en el organismo: entre 100 y 200 mg al día.
- Las pruebas de deficiencias nutricionales de C15:0 son cada vez más numerosas, e incluyen: (1) un número creciente de personas con niveles inferiores al 0,2 %, y (2) la capacidad de revertir enfermedades asociadas a esta deficiencia (como la enfermedad hepática grasa) mediante la restitución de niveles saludables de C15:0.

Pasemos ahora al último requisito para considerar un ácido graso como esencial: la existencia de un metabolito del C15:0 con una función significativa.

---

tritional Pentadecanoic Acid (C15:0) Deficiency Syndrome», *Metabolites*, vol. 14, n.º 7 (23 de junio de 2024), p. 355. Doi: 10.3390/metabo14070355.

## Descubrimiento n.° 6: el C15:0 tiene un metabolito significativo con beneficios para todo el organismo y el cerebro

Un ácido graso esencial no sólo debe tener beneficios por sí mismo, sino que también debe existir evidencia de que el organismo lo utiliza como base para producir otras moléculas útiles. Estas moléculas generadas por el cuerpo se denominan metabolitos. Por ejemplo, nuestro organismo utiliza el ácido α-linolénico (ALA), un ácido graso omega-3 esencial, para sintetizar los conocidos metabolitos omega-3 EPA y DHA.

Con el C15:0 ocurre algo similar. Pero en lugar de producir EPA y DHA, nuestro cuerpo utiliza el C15:0 para generar otra molécula: la pentadecanoilcarnitina (PDC).[59] No te preocupes por el nombre: aunque es largo, no es más que una molécula de C15:0 (también llamado pentadecanoilo) unida a una de carnitina. Así se forma la pentadecanoilcarnitina. Lo importante es que un ensayo clínico demostró que, cuanto más C15:0 ingerimos, mayores son nuestros niveles de PDC.[60] Este mismo fenómeno se observó también en los delfines de la Marina.[61]

Este fascinante metabolito del C15:0 ofrece múltiples beneficios para la salud, que exploraremos en detalle en los capítulos 10 y 11. Como anticipo, baste decir que la PDC se perfila como una molécula que nuestro organismo estaba destinado a producir: contribuye a la salud mental, favorece un sueño reparador y podría ayudar a prevenir las alergias infantiles. Sí, por favor.

Recapitulemos: ya hemos presentado pruebas de que necesitamos entre 100 y 200 mg diarios de C15:0 en la dieta –una cantidad que puede variar ligeramente de una persona a otra– para mantener nive-

59. Venn-Watson, S., *et al.*: «Pentadecanoylcarnitine Is a Newly Discovered Endocannabinoid with Pleiotropic Activities Relevant to Supporting Physical and Mental Health», *Scientific Reports*, vol. 12, n.° 1 (23 de agosto de 2022), p. 13717. Doi: 10.1038/s41598-022-18266-w.

60. Schwimmer, J., *et al.*: «Pentadecanoylcarnitine Levels Increase with Pentadecanoic Acid (C15:0) Supplementation» (datos aún no publicados).

61. Venn-Watson, S., *et al.*: «Pentadecanoylcarnitine Is a Newly Discovered Endocannabinoid with Pleiotropic Activities Relevant to Supporting Physical and Mental Health», *Scientific Reports*, vol. 12, n.° 1 (23 de agosto de 2022), p. 13717. Doi: 10.1038/s41598-022-18266-w.

les saludables de este ácido graso en el organismo, superiores a 20 μM (5 μg/ml, o más del 0,2 % del total de ácidos grasos). Estos niveles contribuyen activamente a proteger la salud metabólica y cardiovascular, e incluso podrían ayudar a tratar componentes clave de las enfermedades crónicas metabólicas, hepáticas y cardíacas. De hecho, los estudios respaldan que una deficiencia de C15:0 puede dar lugar a un síndrome de deficiencia nutricional caracterizado por alteraciones en la salud metabólica, hepática y cardiovascular.

Con toda la evidencia que hemos expuesto, esperamos que ya te hayas subido al tren de «el C15:0 podría ser un ácido graso esencial». Así que, además de cumplir todos los requisitos clave para ser considerado esencial, pasemos ahora a revisar las pruebas contundentes de que el C15:0 es crucial para nuestra salud desde las primeras etapas de la vida.

## La esencialidad del C15:0 del nacimiento a la vejez

Tú también fuiste un embrión. Luego, un bebé que se convirtió en un niño travieso. Más adelante creciste, te transformaste en un joven con aspiraciones, llegaste a la madurez productiva y, tal vez, ahora estés entrando en una merecida adultez, con gafas progresivas y planes de jubilación. Acompáñame, pues, en un recorrido por la creciente importancia del C15:0 en todas las etapas de la vida y por cómo el acceso –o la falta de él– a niveles adecuados de este ácido graso influye de forma significativa en nuestra salud y longevidad. Y, como es natural, empecemos por el principio.

### Primeras etapas de la vida

Las mujeres tenemos un número finito de ovocitos en los ovarios, y esta reserva ovárica disminuye mes a mes a lo largo de la vida. Nacemos con millones de ovocitos, pero esta cifra se reduce a unos escasos trescientos mil al llegar a la adolescencia, y a unos setenta y dos mil a los treinta años. A los cincuenta y dos, puedo decir con certeza que mis días de ovocitos ya han quedado atrás. Así, la disminución de la reserva ovárica actúa como un reloj biológico que avanza al compás del tiempo cronológico.

Aunque la reserva ovárica es un indicador directo de la edad cronológica de una mujer, existe una condición llamada *reserva ovárica disminuida*, en la que la pérdida de ovocitos se acelera. Para entender cómo y por qué algunas mujeres pierden ovocitos más rápidamente, los investigadores estudiaron las células de la granulosa, células de apoyo esenciales en el ovario que producen estrógenos y progesterona. El estudio reveló que las mujeres con reserva ovárica disminuida presentaban niveles significativamente más bajos de C15:0 en sus células de la granulosa en comparación con mujeres sanas.[62] Y eso no fue todo: estas células, deficientes en C15:0, producían menos energía mitocondrial y presentaban una menor expresión de genes implicados en la reparación del ADN, lo que las volvía autodestructivas. Los investigadores concluyeron que unos niveles bajos de ciertos ácidos grasos, incluido el C15:0, podrían explicar por qué las mujeres con reserva ovárica disminuida pierden ovocitos a un ritmo más acelerado. Como hemos visto en el capítulo 3, una menor concentración de C15:0 también podría asociarse a un envejecimiento biológico más rápido.

Este estudio también reveló que, cuanto más elevados eran los niveles de C15:0, más saludable era la reserva ovárica y mayor la probabilidad de que las mujeres tuvieran ovocitos sanos. En la misma línea, otro equipo de investigación descubrió que los ovocitos expuestos a un líquido folicular rico en C15:0 eran más saludables y mostraban mejores tasas de división embrionaria, lo que a su vez mejora los resultados de la fecundación *in vitro* (FIV).[63] Estos estudios sugieren que el

62. Zhao, Z., *et al.*: «Decreased Fatty Acids Induced Granulosa Cell Apoptosis in Patients with Diminished Ovarian Reserve», *Journal of Assisted Reproduction and Genetics*, vol. 39, n.º 5 (mayo de 2022), pp. 1105-1114. Doi: 10.1007/s10815-022-02462-8.

63. Zarezadeh, R., *et al.*: «Fatty Acids of Follicular Fluid Phospholipids and Triglycerides Display Distinct Association with IVF Outcomes», *Reproductive BioMedicine Online*, vol. 42, n.º 2 (febrero de 2021), pp. 301-309. Doi: 10.1016/j.rbmo.2020.09.024.

papel del C15:0 como ácido graso esencial podría comenzar ya desde el propio ovocito y sus primeras divisiones hacia el embrión. Lo importante es que las mujeres pueden aumentar fácilmente sus niveles de C15:0 incrementando su ingesta diaria de este ácido graso a través de la dieta (hablaremos más de ello en el capítulo 12). Dicho esto, pasemos al momento en que ese ovocito se convierte en un embrión en plena división.

## Embarazo

Se sabe que la cantidad de C15:0 que consume una madre (especialmente a través del queso) determina directamente sus niveles de C15:0 en sangre y en la leche, los cuales influyen en los niveles de C15:0 del bebé en desarrollo.[64] Además, aunque aún no está del todo claro por qué, las mujeres embarazadas que consumen alimentos ecológicos suelen presentar niveles más altos de C15:0 que aquellas que evitan la sección de productos ecológicos.[65] Más allá de la dieta, otro estudio dirigido por la Universidad de California en Los Ángeles mostró que las mujeres que hacían más ejercicio durante el embarazo presentaban niveles más elevados de C15:0 en comparación con las embarazadas menos activas.[66] Los investigadores de este estudio plantearon la hipótesis de que una mayor actividad física podría favorecer la liberación del C15:0 beneficioso desde el tejido adiposo hacia la circulación san-

64. Yuan, W. L., *et al.*: «Associations of Maternal Consumption of Dairy Products during Pregnancy with Perinatal Fatty Acids Profile in the EDEN Cohort Study», *Nutrients*, vol. 14, n.º 8 (14 de abril de 2022), p. 1636. Doi: 10.3390/nu14081636.

65. Simões-Wüst, A. P., *et al.*: «Organic Food Consumption during Pregnancy and Its Association with Health-Related Characteristics: The KOALA Birth Cohort Study», *Public Health Nutrition*, vol. 20, n.º 12 (agosto de 2017), pp. 2145-2156. Doi: 10.1017/S1368980017001215.

66. Liu, X., *et al.*: «Physical Activity and Individual Plasma Phospholipid SFAs in Pregnancy: A Longitudinal Study in a Multiracial/Multiethnic Cohort in the United States», *American Journal of Clinical Nutrition*, vol. 116, n.º 6 (19 de diciembre de 2022), pp. 1729-1737. Doi: 10.1093/ajcn/nqac250.

guínea, lo que podría traducirse en beneficios para la salud tanto de la madre como del bebé.

Ya sabemos que los niveles de C15:0 en la madre y en su recién nacido pueden aumentar durante el embarazo con más queso, una dieta rica en alimentos ecológicos y algo de ejercicio. Pero ¿influyen realmente los niveles de C15:0 en tener un embarazo saludable? Un estudio de Kaiser Permanente y del Instituto Nacional de Salud Infantil y Desarrollo Humano respondió a esta pregunta con un sí rotundo. Al hacer un seguimiento de la salud de 321 mujeres a lo largo del embarazo, los investigadores observaron que aquellas con niveles más altos de C15:0 entre las semanas diez y catorce de gestación (y en adelante) tenían menos probabilidades de desarrollar resistencia a la insulina, niveles elevados de glucosa, inflamación, triglicéridos altos y diabetes gestacional.[67]

Las asociaciones entre niveles elevados de C15:0 y una mejor salud no se limitan a la madre, sino que también se extienden al feto. Por ejemplo, un estudio demostró que niveles más elevados de C15:0 en el líquido amniótico se asociaban con un menor riesgo de cardiopatías congénitas en el feto.[68] Otro estudio extensivo reveló que las mujeres embarazadas con los niveles circulantes más elevados de C15:0 tenían fetos con mayor peso, talla y perímetro craneal –en definitiva, más saludables– desde aproximadamente el tercer mes de gestación hasta el final del embarazo.[69] A partir de estos resultados, los investigadores

---

67. Zhu, Y., *et al.*: «A Prospective and Longitudinal Study of Plasma Phospholipid Saturated Fatty Acid Profile in Relation to Cardiometabolic Biomarkers and the Risk of Gestational Diabetes», *American Journal of Clinical Nutrition*, vol. 107, n.º 6 (1 de junio de 2018), pp. 1017-1026. Doi: 10.1093/ajcn/nqy051.

68. Li, Y., *et al.*: «Untargeted Metabolomics Analysis of Differences in Metabolite Levels in Congenital Heart Disease of Varying Severity», *Research Square* (febrero de 2023). Doi: 10.21203/rs.3.rs-2464935/v1.

69. Li, L.-J., *et al.*: «Early Pregnancy Maternal Plasma Phospholipid Saturated Fatty Acids and Fetal Growth: Findings from a Multi-Racial/Ethnic Birth Cohort in US», *Nutrients*, vol. 15, n.º 15 (25 de julio de 2023), p. 3287. Doi: 10.3390/nu15153287.

concluyeron que una mayor ingesta de C15:0 por parte de la madre podría favorecer un crecimiento fetal óptimo. Ah, las pruebas de la esencialidad del C15:0 siguen acumulándose incluso dentro del útero. ¿Y qué pasa una vez que nacemos?

## Neonatos y lactantes

Bienvenido al mundo real, pequeñín. Los recién nacidos y los lactantes obtienen todo su C15:0 de la leche materna. Un estudio llevado a cabo en Australia demostró que, en promedio, el 0,5 % de los ácidos grasos presentes en la leche materna corresponde al C15:0, y que los bebés alimentados exclusivamente con leche materna reciben unos 100 mg diarios de este ácido graso. En dicho estudio, los lactantes que recibían más C15:0 al día a través de la leche materna presentaban un crecimiento más saludable del perímetro craneal y del peso corporal.[70] Los autores concluyeron que el C15:0 es un ácido graso importante en la leche materna que desempeña «funciones esenciales en el crecimiento y desarrollo del lactante».[71] (Y si te preguntas por los niveles de C15:0 en las fórmulas infantiles, hablaremos de ello en breve).

Niveles más altos de C15:0 en la leche humana se han asociado con un menor riesgo de diversas afecciones en los lactantes, incluida la ictericia, una alteración hepática caracterizada por niveles anormalmente elevados de bilirrubina en sangre que provoca una coloración amarilla en la piel o en los ojos del bebé.[72] En otro estudio, un equipo sueco observó que las mujeres con niveles circulantes más elevados de C15:0

70. George, A. D., *et al.*: «The Fatty Acid Species and Quantity Consumed by the Breastfed Infant Are Important for Growth and Development», *Nutrients*, vol. 13, n.º 11 (22 de noviembre de 2021), p. 4183. Doi: 10.3390/nu13114183.

71. George, A. D., *et al.*: «The Importance of Human Milk Fatty Acids in Infant Growth and Development — Concentration vs. Relative Abundance vs. Intake», *Proceedings*, vol. 84, n.º 1 (2023), p. 9. Doi: 10.3390/proceedings2023084009.

72. Yang, L.-F., *et al.*: «[Association of Fatty Acid Composition in Human Milk with Breast Milk Jaundice in Neonates]», *Zhongguo Dang Dai Er Ke Za Zhi*, vol. 22, n.º 12 (diciembre de 2020), pp. 1256-1260. Doi: 10.7499/j.issn.1008-8830.2007012.

cuatro meses después del parto tenían menos probabilidades de que sus bebés fueran diagnosticados con alergias antes de cumplir un año.[73] (En el capítulo 11 explicamos cómo el C15:0 puede reducir el riesgo de alergias; pequeño *spoiler*: un metabolito del C15:0 es un potente antihistamínico).[74] En relación con la salud intestinal, un estudio finlandés mostró que los recién nacidos con un contenido fecal más elevado de C15:0 presentaban menos flatulencias, lo que indica una menor alteración gastrointestinal.[75]

Dado que el C15:0 está emergiendo como un nutriente esencial para favorecer el desarrollo infantil, ¿cuánto C15:0 diario necesita un lactante? ¿La leche materna y las fórmulas infantiles aportan la cantidad suficiente? ¿Y puede la madre aumentar los niveles de C15:0 en su leche consumiendo más C15:0? Los estudios mencionados sugieren que los lactantes necesitan al menos 100 mg diarios de C15:0, lo que en su caso equivale a un mínimo del 0,5 % del total de grasas presentes en la leche materna.[76] La cantidad de C15:0 en la leche materna varía considerablemente: muchas mujeres presentan sólo un 0,2 % de C15:0 en su leche.[77] Para evaluar el impacto de la dieta ma-

73. Stråvik, M., *et al*.: «Maternal Intake of Cow's Milk during Lactation Is Associated with Lower Prevalence of Food Allergy in Offspring», *Nutrients*, vol. 12, n.º 12 (28 de noviembre de 2020), p. 3680. Doi: 10.3390/nu12123680.

74. Venn-Watson, S., *et al*.: «Pentadecanoylcarnitine Is a Newly Discovered Endocannabinoid with Pleiotropic Activities Relevant to Supporting Physical and Mental Health», *Scientific Reports*, vol. 12, n.º 1 (23 de agosto de 2022), p. 13717. Doi: 10.1038/s41598-022-18266-w.

75. Ahtonen, P., *et al*.: «Faecal Fatty Acids and Gastrointestinal Upset in Newborn Infants», *Letters in Applied Microbiology*, vol. 24, n.º 2 (febrero de 1997), pp. 91-94. Doi: 10.1046/j.1472-765x.1997.00341.x.

76. George, A. D., *et al*.: «The Fatty Acid Species and Quantity Consumed by the Breastfed Infant Are Important for Growth and Development», *Nutrients*, vol. 13, n.º 11 (22 de noviembre de 2021), p. 4183. Doi: 10.3390/nu13114183.

77. Zhang, Y., *et al*.: «Associations of Region and Lactation Stage with Odd-Chain Fatty Acid Profile in Triglycerides of Breast Milk in China», *Mole-*

terna sobre el contenido de ácidos grasos en la leche, los investigadores compararon los niveles de C15:0 entre mujeres que evitaban o no los productos lácteos durante los dos o tres primeros meses tras el parto.[78] El estudio mostró que las mujeres que evitaban los lácteos tenían un 0,22 % de C15:0 (del total de ácidos grasos) en su leche, mientras que aquellas que consumían habitualmente productos lácteos presentaban el doble: un 0,44 %. Este estudio demostró que las mujeres pueden aumentar de forma activa los niveles de C15:0 en su leche si consumen más alimentos ricos en este ácido graso durante la lactancia.

¿Y qué ocurre con las fórmulas infantiles? Por desgracia, varios estudios han demostrado que casi todas contienen niveles extremadamente bajos de C15:0 (un 0,05 % o menos).[79] En el capítulo 9 presentamos pruebas de los efectos negativos que las deficiencias nutricionales de C15:0 están teniendo sobre nuestra salud a largo plazo. Pero no temáis, optimistas del mundo: en el capítulo 12 explicamos cómo corregir estas carencias nutricionales de C15:0, incluidas estrategias para asegurarse de que tanto madres como bebés reciban suficiente C15:0 para que sus hijos tengan una vida larga y saludable.

cules, vol. 27, n.º 19 (26 de septiembre de 2022), p. 6324. Doi: 10.3390/molecules27196324.

78. Dagnelie, P. C., *et al.*: «Nutrients and Contaminants in Human Milk from Mothers on Omnivorous Diets», *European Journal of Clinical Nutrition*, vol. 46, n.º 5 (1992), pp. 355-366.

79. George, A. D., *et al.*: «The Fatty Acid Species and Quantity Consumed by the Breastfed Infant Are Important for Growth and Development», *Nutrients*, vol. 13, n.º 11 (22 de noviembre de 2021), p. 4183. Doi: 10.3390/nu13114183; Martysiak-Żurowska, D.: «Content of Odd-Numbered Carbon Fatty Acids in the Milk of Lactating Women and in Infant Formula and Follow-up Formula», *Acta Scientiarum Polonorum Technologia Alimentaria*, vol. 7, n.º 2 (2008), pp. 75-82; Carta, S., *et al.*: «Comparisons of Milk Odd- and Branched-Chain Fatty Acids among Human, Dairy Species and Artificial Substitutes», *Foods*, vol. 11, n.º 24 (19 de diciembre de 2022), p. 4118. Doi: 10.3390/foods11244118.

## Niños y adolescentes

Quizá algunas de las evidencias más alarmantes sobre la deficiencia de C15:0 provengan de estudios sobre la salud infantil, incluidos la aparición repentina y el aumento vertiginoso de la enfermedad del hígado graso (actualmente denominada enfermedad hepática esteatósica asociada con disfunción metabólica, o MASLD, por sus siglas en inglés, *metabolic dysfunction–associated steatotic liver disease*) en los últimos veinte años. Se trata de una enfermedad metabólica que hoy afecta a uno de cada diez niños en todo el mundo. Por desgracia, la MASLD suele ser una dolencia silenciosa, sin signos clínicos evidentes hasta que el hígado ya ha sufrido daños. Los niños que la padecen pueden sentirse excesivamente cansados, con malestar general frecuente, o experimentar molestias en la parte superior derecha del abdomen.[80] (Trataremos mucho más profundamente la MASLD en el capítulo 6, pero de momento centrémonos en otras pruebas del papel protector del C15:0 para la salud infantil a largo plazo).

Al igual que ocurre con las madres y los lactantes, diversos estudios han demostrado que la ingesta diaria de C15:0 a través de la dieta determina directamente los niveles circulantes de este ácido graso en niños y adolescentes.[81] Cuando los niños pasan de consumir productos lácteos enteros a versiones reducidas en grasa durante un período de tres meses, sus niveles de C15:0 disminuyen de forma significativa.[82] Y

---

80. Clínica Mayo: «Nonalcoholic Fatty Liver Disease». Disponible en: www.mayoclinic.org/diseases-conditions/nonalcoholic-fatty-liver-disease/symptomscauses/syc-20354567 (consultado el 1 de abril de 2024).

81. Golley, R. K., *et al.*: «Evaluation of the Relative Concentration of Serum Fatty Acids C14:0, C15:0, and C17:0 as Markers of Children's Dairy Fat Intake», *Annals of Nutrition and Metabolism*, vol. 65, n.º 4 (2014), pp. 310-316; Slim, M., *et al.*: «Evaluation of Plasma and Erythrocyte Fatty Acids C15:0, t-C16: 1n-7 and C17:0 as Biomarkers of Dairy Fat Consumption in Adolescents», *Prostaglandins, Leukotrienes and Essential Fatty Acids*, vol. 149 (octubre de 2019), pp. 24-29. Doi: 10.1016/j.plefa.2019.07.007.

82. Nicholl, A., *et al.*: «Red Blood Cell Fatty Acid Composition Is Detrimentally Affected by Changes from Whole-Fat to Reduced-Fat Dairy Products

estas reducciones pueden tener consecuencias importantes: además de un mayor riesgo de padecer MASLD, los niños con niveles bajos de C15:0 también son más propensos a desarrollar enfermedades crónicas que antes sólo se observaban en personas mayores.[83]

La prevalencia de hipertensión entre niños y adolescentes ha aumentado en todo el mundo en los últimos veinte años. ¿Preparado para una sorpresa (y no precisamente buena)? En Estados Unidos, por ejemplo, casi el 5 % de los niños y adolescentes de entre ocho y diciocho años presenta hipertensión.[84] Es decir, uno de cada veinte. Aunque en los niños estadounidenses la hipertensión suele asociarse a la obesidad, en China las tasas de hipertensión infantil son extraordinariamente altas –de un 18,6 %– sin que exista relación con la obesidad. Curiosamente, un estudio independiente mostró que los niños chinos con peso corporal normal e hipertensión tenían niveles de C15:0 más bajos que aquellos con peso normal y tensión arterial dentro de los valores normales.[85] Se necesitan más estudios para determinar si unos niveles bajos de C15:0 podrían estar contribuyendo a la aparición de hipertensión en niños, tanto con obesidad como sin ella.

Además del preocupante aumento de los casos de hipertensión infantil, uno de cada cinco niños estadounidenses de entre ocho y dieci-

in Children», *Proceedings of the Nutrition Society*, vol. 83 (22 de marzo de 2023), e135. Doi: 10.1017/S0029665123001441.

83. Sawh, M. C., *et al*.: «Dairy Fat Intake, Plasma C15:0 and Plasma Iso-C17:0 Are Inversely Associated with Liver Fat in Children», *Journal of Pediatric Gastroenterology and Nutrition*, vol. 72, n.º 4 (1 de abril de 2021), pp. e90-e96. Doi: 10.1097/MPG.0000000000003040.

84. Gao, L.-W., *et al*.: «Prevalence of Hypertension and Its Associations with Body Composition across Chinese and American Children and Adolescents», *World Journal of Pediatrics*, vol. 20, n.º 4 (abril de 2024), pp. 392-403. Doi: 10.1007/s12519-023-00740-8.

85. Zhang, K., *et al*.: «Untargeted Metabolomics Analysis Using UHPLC-Q-TOF/MS Reveals Metabolic Changes Associated with Hypertension in Children», *Nutrients*, vol. 15, n.º 4 (6 de febrero de 2023), p. 836. Doi: 10.3390/nu15040836.

siete años presenta niveles elevados de colesterol.[86] Estos niveles elevados de colesterol durante la infancia se traducen en una mayor prevalencia de infartos, accidentes cerebrovasculares y muertes en la edad adulta. Un estudio de los Institutos Nacionales de Salud (National Institutes of Health, NIH) de Estados Unidos siguió la evolución de la salud de más de cuarenta mil niños desde la década de 1970 hasta la de 1990, registrando los cambios que experimentaban a medida que pasaban a la edad adulta. El estudio reveló que, por cada incremento en el colesterol total durante la infancia, aumentaba también el riesgo de sufrir un infarto o un ictus en la edad adulta.[87]

Además, los niños con una combinación de colesterol alto, triglicéridos elevados, presión arterial alta y exceso de peso corporal también tienen más probabilidades de sufrir un infarto o un ictus *mortal* en la edad adulta. Por suerte, hay noticias alentadoras: otro estudio, llevado a cabo en adolescentes sanos de quince años, mostró que aquellos con niveles más altos de C15:0 presentaban niveles de colesterol más bajos.[88] Estos resultados coinciden con los de un ensayo clínico en adultos, que demostró que la suplementación diaria con C15:0 durante tres meses reduce eficazmente los niveles de colesterol LDL.[89]

86. Kit, B. K., *et al.*: «Prevalence of and Trends in Dyslipidemia and Blood Pressure among US Children and Adolescents, 1999-2012», *JAMA Pediatrics*, vol. 169, n.º 3 (marzo de 2015), pp. 272-279. Doi: 10.1001/jamapediatrics.2014.3216.

87. Jacobs, D. R., *et al.*: «Childhood Cardiovascular Risk Factors and Adult Cardiovascular Events», *New England Journal of Medicine*, vol. 386, n.º 20 (19 de mayo de 2022), pp. 1877-1888. Doi: 10.1056/NEJMoa2109191.

88. Slim, M., *et al.*: «Evaluation of Plasma and Erythrocyte Fatty Acids C15:0, t-C16: 1n-7 and C17:0 as Biomarkers of Dairy Fat Consumption in Adolescents», *Prostaglandins, Leukotrienes and Essential Fatty Acids*, vol. 149 (octubre de 2019), pp. 24-29. Doi: 10.1016/j.plefa.2019.07.007.

89. Chooi, Y. C., *et al.*: «Effect of An Asian-Adapted Mediterranean Diet and Pentadecanoic Acid on Fatty Liver Disease: The TANGO Randomized Controlled Trial», *American Journal of Clinical Nutrition*, vol. 119, n.º 3 (marzo de 2024), pp. 788-799. Doi: 10.1016/j.ajcnut.2023.11.013.

El conjunto de pruebas científicas respalda con firmeza que el C15:0 es un ácido graso esencial, fundamental para fortalecer nuestra salud desde las primeras etapas del desarrollo, incluso antes de la fase embrionaria. Entonces, ¿cómo es posible que el 80 % de la población mundial reconozca el término «omega-3», mientras que casi nadie ha oído hablar del C15:0? Acompáñanos a repasar la historia del aceite de pescado, los cien años de ciencia sobre los omega-3 y el lugar que ocupa actualmente esta famosa familia de ácidos grasos en la medicina.

# Capítulo 5

# El auge y la caída de los suplementos de omega-3 procedentes de aceite de pescado

Como ya hemos comentado en el capítulo 1, nuestros primeros estudios se centraron en identificar qué nutrientes presentes en la dieta exclusivamente a base de pescado de los delfines de la Marina se correlacionaban con un envejecimiento saludable. De forma sorprendente, los delfines ayudaron a revelar que el C15:0, un ácido graso saturado de cadena impar, era un nutriente altamente beneficioso. Tal vez de manera igual de inesperada, los omega-3 no formaron parte de la lista de ácidos grasos «beneficiosos». De hecho, niveles más elevados de EPA y DHA se asociaron a *mayores* concentraciones de colesterol en los delfines.[1] ¿Qué está ocurriendo entonces?

---

1. Venn-Watson, S., *et al.*: «Modified Fish Diet Shifted Serum Metabolome and Alleviated Chronic Anemia in Bottlenose Dolphins (*Tursiops truncatus*): Potential role of odd-chain saturated fatty acids», *PLoS One*, vol. 15, n.º 4 (7 de abril de 2020), e0230769. Doi: 10.1371/journal.pone.0230769.

La respuesta ha ido emergiendo poco a poco también en el ámbito humano. Aunque este libro se centra en el descubrimiento y la base científica del C15:0, vale la pena dedicar un capítulo a otra lección que nos dieron los delfines sobre los omega-3. En parte porque más de uno de cada diez adultos de mediana edad toma un suplemento de omega-3 (y la cifra asciende a uno de cada cinco en mayores de sesenta años).[2] Con más de 18,8 millones de personas tomando cápsulas de aceite de pescado sólo en Estados Unidos, el omega-3 ha sido durante mucho tiempo una estrella entre los suplementos. Sin embargo, su armazón ha empezado a mostrar algunas grietas importantes debido a la inestabilidad inherente de estas moléculas.[3] Pero que no cunda el pánico entre los amantes de los omega-3: estos ácidos grasos siguen teniendo un papel importante en el cuidado de la salud. Así que empecemos por el principio, cuando el aceite de hígado de bacalao se convirtió en un auténtico salvavidas infantil.

## Nace la industria del aceite de hígado de pescado para curar a los niños carentes de sol del siglo XIX

Lee la siguiente frase y luego cierra los ojos: «Estás en Londres, mirando sus calles bulliciosas, llenas de actividad por culpa de la Revolución Industrial». Adelante, cierra los ojos e imagina la ciudad entre 1760 y 1840. Es muy probable que veas una hilera de edificios coronados por altas chimeneas que escupen humo oscuro en un aire denso y contaminado. Aunque aún faltaban unos 150 años para que los estantes de los

---

2. Mishra, S., *et al.*: «Dietary Supplement Use among Adults: United States, 2017-2018», *Centers for Disease Control and Prevention NCHS Data Brief*, vol. 399 (febrero de 2021). Disponible en: www.cdc.gov/nchs/products/databriefs/db399.htm.

3. Clarke, T. C., *et al.*: «Trends in the Use of Complementary Health Approaches among Adults: United States, 2002-2012», *National Health Statistics Report*, vol. 79 (10 de febrero de 2015), pp. 1-16. Disponible en: https://pmc.ncbi.nlm.nih.gov/articles/PMC4573565.

supermercados se llenaran de opciones de aceite de pescado, el origen de los suplementos de omega-3 del siglo XXI nació (y en gran medida se mantuvo sin cambios) gracias a aquellas chimeneas británicas.

Como consecuencia del desarrollo industrial londinense en el siglo XIX, la enorme contaminación del aire bloqueó literalmente la luz solar que debía llegar a los niños. Al mismo tiempo, la dieta de la población había cambiado: se consumía mucha menos leche y mucho más pan. Esta combinación provocó deficiencias de vitamina D y calcio, lo que derivó en niños con piernas arqueadas, muñecas hinchadas y un aumento de lo que entonces se conocía como la «enfermedad inglesa», es decir, el raquitismo.[4]

Así es como se desarrolla el raquitismo: los huesos sanos necesitan calcio, y la vitamina D nos ayuda a absorber ese calcio a través de la dieta. Pero para activar esa vitamina D, necesitamos una buena dosis de luz solar. Como los huesos de los niños aún están en desarrollo, es especialmente importante que reciban suficiente calcio, vitamina D y sol. Por eso, las recomendaciones médicas de hace más de un siglo incluían «una insistencia más firme en la exposición diaria del niño semidesnudo a los rayos directos del sol matinal».[5] Seguro que ese consejo no te lo ha dado nunca el pediatra.

Aunque en aquella época poco se podía hacer para resolver el problema de la falta de sol en Londres, se descubrió que el aceite de hígado de tiburón aliviaba los síntomas del raquitismo.[6] Aún mejor: los médicos demostraron que administrar aceite de hígado de bacalao a diario durante cinco semanas podía curar eficazmente la enfermedad.[7] Hoy sabemos que esto se debe a que el hígado de

4. «The English Disease», *British Medicine Journal*, vol. 1, n.º 4354 (1944), pp. 817-818.

5. Maddox, K.: «Rickets in Sydney, Australia», *Archives of Disease in Childhood*, vol. 7, n.º 37 (1932), pp. 9-24.

6. Moore, S., *et al.*: *Dissertatio Medica Inauguralis de Rachitide*. Balfour et Smellie, Edimburgo, 1728. pp. 1-35.

7. O'Riordan, J. L., *et al.*: «Rickets Before the Discovery of Vitamin D», *Bone key Reports*, vol. 3 (8 de enero de 2014), p. 478. Doi: 10.1038/bonekey.2013.212.

bacalao contiene grandes cantidades de vitamina D activada, un nutriente clave.

¿Recuerdas la escena de *Los caballeros de la mesa cuadrada* de los Monty Python, la de la bruja, cuando preguntan «¿Qué más flota en el agua?» y las respuestas incluían «¡Piedras muy pequeñas!», «¡Iglesias!» y «¡Un pato!»? Pues bien, tras la Revolución Industrial se planteó una pregunta parecida: «¿Qué más, además del raquitismo, podía curar el aceite de hígado de bacalao en los niños?». Y las respuestas fueron: «¡Escrofulosis! ¡Resfriados! ¡Clorosis!».

A principios del siglo XX, el mundo vivía una auténtica revolución de las vitaminas: una época apasionante en la que los primeros nutrientes esenciales –las vitaminas A, B, C, D y E– empezaban a ser descubiertos por la ciencia y reconocidos por los consumidores. Por eso, la promoción del aceite de hígado de bacalao como fuente poderosa de vitaminas A y D para favorecer el desarrollo saludable de los niños resultó especialmente eficaz, y ese argumento mantuvo su fuerza a lo largo de todo el siglo XX.

Mientras nuestros abuelos seguían tomando su aceite de hígado de bacalao para obtener las vitaminas, algo sucedió en la década de 1970 que cambió radicalmente los hábitos de consumo. En concreto, dejamos de tomar cucharadas de aceite de hígado de bacalao y empezamos a tomar cápsulas de aceite de pescado (con o sin hígado) para obtener los famosos omega-3. ¿Qué acontecimientos provocaron este cambio, que acabaría convirtiendo a las cápsulas de aceite de pescado en el suplemento dietético más consumido en Estados Unidos en la década de 1990, por ejemplo?[8] La respuesta suena como el comienzo de un chiste malo: «Dos químicos daneses llegan a una aldea inuit en Groenlandia...».

---

8. Lentjes, M. A. H., *et al.*: «Developing a Database of Vitamin and Mineral Supplements (ViMiS) for the Norfolk Arm of the European Prospective Investigation into Cancer (EPIC-Norfolk)», *Public Health Nutrition*, vol. 14, n.º 3 (marzo de 2011), pp. 459-471. Doi: 10.1017/S1368980010002867.

## La industria del aceite de pescado se reinventa en la década de 1970... pero sobre una hipótesis errónea

Corría el año 1970 y los científicos Hans Olaf Bang y Jørn Dyerberg, que trabajaban en el Hospital de Aalborg (Dinamarca), habían oído que los inuit de Groenlandia estaban sorprendentemente protegidos frente a las enfermedades cardíacas y la diabetes tipo 2. Para averiguar el motivo, tomaron un avión rumbo a Groenlandia para estudiar la dieta de esta población. Allí, los dos químicos observaron que los inuit se alimentaban principalmente de carne de foca y de ballena, conocidas por ser «ricas en ácidos grasos poliinsaturados».

Bang y Dyerberg analizaron la sangre de 130 inuit y compararon los resultados con los de adultos daneses. En su informe, publicado en 1971, constataron que la población inuit tenía niveles de triglicéridos mucho más bajos y saludables.[9] Partiendo de la hipótesis de que su dieta era rica en ácidos grasos poliinsaturados (PUFA, por sus siglas en inglés), concluyeron que los niveles bajos de triglicéridos se debían a un mayor consumo de PUFA, lo que también explicaría la «incidencia muy baja» de enfermedades cardíacas en esta población. El estudio generó un enorme entusiasmo por los posibles beneficios para la salud de lo que entonces se bautizó como la «dieta esquimal» y los PUFA.

Aunque la historia del descubrimiento original de Bang y Dyerberg es bien conocida, rara vez se menciona que estos mismos químicos refutaron partes clave de su propia teoría apenas cuatro años después. En primer lugar, demostraron que los inuit en realidad no tenían un nivel más alto de PUFA, ni en la dieta ni en la sangre.[10] En

---

9. Bang, H. O., *et al.*: «Plasma Lipid and Lipoprotein Pattern in Greenlandic West-Coast Eskimos», *Lancet*, vol. 297, n.º 7710 (5 de junio de 1971), pp. 1143-1146. Doi: 10.1016/s0140-6736(71)91658-8.

10. Dyerberg, J., *et al.*: «Fatty Acid Composition of the Plasma Lipids in Greenland Eskimos», *American Journal of Clinical Research*, vol. 28, n.º 9 (septiembre de 1975), pp. 958-966. Doi: 10.1093/ajcn/28.9.958; Bang, H. O., *et al.*: «The Composition of Food Consumed by Greenland Eskimos»,

este estudio de seguimiento –una especie de «¡vaya metedura de pata científica!»–, Bang y Dyerberg analizaron y compararon los ácidos grasos presentes en la dieta y en la sangre de los inuit de Groenlandia y de personas en Dinamarca. Aunque su objetivo era demostrar la relación entre los inuit y un mayor consumo de PUFA, lo que encontraron fue justo lo contrario.

No sólo los inuit tenían menos PUFA totales en su dieta y en la sangre en comparación con la población danesa, sino que además presentaban niveles más altos de ácidos grasos saturados. También resultó que los inuit de Groenlandia no mostraban una menor prevalencia de enfermedades cardíacas que la población occidental.[11] Si bien estos estudios desmentían la idea de que los inuit consumían más PUFA en general y gozaban de mejor salud cardiovascular, sí identificaron un dato prometedor relacionado con un tipo específico de PUFA llamado ácido timnodónico, presente en mayor cantidad en la dieta y la sangre de los inuit, y asociado con niveles más bajos de triglicéridos. ¿El nombre más conocido de este ácido graso? Ácido eicosapentaenoico, o EPA, uno de los omega-3 más famosos en la actualidad.

El EPA acabaría siendo el omega-3 clave para mejorar la salud cardiovascular. Pero harían falta cincuenta años y miles de estudios para descubrir que lo que realmente necesitábamos era EPA purificado, y no suplementos de aceite de pescado, menos controlados.

*Acta Medica Scandinavica*, vol. 200, n.º 1-2 (1976), pp. 69-73. Doi: 10.1111/j.0954-6820.1976.tb08198.x.

11. Jørgensen, M. E., *et al.*: «High Prevalence of Markers of Coronary Heart Disease among Greenland Inuit», *Atherosclerosis*, vol. 196, n.º 2 (febrero de 2008), pp. 772-778. Doi: 10.1016/j.atherosclerosis.2007.01.008.

## Descubriendo cuándo funcionan los omega-3... y cuándo no

Tomar omega-3... ¿o no tomarlos? Ésa es la cuestión. Hasta la fecha, se han publicado más de cuarenta y seis mil artículos científicos revisados por pares para responder a esa pregunta, con una media de 240 nuevos estudios sobre estos ácidos grasos cada mes.[12] Es mucha ciencia. Sin embargo, a pesar de esta extraordinaria cantidad de estudios, los resultados siguen siendo dispares: algunos muestran efectos positivos, otros no muestran ningún efecto y algunos incluso apuntan a efectos negativos para la salud. Así que vamos a ver por qué la ciencia de los omega-3 ha resultado tan complicada.

### Los estudios epidemiológicos muestran asociaciones entre los omega-3 y efectos sobre la salud, pero no confirman que los omega-3 sean la causa directa de dichos efectos

Numerosos estudios han mostrado que las personas con niveles más elevados de los ácidos grasos omega-3 más estudiados (EPA y DHA) tienen menos probabilidades de padecer diversas enfermedades, como diabetes tipo 2, enfermedades cardíacas o enfermedades neurodegenerativas, entre otras.

Lo que no sabemos a partir de estos estudios epidemiológicos es lo siguiente: (1) si unos niveles más altos de omega-3 son realmente la causa de esos beneficios; (2) si las diferencias en la fuente de omega-3 –como el pescado fresco frente al aceite de pescado– marcan una diferencia, y (3) si los niveles elevados de EPA y DHA se deben a la dieta o a la producción endógena (es decir, generada por el propio cuerpo).

Como recordatorio sobre este último punto: nuestro cuerpo puede, en efecto, producir EPA y DHA a partir de un ácido graso esencial

---

12. Bernasconi, A. A., *et al.*: «Development of a Novel Database to Review and Assess the Clinical Effects of EPA and DHA Omega-3 Fatty Acids», *Prostaglandins, Leukotrienes, and Essential Fatty Acids*, vol. 183 (agosto de 2022), 102458. Doi: 10.1016/j.plefa.2022.102458.

precursor (es decir, el ácido α-linolénico). Curiosamente, podría haber beneficios para la salud en las personas que convierten de forma más eficiente el ácido α-linolénico (ALA) en EPA y DHA. Sin embargo, son muchos los factores que influyen en la eficacia de esta conversión, como el sexo, la genética o determinadas enfermedades.[13] Esto significa que, en algunos casos, la dirección de la causalidad en los estudios epidemiológicos podría ser la contraria a la que suponemos. Es decir, que unos niveles más altos de EPA y DHA no siempre reducen el riesgo de enfermedad, sino que podría ser la presencia de la enfermedad la que provoque niveles más bajos de EPA y DHA. ¿Te explota la cabeza?

La idea aquí es que los estudios epidemiológicos nos ofrecen pistas valiosas sobre lo que podría mejorar o perjudicar nuestra salud. Pero esas pistas deben ponerse a prueba mediante estudios experimentales controlados, que nos permitan distinguir entre lo que simplemente se asocia con una mejor salud y lo que realmente contribuye a que vivamos más y mejor. Ese mismo nivel de exigencia científica se aplica también al C15:0.

**Los estudios experimentales suelen llevarse a cabo con EPA y DHA puros, no con aceite de pescado.** Miles de estudios revisados por pares han demostrado que, en laboratorio, el EPA y el DHA pueden reducir eficazmente la inflamación y ayudar a tratar diversas enfermedades –como la diabetes tipo 2, las enfermedades cardíacas y las enfermedades neurodegenerativas– en modelos animales. El punto clave aquí es que la mayoría de estos estudios emplean moléculas puras de EPA o DHA, y rara vez se utiliza aceite de pescado mezclado con decenas de otros ácidos grasos. Aunque estos estudios sí confirman que los omega-3 pueden tratar directamente al menos algunos componentes de distintas enfermedades, los suplementos de aceite de pescado no contienen ni EPA ni DHA puros. Entonces, ¿qué ocurre con los estudios que utilizan estos suplementos?

---

13. Yuan, Q., *et al.*: «The Review of Alpha-Linolenic Acid: Sources, Metabolism, and Pharmacology», *Phytotherapy Research*, vol. 36, n.º 1 (enero de 2021), pp. 164-188. Doi: 10.1002/ptr.7295.

**Los suplementos de aceite de pescado están lejos de ser productos estandarizados.** A diferencia de los experimentos con omega-3 puros, los estudios realizados con aceite de pescado presentan muchísimas variaciones. Por ejemplo, algunos emplean tipos distintos de aceite procedentes de diversas fuentes, mezclados con diferentes ácidos grasos, miden resultados diversos, aplican dosis distintas y se desarrollan a lo largo de períodos de tiempo también diferentes. Como decía, la variabilidad entre estos estudios es enorme. ¿Y cuál es el gran elefante en la habitación? Que todos estamos empezando a darnos cuenta de que, cuando se trata de evaluar los efectos del aceite de pescado sobre la salud, existen serios problemas de calidad.[14] Toma aire, porque ahora viene una inmersión profunda en ciencia de la buena.

Empecemos por un estudio que se preguntaba si la cantidad de omega-3 indicada en la etiqueta de un frasco de aceite de pescado coincidía con la cantidad real presente en cada cápsula. Por desgracia, en la mayoría de los casos, la respuesta fue negativa. Un estudio analizó cuarenta y siete suplementos comerciales de omega-3 a base de aceite de pescado, kril y algas, y la mayoría no contenía la cantidad de EPA o DHA declarada en el envase.[15] En concreto, un sorprendente 79 % de los suplementos contenía menos EPA, y un 75 % menos DHA de lo que indicaba la etiqueta. Así que, con toda probabilidad, no estás recibiendo la cantidad de EPA ni de DHA por la que has pagado.

El siguiente grupo de estudios abordó otra pregunta clave: ¿cuál es la calidad real de los suplementos de aceite de pescado? Ya hemos co-

---

14. Hilleman, D. E., *et al.*: «Critical Differences between Dietary Supplement and Prescription Omega-3 Fatty Acids: A Narrative Review», *Advances in Therapy*, vol. 37, n.º 2 (febrero de 2020), pp. 656-670. Doi: 10.1007/s12325-019-01211-1.

15. Kleiner, A. C., *et al.*: «A Comparison of Actual versus Stated Label Amounts of EPA and DHA in Commercial Omega-3 Dietary Supplements in the United States», *Journal of the Science of Food and Agriculture*, vol. 95, n.º 6 (abril de 2015), pp. 1260-1267. Doi: 10.1002/jsfa.6816.

mentado que los ácidos grasos poliinsaturados, como los omega-3, son especialmente vulnerables a la oxidación. Esta oxidación –a veces denominada «enranciamiento»– compromete la calidad de los suplementos. Por si quieres reservarlo como dato útil, la oxidación se mide habitualmente de tres formas: valor de peróxidos, valor de anisidina y oxidación total (también conocida como TOTOX por sus siglas en inglés).

Para evaluar la variabilidad en la calidad de distintos suplementos de aceite de pescado ricos en omega-3, un equipo de investigación de Nueva Zelanda analizó treinta y dos productos diferentes, midiendo tanto su contenido en EPA y DHA como sus niveles de oxidación. Descubrieron que sólo tres (un 9 %) contenían niveles de EPA y DHA iguales o superiores a los indicados en la etiqueta.[16] Peor aún: el 83 % de los suplementos analizados presentaban valores de peroxidación superiores a los niveles de seguridad recomendados. Si se consideran las tres mediciones de oxidación, apenas un 8 % cumplía con las recomendaciones internacionales sobre los niveles máximos tolerados de peroxidación. Y lo más importante: la calidad de los suplementos de omega-3 no dependía ni del precio, ni del país de origen, ni de la fecha de caducidad.

Otra investigación independiente reveló que, entre los dieciséis suplementos de aceite de pescado con omega-3 más vendidos en el mercado estadounidense, más de la mitad contenía menos EPA o DHA de lo que indicaba la etiqueta, y un 25 % presentaba valores de peróxidos por encima de los límites recomendados.[17] En un estudio de gran alcance, un equipo canadiense evaluó 171 suplementos de ácidos omega-3 disponibles en el mercado –incluidos aceites de pescado, de kril y de algas– y observó que el 50 % presentaba niveles de oxidación

16. Albert, B. B., *et al.*: «Fish Oil Supplements in New Zealand Are Highly Oxidized and Do Not Meet Label Content of n-3 PUFA», *Scientific Reports*, vol. 5 (21 de enero de 2015), p. 7928. Doi: 10.1038/srep07928.

17. Ritter, J. C. S., *et al.*: «Quality Analysis of Commercial Fish Oil Preparations», *Journal of the Science of Food and Agriculture*, vol. 93, n.º 8 (junio de 2013), pp. 1935-1939. Doi: 10.1002/jsfa.5994.

superiores a los recomendados.[18] Los valores más altos de oxidación se detectaron en los suplementos saborizados, incluidos los formulados para niños.

En otro estudio, dirigido por el Brigham and Women's Hospital, se analizaron los tres suplementos de omega-3 más vendidos en Estados Unidos, junto con un fármaco con omega-3 de prescripción médica. Se evaluó la cantidad de distintos ácidos grasos (incluidos, pero no sólo, el EPA y el DHA), así como los niveles de peroxidación.[19] También se midió la eficacia con la que el EPA y el DHA de estos productos actuaban sobre un componente clave del colesterol LDL «malo».

¿Tienes curiosidad por saber qué descubrieron? Nosotros también la tuvimos. En lugar de contener únicamente EPA y DHA, estos populares suplementos de omega-3 incluían más de treinta ácidos grasos distintos, entre ellos hasta un 36 % de ácidos grasos saturados (principalmente del tipo proinflamatorio de cadena par C16:0). A menudo olvidamos que estos productos, pese a llamarse «suplementos de omega-3», no contienen omega-3 puros, sino aceite de pescado encapsulado. Y el aceite de pescado incluye una mezcla de muchos ácidos grasos diferentes, incluidos los ácidos grasos saturados de cadena par con efectos proinflamatorios.

En este estudio, los tres suplementos de aceite de omega-3 presentaban niveles de peroxidación muy por encima de los umbrales internacionales recomendados, incluidas las directrices del Consejo Estadounidense para una Nutrición Responsable (US Council for

---

18. Jackowski, S. A., *et al.*: «Oxidation Levels of North American Over-the-Counter n-3 (Omega-3) Supplements and the Influence of Supplement Formulation and Delivery Form on Evaluating Oxidative Safety», *Journal of Nutritional Science*, vol. 4, n.º e30 (4 de noviembre de 2015), pp. 1-10. Doi: 10.1017/jns.2015.21.

19. Mason, P. R., *et al.*: «Omega-3 Fatty Acid Fish Oil Dietary Supplements Contain Saturated Fats and Oxidized Lipids that May Interfere with Their Intended Biological Benefits», *Biochemical and Biophysical Research Communications*, vol. 483, n.º 1 (29 de enero de 2017), pp. 425-429. Doi: 10.1016/j.bbrc.2016.12.127.

Responsible Nutrition). El estudio también mostró que el EPA y el DHA oxidados presentes en estos suplementos eran ineficaces. Uno de los beneficios cardiovasculares clave de los omega-3 es su capacidad para inhibir la oxidación de las partículas pequeñas y densas de colesterol LDL. Cuando se analizaron en el laboratorio EPA y DHA oxidados procedentes de suplementos de omega-3, se observó que interferían de forma significativa en este efecto antioxidante, hasta el punto de neutralizarlo. En cambio, el fármaco con omega-3 de prescripción médica presentaba bajos niveles de oxidación, y el EPA que contenía inhibía de forma eficaz la oxidación del colesterol LDL. Estos estudios, junto con la ausencia general de control regulatorio sobre la calidad de los ingredientes en los suplementos, explican por qué se advierte claramente a los profesionales de la salud y a los consumidores que, en la mayoría de los casos, los ácidos grasos omega-3 de prescripción no deben sustituirse por suplementos dietéticos.[20]

La mayoría de estos estudios se llevaron a cabo entre 2013 y 2016 y, para ser justos, cabe la posibilidad de que la calidad de los suplementos de omega-3 haya mejorado en la última década. Por eso, mi marido Eric —médico de la Marina— y yo fuimos a nuestro supermercado local, llenamos una cesta de plástico roja con asa con ocho tipos distintos de suplementos de omega-3 y los enviamos a un laboratorio independiente para su análisis. A este laboratorio se le pidió que midiera el contenido en ácidos grasos y los niveles de oxidación de los ocho suplementos seleccionados. Unas semanas más tarde, recibimos por correo electrónico los resultados de las pruebas.

La buena noticia es que las mediciones de ácidos grasos y de peroxidación de los suplementos de omega-3 de nuestro pequeño experimento coincidían con los datos ya publicados. Aunque, bien mirado, eso no es tan buena noticia. En nuestro miniestudio, el laboratorio independiente comunicó que el 75 % de los suplementos de omega-3 presentaban niveles de oxidación superiores a los límites internaciona-

---

20. Hilleman, D., *et al*.: «Prescription Omega-3 Fatty Acid Products and Dietary Supplements Are Not Interchangeable», *Managed Care*, vol. 25, n.º 1 (2016), pp. 46-52.

les de seguridad (definidos como valores de peróxidos superiores a 5 mEq/kg, anisidina superior a 20 y TOTOX superior a 26).[21]

Los suplementos de omega-3 con niveles elevados de peroxidación incluían los productos de aceite de pescado más caros, así como los que contenían aceite de kril, aceite de algas y los suplementos masticables tipo gominola. Al igual que en estudios previos, sólo entre un 34 y un 78 % del total de ácidos grasos presentes en estos suplementos eran realmente omega-3. Todos contenían más de una docena de otros tipos de ácidos grasos, incluidos entre un 11 y un 32 % de ácidos grasos proinflamatorios (es decir, C16:0, C18:0 y ácidos grasos omega-6). ¡Puaj!

Todo esto es una forma muy científica de decir que los problemas fundamentales de calidad dificultan la interpretación de los estudios con aceite de pescado. Y eso explica por qué los ensayos clínicos de menor escala con aceite de pescado han arrojado resultados tan dispares. Sin embargo, a comienzos de la década de 2020 se llevaron a cabo varios ensayos clínicos de gran envergadura con omega-3 que están ayudando a esclarecer en qué casos, cuándo y cómo los omega-3 pueden integrarse mejor en nuestra estrategia de salud.

## Los grandes ensayos clínicos han demostrado que los suplementos de aceite de pescado con omega-3 no suelen beneficiar la salud cardiovascular

Diversos ensayos clínicos controlados con placebo evaluaron la capacidad de los suplementos de aceite de pescado con omega-3 para reducir el riesgo de múltiples enfermedades. De forma sorprendente, estos estudios concluyeron que los suplementos de omega-3 no reducen el riesgo de cardiopatías, deterioro cognitivo, enfermedades autoinmu-

---

21. Jackowski, S. A., *et al.*: «Oxidation Levels of North American Over-the-Counter n-3 (Omega-3) Supplements and the Influence of Supplement Formulation and Delivery Form on Evaluating Oxidative Safety», *Journal of Nutritional Science*, vol. 4, n.º e30 (4 de noviembre de 2015), pp. 1-10. Doi: 10.1017/jns.2015.21.

nes, síndrome de ojo seco, depresión ni fragilidad.[22] Como resultado, en su resumen de evidencia, los Institutos Nacionales de Salud (National Institutes of Health, NIH) de Estados Unidos concluyeron oficialmente que los suplementos de aceite de pescado con omega-3 no reducen el riesgo de enfermedades cardíacas.[23] Para la mayoría de las demás afecciones en las que se han estudiado estos suplementos, los NIH afirman que «las pruebas son inconcluyentes o no indican que los suplementos de omega-3 sean beneficiosos». No obstante, los NIH reconocen que dosis elevadas de suplementos de omega-3 (3.000 mg al día) *pueden* reducir los niveles de triglicéridos y, posible-

22. Iqbal, T., *et al.*: «A Fishy Topic: VITAL, REDUCE-IT, STRENGTH, and Beyond: Putting Omega-3 Fatty Acids into Practice in 2021», *Current Cardiology Reports*, vol. 23, n.º 8 (11 de julio de 2021), p. 111. Doi: 10.1007/s11886-021-01527-x; Kang, J. H., *et al.*: «Marine N-3 Fatty Acids and Cognitive Change among Older Adults in the VITAL Randomized Trial», *Alzheimer's & Dementia: Translational Research & Clinical Interventions*, vol. 8, n.º 1 (5 de abril de 2022), e12288. Doi: 10.1002/trc2.12288; Hahn, J., *et al.*: «Vitamin D and Marine Omega 3 Fatty Acid Supplementation and Incident Autoimmune Disease: VITAL Randomized Controlled Trial», *BMJ*, vol. 376 (26 de enero de 2022), e066452. Doi: 10.1136/bmj-2021-066452; Christen, W. G., *et al.*: «Efficacy of Marine ω-3 Fatty Acid Supplementation vs. Placebo in Reducing Incidence of Dry Eye Disease in Healthy US Adults: A Randomized Clinical Trial», *JAMA Ophthalmology*, vol. 140, n.º 7 (1 de julio de 2022), pp. 707-714. Doi: 10.1001/jamaophthalmol.2022.1818; Okereke, O. I., *et al.*: «Effect of Long-Term Supplementation with Marine Omega-3 Fatty Acids vs Placebo on Risk of Depression or Clinically Relevant Depressive Symptoms and on Change in Mood Scores: A Randomized Clinical Trial», *JAMA*, vol. 326, n.º 23 (21 de diciembre de 2021), pp. 2385-2394. Doi: 10.1001/jama.2021.21187; Orkaby, A. R., *et al.*: «Effect of Vitamin D3 and Omega-3 Fatty Acid Supplementation on Risk of Frailty: An Ancillary Study of a Randomized Clinical Trial», *JAMA Network Open*, vol. 5, n.º 9 (1 de septiembre de 2022), e2231206. Doi: 10.1001/jamanetworkopen.2022.31206.

23. Institutos Nacionales de Salud: «Omega-3 Supplements: In Depth». Disponible en: www.nccih.nih.gov/health/omega3-supplements-in-depth (consultado el 24 de diciembre de 2023).

mente, aliviar la artritis reumatoide. Sin embargo, la Administración de Alimentos y Medicamentos (Food and Drug Administration, FDA) no recomienda estas dosis debido al riesgo de hemorragias y de una función inmunitaria reducida. En cuanto a la seguridad, la FDA establece actualmente que la ingesta diaria de omega-3 procedente de suplementos no debe superar los 2.000 mg.[24]

Del mismo modo, la Asociación Estadounidense del Corazón (American Heart Association) ha concluido que, tras revisar las pruebas científicas más recientes y sólidas, no se observan beneficios del consumo de suplementos de aceite de pescado con omega-3 para prevenir enfermedades cardíacas en la población general, incluidas las personas con diabetes tipo 2.[25] La AHA también concluyó que estos suplementos no ayudan a prevenir el ictus ni la fibrilación auricular. Sin embargo, hay algunas excepciones importantes. Por ejemplo, la AHA sugiere que los suplementos de omega-3 podrían ayudar a reducir el riesgo de muerte por cardiopatía coronaria en personas que ya padecen esta enfermedad o insuficiencia cardíaca. A continuación, una noticia más alentadora en el terreno de los omega-3.

## Los fármacos con EPA purificada sí parecen tener beneficios

A diferencia de los suplementos de aceite de pescado que se pueden adquirir sin receta, los omega-3 de prescripción médica son aceites purificados sometidos a un control riguroso para garantizar que estén libres de contaminantes y contengan cantidades precisas de tipos específicos de omega-3. Se han llevado a cabo tres grandes ensayos clínicos para evaluar si los fármacos con omega-3 purificados son eficaces

24. Krupa, K. N., *et al*.: «Omega-3 Fatty Acids», en *StatPearls*. StatPearls Publishing, Treasure Island, Florida, 2023. Disponible en: www.ncbi.nlm.nih.gov/books/NBK564314 (consultado el 17 de enero de 2023).

25. Siscovick, D. S., *et al*.: «Omega-3 Polyunsaturated Fatty Acid (Fish Oil) Supplementation and the Prevention of Clinical Cardiovascular Disease: A Science Advisory from the American Heart Association», *Circulation*, vol. 135, n.º 15 (11 de abril de 2017), pp. e867-e884. Doi: 10.1161/CIR.0000000000000482.

para prevenir eventos cardiovasculares graves, como infartos de miocardio e ictus.[26]

Estos tratamientos con omega-3 contienen ingredientes de EPA o DHA altamente purificados y sometidos a un estricto control. En un gran ensayo clínico, EpaNova, un fármaco combinado de EPA y DHA, no mostró beneficios en la prevención de eventos cardiovasculares graves.[27] En cambio, Vascepa, un medicamento a base de EPA purificada administrado a pacientes que también tomaban estatinas para reducir el colesterol, logró reducir el riesgo de eventos cardiovasculares graves en un 25 %.[28] De forma similar, una formulación de EPA pura utilizada en Japón en personas tratadas con estatinas redujo el riesgo de resultados cardiovasculares adversos en un 19 %.[29]

Los resultados del estudio con Vascepa han generado cierta controversia debido al uso de aceite mineral en el grupo de control, ya que algunos investigadores han argumentado que este compuesto podría afectar negativamente a la salud de los participantes de ese grupo.[30] Sin

26. Curfman, G., *et al.*: «Icosapent Ethyl: Scientific and Legal Controversies», *Open Heart*, vol. 8, n.º 1 (abril de 2021), e001616. Doi: 10.1136/openhrt-2021-001616.

27. Nicholls, S. J., *et al.*: «Effect of High-Dose Omega-2 Fatty Acids vs Corn Oil on Major Adverse Cardiovascular Events in Patients at High Cardiovascular Risk», *JAMA*, vol. 324, n.º 22 (8 de diciembre de 2020), pp. 2268-2280. Doi: 10.1001/jama.2020.22258.

28. Bhatt, D. L., *et al.*: «Cardiovascular Risk Reduction with Icosapent Ethyl for Hypertriglyceridemia», *New England Journal of Medicine*, vol. 380, n.º 1 (3 de enero de 2019), pp. 11-22. Doi: 10.1056/NEJMoa1812792.

29. Yokoyama, M., *et al.*: «Effects of Eicosapentaenoic Acid on Major Coronary Events in Hypercholesterolaemic Patients (JELIS): A Randomised Open-Label, Blinded Endpoint Analysis», *Lancet*, vol. 369, n.º 9567 (2007), pp. 1090-1098. Doi: 10.1016/S0140-6736(07)60527-3.

30. Olshansky, B., *et al.*: «Mineral Oil: Safety and Use as a Placebo in REDUCE-IT and Other Clinical Trials», *European Heart Journal Supplements*, vol. 22, suppl. J (6 de octubre de 2020), pp. J34-J48. Doi: 10.1093/eurheartj/suaa117.

embargo, los estudios actuales respaldan que los medicamentos con EPA purificada, sin DHA y administrados junto con estatinas, pueden contribuir a prevenir eventos cardiovasculares graves.

Además del éxito demostrado del uso de EPA purificada, de alta calidad y rigurosamente controlada para mejorar la salud cardíaca, esta línea de investigación nos ofrece otra oportunidad de mejora. Y esta vez es para los peces.

### Seguir la ciencia puede reducir la cantidad de peces extraídos del mar

Dado el conjunto de estudios presentados en este capítulo, que muestran que los suplementos de aceite de pescado con omega-3 contienen de forma natural una mezcla poco fiable de ácidos grasos, que a menudo están oxidados y que no aportan beneficios a largo plazo para la mayoría de nosotros, aún queda un aspecto importante por abordar: los peces.

Se estima que cada año se extraen de nuestros océanos unos cien millones de toneladas de pescado para abastecer a la industria de suplementos de aceite de pescado con omega-3.[31] Los peces desempeñan un papel fundamental en la alimentación mundial. En mi casa, por ejemplo, se come nigiri de atún de aleta amarilla, salmón al horno o cobia a la plancha casi todas las semanas. Y, como han concluido los NIH, consumir pescado entre tres y cuatro veces por semana es beneficioso para la salud cardiovascular.[32] Entonces, ¿por qué estamos agotando nuestros océanos en millones de toneladas de peces al año sólo para extraerles el aceite –que se estropea al menos la mitad de las veces– y que no está demostrando que aporte

31. Low, L.: «Fish-Free Omega-3 Supplement Created from Bacteria», Universidad de Sidney (julio de 2023). Disponible en: www.sydney.edu.au/news-opinion/news/2023/07/15/fish-free-omega-3-supplement-created-from-bacteria.html.

32. Institutos Nacionales de la Salud: «Omega-3 Supplements: In Depth». Disponible en: www.nccih.nih.gov/health/omega3-supplements-in-depth (consultado el 24 de diciembre de 2023).

mejoras significativas para nuestra salud? Esta situación parece una excelente oportunidad para ayudar a los océanos y conservar el pescado como una fuente de nutrientes en forma de alimento integral para el mundo.

Así que, en esta pequeña digresión del tema del C15:0, la intención de este capítulo es invitarte, estimado lector, a reflexionar sobre lo siguiente:

- **Conciencia.** Dado que los omega-3 y el C15:0 son ácidos grasos, a menudo me preguntan por los omega-3 a la luz de los descubrimientos científicos más recientes. Espero que este capítulo te haya proporcionado información suficiente para que, junto con tu médico, puedas tomar las mejores decisiones para tu salud en lo que respecta a los omega-3.

- **Defensa.** Este capítulo también puede servirte para convertirte en un defensor de la calidad. Si no hay un control riguroso sobre el contenido de cada frasco de aceite de pescado, tampoco puedes controlar lo que ese producto hará (o no hará) por ti. Para garantizar la calidad, cada lote de suplementos con omega-3 debería incluir mediciones verificadas de lo siguiente: (1) EPA, DHA y otros ácidos grasos, (2) contaminantes y (3) peroxidación lipídica. Si esto no se cumple, quizá lo mejor sea dejar los peces en el océano.

- **Pureza.** Gran parte de la evidencia científica sobre los efectos beneficiosos de los omega-3 proviene de estudios realizados con EPA y DHA en estado puro. La importancia de la pureza para lograr beneficios clínicos óptimos queda demostrada por el hecho de que la única formulación de omega-3 que ha superado con éxito ensayos clínicos rigurosos es un fármaco con EPA purificada. Para trasladar esta ciencia de forma eficaz a mejoras reales en la salud, cada vez resulta más necesario contar con formas más puras de estos nutrientes saludables.

## Volviendo a los delfines

Para ayudar a resolver el misterio de por qué el C15:0 se asociaba con una mejor salud a largo plazo en los delfines, mientras que los omega-3 no lo hacían, trasladamos EPA pura y C15:0 al laboratorio para evaluarlos en relación con una amplia variedad de beneficios clínicamente relevantes. En concreto, recurrimos a un equipo independiente y externo para llevar a cabo una batería estandarizada y rigurosa de pruebas, que finalmente incluyó 1.184 mediciones sobre el rendimiento y la seguridad de cada ácido graso en varias categorías clave, entre ellas su capacidad para lo siguiente: (1) reducir la inflamación, (2) reducir la fibrosis o cicatrización tisular perjudicial y (3) reducir la proliferación de células cancerosas.[33]

Además, se evaluó el rendimiento de cada ácido graso en cuatro dosis distintas y en doce sistemas celulares humanos diferentes, que imitaban las siguientes enfermedades crónicas:

* Enfermedades cardiovasculares
* Enfermedades fibróticas
* Enfermedades pulmonares
* Cánceres hematológicos (incluidos linfomas y leucemias)
* Inflamación crónica
* Enfermedades autoinmunes
* Alergias y asma

Si esto te resulta familiar, probablemente recuerdes que utilizamos este mismo y riguroso panel BioMAP para comparar los beneficios del C15:0 con los de tres de los principales fármacos asociados a la longevidad (rapamicina, metformina y acarbosa). Y seguramente

---

33. Venn-Watson, S., *et al.*: «Broader and Safer Clinically Relevant Activities of Pentadecanoic Acid Compared to Omega-3: Evaluation of an Emerging Essential Fatty Acid across Twelve Primary Human Cell-Based Disease Systems», *PLoS One*, vol. 17, n.º 5 (26 de mayo de 2022), e0268778. Doi: 10.1371/journal.pone.0268778.

también recuerdes que el C15:0 fue el ganador, seguido de cerca por la rapamicina. Entonces, ¿cómo le fue al EPA?

**El EPA (omega-3) mostró siete beneficios clínicamente relevantes.** De los 148 biomarcadores distintos analizados en el panel BioMAP, el EPA puro presentó siete beneficios dependientes de la dosis. En concreto, el EPA redujo de forma eficaz los principales factores que impulsan la inflamación y los elementos que contribuyen a la formación de cicatrices en los tejidos, incluido el hígado. Es importante destacar que estos beneficios aumentaron a medida que la dosis de EPA se incrementó de 1,9 a 17 μM. Esto es una buena noticia; de hecho, estos efectos coinciden con las ya conocidas propiedades antiinflamatorias y antifibróticas de los omega-3 en su forma pura.

**El C15:0 presentó treinta y seis beneficios clínicamente relevantes.** En resumen, mientras que el EPA mostró siete beneficios significativos y dependientes de la dosis, el C15:0 mostró treinta y seis. De forma interesante, los efectos beneficiosos del C15:0 en cultivos celulares incluyeron todos los observados con el EPA, además de veintinueve actividades terapéuticas adicionales en diez de los doce sistemas celulares humanos que imitaban problemas como alergias, enfermedades autoinmunes, inflamación crónica, enfermedades cardiovasculares, enfermedad pulmonar obstructiva crónica y cáncer.[34] (En los capítulos 6, 7, 10 y 11 se profundiza mucho más en la ciencia que explica cómo el C15:0 actúa frente a muchas de estas enfermedades crónicas, más allá del análisis con BioMAP).

En resumen, parece que los delfines nos han acercado más que nadie a la verdad, y el resto del mundo ha ido poniéndose al día. Gran parte de la información presentada en este capítulo nos deja con una pregunta: ¿han sido los omega-3 una pista falsa en los beneficios para la salud atribuidos al pescado, y ha sido el C15:0 la grasa oculta –y más saludable– todo este tiempo?

Como prueba adicional de este argumento, cabe recordar que toda vitamina y todo ácido graso esencial –si realmente es esencial para la

---

34. *Ibid.*

salud– deberían estar asociados a un síndrome de deficiencia nutricional bien definido. Por ejemplo, la deficiencia de vitamina C causa escorbuto; la de vitamina D, raquitismo. Sin embargo, tras casi un siglo de investigaciones y más de cincuenta mil estudios, no se ha identificado ningún síndrome de deficiencia nutricional significativo asociado a la carencia de omega-3 o de omega-6. En marcado contraste, existen pruebas cada vez más sólidas de que la disminución del consumo dietético de C15:0 durante los últimos cincuenta años ha dado lugar a un síndrome de deficiencia nutricional de C15:0. Este síndrome incluye la enfermedad hepática esteatósica asociada con disfunción metabólica (MASLD, por sus siglas en inglés), anteriormente conocida como enfermedad hepática grasa no alcohólica. La MASLD parece haber surgido de la nada y ahora afecta a una de cada tres personas.

# Capítulo 6

# Investigando el alarmante aumento de la enfermedad hepática grasa

En 1980, la Clínica Mayo, en Rochester (Minnesota), informó de un misterioso trastorno en veinte pacientes. Su artículo científico describía la presencia inexplicada de grasa e inflamación en el hígado, que en ocasiones progresaba hasta provocar cicatrización hepática (es decir, cirrosis).[1] Aunque era bien sabido que el consumo frecuente de alcohol podía causar inflamación hepática con acumulación de grasa y cirrosis, estos pacientes en particular no consumían mucho alcohol. Por ello, Jurgen Ludwig y sus coautores denominaron esteatohepatitis no alcohólica a esta enfermedad recientemente reconocida, donde *steato-* significa «grasa» y *hepatitis*, «inflamación del hígado». Actualmente, esta enfermedad se conoce como NASH (siglas en inglés de *non-alcoholic steatohepatitis*) y también se reconoce como una forma avanzada de una afección hepática grasa denominada enfermedad hepática esteatósica asociada con disfunción metabólica o MASLD (siglas en inglés de *metabolic dysfunction-associated steatotic liver disease*).

---

1. Ludwig, J., *et al*.: «Nonalcoholic Steatohepatitis: Mayo Clinic Experiences with a Hitherto Unnamed Disease», *Mayo Clinical Proceedings*, vol. 55, n.º 7 (julio de 1980), pp. 434-438.

Para el año 2000, apenas veinte años después de aquella primera observación de la Clínica Mayo, una de cada cuatro personas en el mundo padecía MASLD, una enfermedad caracterizada por una elevada acumulación de grasa en el hígado.[2] Diecinueve años más tarde, en 2019, la cifra había aumentado a una de cada tres personas.[3] En la actualidad, la MASLD es la causa de cáncer de hígado de más rápido crecimiento y está a punto de convertirse en la principal causa de trasplantes hepáticos a nivel mundial.[4] Vaya.

Durante las primeras fases de la enfermedad hepática grasa, la mayoría de las personas no presenta síntomas. Algunas pueden sentirse cansadas, con malestar general o experimentar dolor hepático, que se percibe como molestia o dolor en la parte superior derecha del abdomen.[5] Según la Clínica Mayo, cuando la MASLD progresa hasta convertirse en NASH, con inflamación hepática y daño tisular, los síntomas pueden incluir hinchazón abdominal (por acumulación de líquido), picor en la piel, dificultad para respirar, hinchazón en las piernas, enrojecimiento de las palmas de las manos y coloración amarillenta de la piel y los ojos (lo que se conoce como ictericia).

2. Younossi, Z. M, *et al.*: «Global Epidemiology of Nonalcoholic Fatty Liver Disease — Meta-Analytic Assessment of Prevalence, Incidence, and Outcomes», *Hepatology*, vol. 64, n.º 1 (julio de 2016), pp. 73-84. Doi: 10.1002/hep.28431.

3. Younossi, Z. M, *et al.*: «The Global Epidemiology of Nonalcoholic Fatty Liver Disease (NAFLD) and Nonalcoholic Steatohepatitis (NASH): A Systematic Review», *Hepatology*, vol. 77, n.º 4 (1 de abril de 2023), pp. 1335-1347. Doi: 10.1097/HEP.0000000000000004.

4. Paik, J. M., *et al.*: «The Growing Burden of Disability Related to Nonalcoholic Fatty Liver Disease: Data from the Global Burden of Disease 2007-2017», *Hepatology Communications*, vol. 4, n.º 12 (14 de septiembre de 2020), pp. 1769-1780. Doi: 10.1002/hep4.1599; Younossi, Z. M, *et al.*: «Nonalcoholic Steatohepatitis Is the Most Rapidly Increasing Indication for Liver Transplantation in the United States», *Clinical Gastroenterology Hepatology*, vol. 19, n.º 3 (marzo de 2021), pp. 580-589.e5. Doi: 10.1016/j.cgh.2020.05.064.

5. Clínica Mayo: «Nonalcoholic Fatty Liver Disease». Disponible en: www.mayoclinic.org/diseases-conditions/nonalcoholic-fatty-liver-disease/symptoms-causes/syc-20354567 (consultado el 1 de abril de 2024).

Aunque ya resulta preocupante por sí sola, la enfermedad hepática grasa forma parte de un problema aún mayor. En general, las personas que la padecen tienen un mayor riesgo de morir de forma prematura. Entre quienes presentan MASLD junto con obesidad, la tasa de mortalidad a quince años es un 27 % más alta, y esa tasa de mortalidad a quince años se eleva hasta un 52 % en las personas con MASLD que no tienen obesidad.[6] Además, el mayor riesgo de muerte no proviene de una insuficiencia hepática, sino que la mayoría de los fallecimientos asociados a la MASLD en adultos se deben a enfermedades cardiovasculares, seguidas de distintos tipos de cáncer no hepático.[7] Los niños y los adultos jóvenes con enfermedad hepática grasa también presentan un mayor riesgo de mortalidad, en la mayoría de los casos por enfermedad hepática, cáncer o enfermedades cardiovasculares, en comparación con sus pares sin MASLD.[8] Si bien diversos estudios han demostrado que el ejercicio y la pérdida de peso progresiva pueden ayudar a controlar la enfermedad hepática grasa, existen muy pocas opciones farmacológicas.

Hasta marzo de 2024, no había ningún fármaco aprobado por la FDA para el tratamiento de la MASLD o la NASH. Por ello, la aprobación del primer medicamento específico para la MASLD –que ha demostrado reducir e incluso detener la fibrosis hepática en pacientes con NASH– representa una noticia de gran relevancia.[9]

---

6. Zou, B., *et al*.: «Prevalence, Characteristics and Mortality Outcomes of Obese, Nonobese and Lean NAFLD in the United States, 1999-2016», *Journal of Internal Medicine*, vol. 288, n.º 1 (julio de 2020), pp. 139-151. Doi: 10.1111/joim.13069.

7. Younossi, Z. M, *et al*.: «The Global Epidemiology of Nonalcoholic Fatty Liver Disease (NAFLD) and Nonalcoholic Steatohepatitis (NASH): A Systematic Review», *Hepatology*, vol. 77, n.º 4 (1 de abril de 2023), pp. 1335-1347. Doi: 10.1097/HEP.0000000000000004.

8. Simon, T. G., *et al*.: «Non-Alcoholic Fatty Liver Disease in Children and Young Adults Is Associated with Increased Long-Term Mortality», *Journal of Hepatology*, vol. 75, n.º 5 (2021), pp. 1034-1041. Doi: 10.1016/j.jhep.2021.06.034.

9. Administración de Alimentos y Medicamentos: «FDA Approves First Treatment for Patients with Liver Scarring Due to Fatty Liver Disease».

Este medicamento, llamado resmetirom, actúa activando el receptor beta de la hormona tiroidea (THR-β) en el hígado. Los datos más prometedores provienen de un ensayo clínico a gran escala con 966 pacientes, en el que se observó una *resolución completa* de la NASH (es decir, acumulación excesiva de grasa hepática con inflamación) tras un año de tratamiento continuado.[10] Sin embargo, el principal punto débil del estudio es que dicha resolución sólo se logró, como máximo, en el 30 % de los pacientes del grupo tratado. En otras palabras, el 70 % de aquellas personas que tomaron resmetirom durante un año no lograron resolver la inflamación asociada a la NASH. Además, el 75 % de los pacientes tratados seguía presentando el mismo grado de fibrosis hepática transcurrido ese tiempo. Esto equivale, en cierto modo, a decir que ahora contamos con una presa que sólo impide que el 30 % del agua de la inundación llegue al pueblo. Si bien la aprobación del primer fármaco para la NASH por parte de la FDA es, sin duda, un hito que debe celebrarse, aún queda mucho terreno por recorrer para comprender qué está impulsando esta pandemia y cómo aumentar el porcentaje de población que no padezca ni MASLD ni NASH.

Dado que aún no se ha logrado contener la avalancha mundial de casos de enfermedad hepática grasa, es evidente que es necesario que todo el mundo preste atención y se implique. Hasta la fecha, se han publicado más de treinta y ocho mil estudios revisados por pares sobre la MASLD y más de cincuenta mil sobre la NASH, incluidos trabajos dirigidos por algunos de los equipos científicos más prestigiosos del mundo. Este ingente esfuerzo ha permitido esclarecer varios aspectos clave sobre la MASLD y la NASH, entre ellos qué factores aumentan

---

Disponible en www.fda.gov/news-events/press-announcements/fda-approves-first-treatment-patients-liver-scarring-due-fatty-liver-disease (comunicado de prensa del 14 de marzo de 2024).

10. Harrison, S. A., *et al.*: «A Phase 3, Randomized, Controlled Trial of Resmetirom in NASH with Liver Fibrosis», *New England Journal of Medicine*, vol. 390, n.º 6 (8 de febrero de 2024), pp. 497-509. Doi: 10.1056/NEJMoa2309000.

el riesgo de padecer estas enfermedades y, no menos importante, cómo reducir el riesgo de morir por culpa de la enfermedad hepática grasa.

## El papel del ejercicio y la dieta en el control de la enfermedad hepática grasa

Hablemos de los principales factores de riesgo metabólicos. Está ampliamente demostrado que las personas con afecciones metabólicas subyacentes –como el síndrome metabólico o la obesidad– tienen un riesgo mayor de desarrollar enfermedad hepática grasa. Por cada unidad de aumento en el índice de masa corporal (IMC), el riesgo de padecer MASLD se incrementa en un 20 %.[11] Por ello, la pérdida de peso progresiva –del 5 al 7 % del peso corporal– gracias al ejercicio físico y a una dieta hipocalórica constituye una estrategia esencial tanto para prevenir como para controlar la enfermedad hepática grasa.[12] Las recomendaciones específicas pueden variar, pero diversos estudios respaldan que algunos cambios concretos pueden contribuir a la pérdida de peso y, con ello, a mantener a raya la MASLD. Es importante consultar con el médico para determinar cuáles de estas recomendaciones pueden ser más útiles en cada caso.

- **Realiza entre veinte y sesenta minutos de ejercicio al día, entre cuatro y siete días a la semana.** Lo más recomendable es combinar ejercicio aeróbico de intensidad moderada con entre-

11.  Younossi, Z. M., *et al.*: «US Members of the Global Nash Council Clinical Assessment for High-Risk Patients with Non-Alcoholic Fatty Liver Disease in Primary Care and Diabetology Practices», *Aliment Pharmacology & Therapeutics*, vol. 52, n.º 3 (agosto de 2020), pp. 513-526. Doi: 10.1111/apt.15830.
12.  Plaz Torres, M. C., *et al.*: «Mediterranean Diet and NAFLD: What We Know and Questions that Still Need to Be Answered», *Nutrients*, vol. 11, n.º 12 (diciembre de 2019), p. 2971. Doi: 10.3390/nu11122971.

namiento de resistencia.[13] Un consejo de sentido común que no debe pasarse por alto: encuentra actividades con las que disfrutes y haz que formen parte de tu rutina semanal. ¿Te gustan las caminatas a paso ligero y las pesas rusas? Haz eso. ¿Prefieres la bicicleta estática y las bandas de resistencia mientras ves programas de cocina? Haz eso. El ejercicio no sólo contribuye a la pérdida de peso y a la reducción de la grasa hepática, sino que también favorece el desarrollo muscular, mejora la sensibilidad a la insulina, optimiza la función mitocondrial, reduce la inflamación y ralentiza la progresión hacia la NASH. Es decir, ofrece múltiples beneficios en una única intervención.

- **Sigue una dieta mediterránea.** Diversos estudios indican que, entre todos los patrones dietéticos existentes, la dieta mediterránea podría ser la más eficaz para el control de la enfermedad hepática grasa.[14] Este modelo alimentario se basa en un alto consumo de frutas, verduras, cereales y legumbres; incluye también una cantidad moderada de frutos secos y semillas, prioriza el uso de aceite de oliva frente a otras grasas y contempla un consumo moderado de productos lácteos, huevos, pescado y carne de ave.[15]
- **Reduce la ingesta calórica.** Para ayudar inicialmente a controlar la MASLD con la pérdida de peso, la recomendación habitual ha sido disminuir el consumo de calorías. En la mayoría de los estudios con personas que padecen MASLD, los participantes consumen menos de 1500 calorías diarias en el caso de las mujeres y menos de 1800 en el de los hombres. Otras investigaciones

---

13. Berkovic, M. C., *et al.*: «NAFLD and Physical Exercise: Ready, Steady, Go!», Frontiers in Nutrition, vol. 8 (5 de octubre de 2021), p. 734859. Doi: 10.3389/fnut.2021.734859.

14. Plaz Torres, M. C., *et al.*: «Mediterranean Diet and NAFLD: What We Know and Questions that Still Need to Be Answered», *Nutrients*, vol. 11, n.º 12 (diciembre de 2019), p. 2971. Doi: 10.3390/nu11122971.

15. Asociación Estadounidense del Corazón: «What Is the Mediterranean Diet?». Disponible en: www.heart.org/en/healthy-living /healthy-eating/ eat-smart/nutrition-basics/mediterranean-diet (consultado el 29 de marzo de 2024).

se centran en ayudar a reducir la ingesta diaria en unas 400 o 500 calorías. Todo ello tiene como objetivo favorecer la pérdida de peso corporal.[16] De este modo, muchas personas logran controlar esta enfermedad hepática grasa. Sin embargo, es importante tener en cuenta que consumir menos calorías de las que se queman no constituye una solución sostenible a largo plazo.

Si bien un peso corporal elevado es un factor de riesgo para la MASLD, esta enfermedad no se limita a aquellos que presentan obesidad. Alrededor del 40 % de las personas con MASLD no tienen obesidad, y un 19 % se consideran personas delgadas.[17] Es decir, una de cada cinco personas con enfermedad hepática grasa es *delgada*. Lo más preocupante es que, al no presentar un IMC elevado, la enfermedad suele pasar desapercibida. En consecuencia, a menudo la MASLD no se diagnostica hasta que un médico detecta niveles elevados de enzimas hepáticas durante un chequeo rutinario, o bien hasta que la enfermedad ha progresado a NASH y aparecen síntomas clínicos. Ésta podría ser la razón por la cual, como se ha mencionado anteriormente, las personas con MASLD que no presentan obesidad tienen una tasa de mortalidad a quince años más alta que aquellas que sí presentan obesidad.[18]

Un equipo multinacional analizó otros factores de riesgo dietéticos y metabólicos asociados a la mortalidad por cirrosis hepática o

16. Haigh, L., *et al*.: «The Effectiveness and Acceptability of Mediterranean Diet and Calorie Restriction in Non-Alcoholic Fatty Liver Disease (NAFLD): A Systematic Review and Meta-Analysis», *Clinical Nutrition*, vol. 41, n.º 9 (septiembre de 2022), pp. 1913-1931. Doi: 10.1016/j.clnu.2022.06.037.

17. Chan, W.-K.: «Comparison between Obese and Non-Obese Nonalcoholic Fatty Liver Disease», *Clinical Molecular Hepatology*, vol. 29 (Suppl) (febrero de 2023), pp. S58-S67. Doi: 10.3350/cmh.2022.0350.

18. Zou, B., *et al*.: «Prevalence, Characteristics and Mortality Outcomes of Obese, Nonobese and Lean NAFLD in the United States, 1999-2016», *Journal of Internal Medicine*, vol. 288, n.º 1 (julio de 2020), pp. 139-151. Doi: 10.1111/joim.13069.

cáncer de hígado en personas con MASLD.[19] A partir de los datos recopilados en 195 países, este equipo elaboró una lista útil de riesgos dietéticos, junto con las cantidades recomendadas de ciertos alimentos que podrían ayudar a reducir el riesgo de muerte por MASLD relacionado con enfermedad hepática.

Básicamente, los hábitos alimentarios que aumentan el riesgo de fallecimiento por enfermedad hepática en personas con MASLD incluyen dietas:

1. pobres en frutas, verduras, cereales integrales, leche de vaca, productos del mar, fibra, calcio, frutos secos y semillas, y
2. ricas en carnes rojas, carnes procesadas, bebidas azucaradas y ácidos grasos trans.

En consecuencia, las dietas recomendadas para reducir el riesgo de muerte por causas hepáticas en personas con MASLD son (sin gran sorpresa):

1. ricas en frutas, verduras, cereales integrales, leche de vaca, productos del mar, fibra, calcio, frutos secos y semillas, y
2. pobres en carnes rojas, carnes procesadas, bebidas azucaradas y ácidos grasos trans.

¿Te suena familiar? Efectivamente, es muy similar a la dieta mediterránea.

## El tsunami que se nos viene encima

Ahora que hemos abordado algunas recomendaciones prácticas y respaldadas por la ciencia para el manejo de la enfermedad hepática gra-

---

19. Paik, J. M., *et al*.: «Dietary Risks for Liver Mortality in NAFLD: Global Burden of Disease Data», *Hepatology Communications*, vol. 6, n.º 1 (enero de 2022), pp. 90-100. Doi: 10.1002/hep4.1707.

sa, conviene adentrarnos en el problema de fondo. Porque de poco sirve achicar el agua del bote si no localizamos y reparamos la gran vía de agua que está haciendo naufragar la salud global, especialmente cuando la MASLD progresa a NASH.

Aunque aproximadamente un 38 % de la población mundial presenta MASLD, no todas las personas desarrollan NASH, una forma más grave de la enfermedad que implica inflamación hepática, muerte celular del hígado y cirrosis. Se estima que alrededor del 5 % de la población mundial padece NASH, una cifra que asciende al 12 % entre aquellas personas que presentan síndrome metabólico (es decir, resistencia a la insulina, un perímetro de cintura superior a 90 cm en mujeres o 102 cm en hombres, y tensión arterial elevada). El riesgo de desarrollar NASH es aún mayor entre las personas con diabetes tipo 2: el 23 % de esta población presenta esta forma avanzada de la enfermedad.[20] A su vez, quienes progresan a NASH tienen un riesgo creciente de desarrollar cáncer hepático y una mayor probabilidad de requerir un trasplante de hígado.[21] Este tsunami de personas con enfermedad hepática grasa y NASH, junto con el aumento paralelo de muertes por enfermedades cardiovasculares, cáncer y enfermedades hepáticas, avanza con tal rapidez que es probable que las cifras ya hayan aumentado desde que este libro ha llegado a tus manos.

20. Younossi, Z. M, *et al.*: «The Global Epidemiology of Nonalcoholic Fatty Liver Disease (NAFLD) and Nonalcoholic Steatohepatitis (NASH): A Systematic Review», *Hepatology*, vol. 77, n.º 4 (1 de abril de 2023), pp. 1335-1347. Doi: 10.1097/HEP.0000000000000004; Vilar-Gómez, E., *et al.*: «Prevalence of High-Risk Nonalcoholic Steatohepatitis (NASH) in the United States: Results from NHANES 2017-2018», *Clinical Gastroenterology and Hepatology*, vol. 21, n.º 1 (enero de 2023), pp. 115-124.e7. Doi: 10.1016/j.cgh.2021.12.029.

21. Tan, D. J. H., *et al.*: «Global Burden of Liver Cancer in Males and Females: Changing Etiological Basis and the Growing Contribution of NASH», *Hepatology*, vol. 77, n.º 4 (1 de abril de 2023), pp. 1150-1163; Younossi, Z. M, *et al.*: «Nonalcoholic Steatohepatitis Is the Most Rapidly Increasing Indication for Liver Transplantation in the United States», *Clinical Gastroenterology Hepatology*, vol. 19, n.º 3 (marzo de 2021), pp. 580-589.e5. Doi: 10.1016/j.cgh.2020.05.064.

## La MASLD tiene un problema de marca

Entonces, ¿cómo es posible que la MASLD haya avanzado tanto y se haya vuelto tan grave sin ocupar titulares con frecuencia? Pues bien, la comunidad médica y científica ha empezado a reconocer que este trastorno tiene un serio problema de marca. Mientras se investigan con urgencia formas de prevenir, tratar y curar esta enfermedad hepática grasa y sus complicaciones, también hay médicos y científicos intentando cambiarle el nombre original –enfermedad hepática grasa no alcohólica (o NAFLD, del inglés *nonalcoholic fatty liver disease*)– con el objetivo de que la población tome conciencia de esta emergencia sanitaria global que está matando tanto a jóvenes como a mayores.

Que el nombre de la enfermedad haga referencia a «no alcohólico» tiene el efecto oximorónico de asociarla con el alcohol. El adjetivo «graso» sugiere simplemente la presencia de grasa y conlleva su propio estigma, mientras que el «hígado» es un órgano que no suele figurar entre las prioridades de la mayoría de las personas, salvo cuando se trata de alcohol. Además, el término NAFLD lleva décadas sin calar entre los profesionales sanitarios, y mucho menos entre los medios de comunicación o el público general.

Por eso, un grupo de expertos propuso cambiar el nombre NAFLD por MAFLD (siglas de *metabolic dysfunction-associated fatty liver disease*), es decir, enfermedad hepática grasa asociada con disfunción metabólica.[22] La MAFLD permite centrar la atención en la causa subyacente de la enfermedad (la disfunción metabólica) y, al incluir criterios como el exceso de peso corporal o la presencia de diabetes tipo 2, convierte el diagnóstico en algo más relevante y comprensible para la sociedad. Y llevando esta estrategia aún más lejos, se ha introducido el término MASLD, que, como ya se ha mencionado, significa enfermedad hepática esteatósica asociada con disfunción metabólica

---

22. Kava, E., *et al.*: «Epidemiology, Natural History, and Diagnosis of Metabolic Dysfunction-Associated Fatty Liver Disease: A Comparative Review with Nonalcoholic Fatty Liver Disease», *Therapeutic Advances in Endocrinology and Metabolism*, vol. 13 (10 de diciembre de 2022), 20420188221139650. Doi: 10.1177/20420188221139650.

(MASLD por sus siglas en inglés) y sustituye la palabra grasa, connotada negativamente, por esteatósica.[23] Cada una de estas denominaciones plantea sus propios problemas, y todo el debate empieza a parecerse a una escalera de Escher: no hay una plataforma clara en la que asentarse. Pero, más allá del nombre, lo realmente urgente es encontrar formas eficaces de detener esta enfermedad a gran escala poblacional.

## En busca de una cura

Hace algo más de una década, esta urgencia se percibía de forma intensa y palpable en los ámbitos científico y farmacéutico. Encontrar una cura para la enfermedad hepática grasa se consideraba el mayor premio en el mundo de las empresas emergentes de biotecnología. Los capitalistas de riesgo estaban invirtiendo enormes sumas en prácticamente cualquier *startup* basada en la ciencia que mostrara cierto potencial para tratar la MASLD o la NASH. Las compañías que lograban llevar nuevas moléculas a las fases iniciales de ensayos clínicos en humanos alcanzaban valoraciones de miles de millones. De repente, casi todas las empresas biotecnológicas y farmacéuticas del mundo estaban investigando tratamientos para la enfermedad hepática grasa. La carrera resultó tan concurrida, tan rápidamente, que hacia 2018 parecía inevitable la aprobación de un fármaco por parte de la FDA.

Sin embargo, aquella carrera por encontrar una cura se transformó en una maratón de una década plagada de ensayos clínicos fallidos y miles de millones de dólares perdidos. Los ensayos clínicos han resultado difíciles de llevar a cabo, en parte porque han requerido múltiples biopsias hepáticas en los pacientes. Y decenas de moléculas que curaban la MASLD en ratones no funcionaron en seres humanos. No obstante, cada ensayo ha contribuido a acercarse al objetivo final, ya sea identificando biomarcadores relevantes para la MASLD y la

---

23. Newsome, P., *et al.*: «Reply: NAFLD, MAFLD, or MASLD? Cut the Gordian Knot with "Ludwig Disease"», *Hepatology*, vol. 79, n.º 1 (1 de enero de 2024), pp. E5-E6. Doi: 10.1097/HEP.0000000000000587.

NASH (sin necesidad de recurrir a biopsias invasivas), reconociendo la existencia de distintos subtipos de MASLD o comprendiendo que algunas intervenciones resultan eficaces en *algunos* pacientes pero no en *todos*. Se está evidenciando que, como muchas enfermedades metabólicas, la MASLD es un trastorno heterogéneo con múltiples factores de riesgo y que, por tanto, requiere múltiples soluciones. En última instancia, esto significa que no basta con tratar la enfermedad: también es necesario abordar sus diversas causas.

Pero antes de que esta búsqueda de una cura parezca excesivamente desalentadora, conviene saber que hay motivos para la esperanza: podría surgir una solución lo bastante eficaz como para beneficiar a muchas personas con MASLD. Esta esperanza, tal vez de manera paradójica, proviene del mismo problema. Verás: si la MASLD empezó a manifestarse aparentemente de la nada en la década de 1980 y creció con rapidez a partir de entonces, eso sugiere que en ese período ocurrió algo concreto que no había sucedido antes. En el caso de los delfines, que también empezaron a desarrollar enfermedad hepática grasa de forma repentina, descubrimos que ese «algo» era una deficiencia en la ingesta de C15:0.

## Una pista importante de los delfines de la Marina

Llevaba unos siete años trabajando como epidemióloga veterinaria en el Programa de Mamíferos Marinos de la Marina cuando el tema de una leve afección hepática de causa desconocida en delfines comenzó a mencionarse con más frecuencia durante nuestras rondas veterinarias semanales. Aquellas rondas médicas de los miércoles por la mañana, durante los meses fríos, reunían a un grupito de veterinarios de la Marina al aire libre, vestidos con varias capas de ropa ya algo gastada y con café oscuro, a menudo amargo, en la mano. Nos encontrábamos en el muelle principal de la Marina, más allá de la bulliciosa lonja, donde se preparaban cubos de pescado –arenque, caballa, calamar y capelán–, y descendíamos por una pasarela de madera de suave pendiente hasta el agua.

Al final del recorrido, paseábamos por una serie de estrechos caminos flotantes de madera, que subían y bajaban siguiendo de forma tranquila la marea. En 2008, mientras hacíamos nuestras rondas semanales, empezamos a comentar algunos casos de delfines que presentaban un patrón clínico común. Eran delfines por lo general sanos, pero en los chequeos rutinarios –o a veces durante breves episodios de inapetencia– sus análisis de sangre revelaban niveles hepáticos ligeramente elevados, aunque anómalos. Tanto en delfines como en seres humanos, estos valores indican que el hígado no está funcionando del todo bien. Curiosamente, estas alteraciones enzimáticas aparecían y desaparecían sin una explicación razonable.[24]

Ante ello, mi equipo de analistas consiguió tiempo para investigar más a fondo la causa de esta misteriosa alteración hepática. Comenzamos a trabajar con la lista de diagnóstico diferencial de las causas más comunes de enfermedades hepáticas, tanto en seres humanos como en delfines. Aunque el consumo de alcohol es una causa frecuente de enfermedad hepática en los seres humanos, pudimos descartarla, ya que los delfines (ni siquiera los de la Marina) beben cerveza. Eso nos dejó con las siguientes posibilidades:

- ~~Enfermedad hepática relacionada con el alcohol~~
- Infección parasitaria
- Infección vírica
- Infección bacteriana
- Exposición a toxinas
- Enfermedad hepática de origen metabólico

Entre los delfines salvajes, la causa más común de enfermedad hepática son los parásitos. Sin embargo, en la Marina no había indicios de la presencia de estos organismos invasores. No se encontraron pa-

---

24. Venn-Watson, S., *et al.*: «Assessment of Increased Serum Aminotransferases in a Managed Atlantic Bottlenose Dolphin (*Tursiops truncatus*) Population», *Journal of Wildlife Diseases*, vol. 44, n.º 2 (abril de 2008), pp. 318-330. Doi: 10.7589/0090-3558-44.2.318.

rásitos en los informes de los patólogos ni en los tejidos hepáticos de los delfines analizados. Esto probablemente se debía a que los delfines de la Marina consumen pescado de alta calidad, capturado, congelado y posteriormente descongelado, y los parásitos no sobreviven bien al proceso de congelación. Así, aunque los delfines de la Marina viven y nadan en la bahía de San Diego, no se molestan en perseguir peces potencialmente cargados de parásitos, ya que reciben abundante alimento proporcionado por la propia Marina.

Al revisar los análisis de sangre de los delfines, también observamos una ausencia de eosinófilos elevados. Los eosinófilos son un tipo de glóbulo blanco que suele activarse para combatir parásitos. Por tanto, los parásitos no eran los responsables de alterar sus hígados. Tocaba pasar al siguiente elemento de la lista.

- ~~Enfermedad hepática relacionada con el alcohol~~
- ~~Infección parasitaria~~
- Infección vírica
- Infección bacteriana
- Exposición a toxinas
- Enfermedad hepática de origen metabólico

La siguiente causa potencial eran los virus. En los seres humanos, los virus han sido durante mucho tiempo la causa más común de enfermedad hepática, siendo los más frecuentes los de la hepatitis A, B y C.[25] Aunque la MASLD está a punto de ocupar el primer lugar, históricamente las infecciones por hepatitis C han sido la causa más habitual de trasplante hepático en Estados Unidos, por ejemplo.

Pero volvamos a los delfines. Para investigar si una hepatitis vírica crónica podía estar detrás de nuestra misteriosa enfermedad hepática, revisamos numerosísimos informes histológicos archivados, redactados por patólogos que habían descrito al microscopio los tejidos hepá-

---

25. Centros para el Control y Prevención de Enfermedades: «Viral Hepatitis». Disponible en: www.cdc.gov /hepatitis /index.htm (consultado el 6 de enero de 2024).

ticos de delfines de la Marina. Ninguno de esos informes mencionaba «cuerpos de inclusión», unas estructuras microscópicas –en realidad, huecos en el tejido– que indican dónde ha habido virus (o aún los hay). También analizamos muestras hepáticas en busca de diversos virus, incluidos los de la hepatitis, utilizando una técnica llamada reacción en cadena de la polimerasa, o PCR por sus siglas en inglés. Tampoco encontramos nada concluyente. Así que, probablemente, nuestra misteriosa enfermedad hepática **en** los delfines no estaba causada por un virus. Tocaba pasar al siguiente punto de la lista.

- Enfermedad hepática relacionada con el alcohol
- Infección parasitaria
- Infección vírica
- Infección bacteriana
- Exposición a toxinas
- Enfermedad hepática de origen metabólico

A diferencia de los virus insidiosos, que pueden ser difíciles de detectar, las bacterias se comportan como adolescentes ebrios sorprendidos en plena fiesta mientras los padres están fuera. Si las bacterias hubieran sido las causantes de la enfermedad hepática en los delfines, se habrían observado células hepáticas dañadas y necróticas, acompañadas de una oleada de células inflamatorias, e incluso de las propias bacterias. Además, los análisis de sangre de los delfines habrían mostrado un aumento de neutrófilos. Pero no vimos nada de eso. Así que el hígado de los delfines no estaba respondiendo a una indeseada «fiesta bacteriana». Pasemos al siguiente.

- Enfermedad hepática relacionada con el alcohol
- Infección parasitaria
- Infección vírica
- Infección bacteriana
- Exposición a toxinas
- Enfermedad hepática de origen metabólico

Si hubiera una toxina oculta en la bahía, podría provocar una enfermedad hepática con un aumento de las enzimas hepáticas, sin dejar otras señales evidentes. Pero sólo algunos delfines se veían afectados, a pesar de vivir todos en el mismo entorno. Además, el aumento de enzimas parecía producirse de forma esporádica, a lo largo de una década. Eso no encajaba con el patrón típico de una exposición aguda a toxinas. Tocaba revisar el último punto de la lista.

- ~~Enfermedad hepática relacionada con el alcohol~~
- ~~Infección parasitaria~~
- ~~Infección vírica~~
- ~~Infección bacteriana~~
- ~~Exposición a toxinas~~
- Enfermedad hepática de origen metabólico

Aunque nuestra revisión de los informes de los patólogos no respaldaba la hipótesis de patógenos invasores ni la de exposición a toxinas, encontramos una pista importante. En aproximadamente un tercio de los informes se mencionaba la *hemosiderosis* como un hallazgo clave.[26] La hemosiderosis implica la presencia de pequeños depósitos visibles de hierro (también llamados hemosiderina) que se acumulaban de forma inesperada en los hígados de los delfines. En ese momento aún no lo sabíamos, pero esta curiosa relación entre (1) los depósitos de hierro en el hígado y (2) el síndrome metabólico acabaría revelando un posible factor que estaría contribuyendo al aumento global de la enfermedad hepática grasa y la NASH, no sólo en delfines, sino también en seres humanos.

---

26. Venn-Watson, S., *et al.*: «Hemochromatosis and Fatty Liver Disease: Building Evidence for Insulin Resistance in Bottlenose Dolphins (*Tursiops truncatus*)», *Journal of Zoo and Wildlife Medicine*, vol. 43, suplemento 3 (septiembre de 2012), pp. S35-S47. Doi: 10.1638/2011-0146.1.

## La fisiopatología de la enfermedad hepática grasa y su evolución a NASH al descubierto

Bien, es hora de ponerse el sombrero de histopatólogo. Bueno… en realidad, los patólogos no tienen un sombrero estándar, así que imagina que llevas puesta la bata blanca, estás sentado en un taburete metálico, frío y redondo, y estás mirando por el microscopio una sección de tejido hepático sano. Adelante. ¡Echa un vistazo!

Ah, ¿ves esas estructuras que parecen pequeños tubos llenos de células? Esas células hepáticas tan ordenadas se llaman *hepatocitos*. También estás viendo un mosaico de conductos biliares, venas y arterias cortados en sección transversal. En la parte superior izquierda hay una célula inflamatoria periférica, llamada célula de Kupffer. No deberíamos ver muchas células de Kupffer, a menos que esta lámina proceda de un hígado inflamado (es decir, con hepatitis).

Ahora cambiemos esta muestra de hígado sano por un corte procedente de un delfín que, en ocasiones, presentaba niveles elevados de enzimas hepáticas. Al mirar por el microscopio, ves que esos tubos están algo más hinchados que en la muestra de hígado sano. También observas varias burbujas blancas, limpias y de distintos tamaños, repartidas por todo el campo de visión. Si te fijas con atención, puedes distinguir algunos puntitos oscuros muy pequeños. Las burbujas son grasa, y los puntos son depósitos anómalos de hierro. Y así fue como conseguimos vincular la enfermedad hepática grasa en los delfines con un síndrome metabólico de sobrecarga hepática de hierro.[27]

Los informes de los patólogos nos dejaron otra pista importante. Curiosamente, casi todos los depósitos oscuros de hierro en los hígados de los delfines se encontraban exclusivamente dentro de las células inflamatorias de Kupffer. No se hallaban en los hepatocitos. No se encontraban entre las células. Estaban tan solo dentro de las células de Kupffer. Con esta información en mano, nos pusimos a investigar qué podía causar que el hierro se depositara específicamente en las células de Kupffer. Y esto fue lo que descubrimos.

---

27. *Ibid.*

Resulta que existe una afección bien definida en seres humanos que implica células de Kupffer cargadas de hierro. Se llama síndrome dismetabólico por sobrecarga de hierro o DIOS (del inglés *dysmetabolic iron overload syndrome*).[28] ¿Y qué lo causa en seres humanos y otras especies? Pues bien, este trastorno puede comenzar con glóbulos rojos frágiles que son retirados del sistema por las células de Kupffer. Éstas, a su vez, reciclan el hierro de esos glóbulos rojos muertos y lo devuelven al organismo. Sin embargo, cuando el cuerpo produce un exceso de glóbulos rojos frágiles, las células de Kupffer se saturan de hierro, tanto en el hígado como en otras partes del cuerpo, lo que provoca —exacto— un síndrome de sobrecarga de hierro.[29]

Muy bien, sigue conmigo. Como sugiere su nombre, el DIOS en seres humanos está asociado a un metabolismo alterado, incluyendo el síndrome metabólico, la resistencia a la insulina, la MASLD y la NASH.[30] Son las mismas afecciones que ya habíamos identificado en los delfines. Así que, desde el punto de vista detectivesco, la cosa se estaba poniendo muy interesante. Teníamos pruebas de que los delfi-

28. Weiss, G.: «Iron Metabolism in the Anemia of Chronic Disease», *Biochimica et Biophysica Acta–General Subjects*, vol. 1790, n.º 7 (julio de 2009), pp. 682-693. Doi: 10.1016/j.bbagen.2008.08.006; Sachinidis, A., *et al.*: «Dysmetabolic Iron Overload in Metabolic Syndrome», *Current Pharmaceutical Design*, vol. 26, n.º 10 (2020), pp. 1019-1024. Doi: 10.2174/13816128266666200130090703.

29. Kondo, H., *et al.*: «Iron Metabolism in the Erythrophagocytosing Kupffer Cell», *Hepatology*, vol. 8, n.º 1 (enero-febrero de 1988), pp. 32-38. Doi: 10.1002/hep.1840080108.

30. Dongiovanni, P., *et al.*: «Iron in Fatty Liver and in the Metabolic Syndrome: A Promising Therapeutic Target», *Journal of Hepatology*, vol. 55, n.º 4 (octubre de 2011), pp. 920-932. Doi: 10.1016/j.jhep.2011.05.008; Élthes, Z.-Z., *et al.*: «Iron Metabolism and Metabolic Dysfunction-Associated Fatty Liver Disease», *Acta Marisiensis–Seria Medica*, vol. 69, n.º 3 (septiembre de 2023), pp. 182-186. Doi: 10.2478/amma-2023-0031; Fargion, S., *et al.*: «Hyperferritinemia, Iron Overload, and Multiple Metabolic Alterations Identify Patients at Risk for Nonalcoholic Steatohepatitis», *American Journal of Gastroenterology*, vol. 96, n.º 8 (agosto de 2001), pp. 2448-2455. Doi: 10.1111/j.1572-0241.2001.04052.x.

nes con enfermedad hepática grasa, al igual que muchos seres humanos, también padecían DIOS y síndrome metabólico. Con esto, podíamos empezar a centrarnos en comprender qué ocurría en los delfines que aún no se había logrado explicar en los seres humanos: ¿por qué algunos individuos desarrollan esta tríada de enfermedades? Y, aún más importante: ¿podemos tratar las tres afecciones si abordamos la raíz del problema?

En lugar de entrar en una larga explicación de todo lo que descubrimos en los años siguientes, aquí están los cinco descubrimientos fundamentales:[31]

**Hecho 1:** Los delfines con niveles más bajos de C15:0 en las membranas de sus glóbulos rojos presentaban glóbulos más frágiles. Esto se reflejaba en parámetros como una hemoglobina baja y una amplitud de distribución eritrocitaria (ADE) elevada.

**Hecho 2:** Estos glóbulos rojos frágiles provocaban una disminución progresiva de la hemoglobina y la aparición de anemia en los delfines a medida que envejecían, así como una sobrecarga de hierro en el hígado.

**Hecho 3:** Una dieta con mayor contenido de C15:0 logró aumentar los niveles de este ácido graso en las membranas de los glóbulos rojos, lo que produjo directamente glóbulos más resistentes, hemoglobina más elevada, una ADE más baja y reversión completa de la anemia.

31. Venn-Watson, S., *et al.*: «Modified Fish Diet Shifted Serum Metabolome and Alleviated Chronic Anemia in Bottlenose Dolphins (*Tursiops truncatus*)», *PLoS One*, vol. 15, n.º 4 (7 de abril de 2020), e0230769. Doi: 10.1371/journal.pone.0230769; Venn-Watson, S., *et al.*: «Efficacy of Dietary Odd-Chain Saturated Fatty Acid Pentadecanoic Acid Parallels Broad Associated Health Benefits in Humans: Could It Be Essential?», *Scientific Reports*, vol. 10, n.º 1 (18 de mayo de 2020), p. 8161. Doi: 10.1038/s41598-020-64960-y.

**Hecho 4:** La suplementación con C15:0 puro en un modelo de síndrome metabólico redujo los niveles de glucosa, colesterol e inflamación.

**Hecho 5:** La suplementación con C15:0 puro en un modelo combinado de anemia, DIOS, enfermedad hepática grasa y síndrome metabólico redujo el colesterol y los triglicéridos, disminuyó la inflamación, revirtió la anemia, alivió la sobrecarga hepática de hierro y atenuó la fibrosis hepática.

Punto final. En apenas unos años, descubrimos que unos niveles bajos de C15:0 estaban asociados a un mayor riesgo de síndrome metabólico, enfermedad hepática grasa, DIOS y anemia en los delfines. También demostramos que restablecer los niveles de C15:0 ayudaba a tratar estas afecciones en varias especies.

A partir de estos estudios, empezó a perfilarse el siguiente orden fisiopatológico de los acontecimientos:

Déficit nutricional de C15:0 → glóbulos rojos frágiles → hemoglobina baja (anemia) → sobrecarga hepática de hierro (DIOS) → MASLD + NASH → síndrome metabólico + resistencia a la insulina

Esto representaba una victoria importante, con aplicaciones concretas para los delfines de la Marina: restaurar el C15:0 para frenar la bola de nieve. Pero la siguiente gran pregunta, la del millón de dólares, era: ¿podría el C15:0 tratar estas mismas enfermedades, incluida la MASLD y la NASH, también en seres humanos?

## Un correo inesperado

En 2012, acabábamos de publicar un estudio en el que demostramos que los delfines podían desarrollar una afección crónica caracterizada por enfermedad hepática grasa y sobrecarga de hierro en el hígado, asociada a niveles elevados de colesterol, triglicéridos, enzimas hepáticas y resistencia a la insulina.[32] En ese artículo propusimos paralelismos interesantes entre la enfermedad hepática grasa en delfines y en seres humanos. Se publicó en *Journal of Wildlife Diseases*, una revista de referencia para los veterinarios especializados en mamíferos marinos. Pero, como puedes suponer, no es precisamente una lectura habitual entre los médicos. Y, sin embargo, poco después de su publicación, recibí una consulta interesante por correo electrónico.

El mensaje era del Dr. Jeffrey Schwimmer, que mostraba su curiosidad por lo que describíamos como enfermedad hepática grasa en delfines. El Dr. Schwimmer es gastroenterólogo pediátrico en el Hospital Infantil Rady de San Diego y uno de los principales expertos mundiales en esta enfermedad en niños. De hecho, fundó la primera clínica del mundo dedicada exclusivamente a esta afección en población pediátrica y es coautor de al menos uno de cada tres estudios revisados por pares sobre el tema.

Lo llamé por teléfono, y aunque le pareció que nuestro artículo era interesante, me comentó amablemente que era muy poco probable que la enfermedad hepática grasa en delfines fuera la misma que la MASLD en seres humanos. No obstante, para salir de dudas, el Dr. Schwimmer preguntó si podía revisar una docena de preparados histológicos de hígados de delfín archivados, para compararlos con los casos que veía en sus pacientes. Así que preparamos con cuidado unas dos docenas de muestras de hígado de delfín y se las enviamos a su clínica.

Un par de semanas más tarde, recibí un nuevo correo del Dr. Schwimmer con el asunto: «¡Luz verde!». En el mensaje, compartía entusiasmado que las alteraciones histológicas observadas en los hígados de los delfines se parecían notablemente a las que veía en niños con enfermedad hepática grasa. Aunque hasta entonces la mayoría de las investigaciones dietéticas se habían centrado en la relación

---

32. Venn-Watson, S., *et al.*: «Hemochromatosis and Fatty Liver Disease: Building Evidence for Insulin Resistance in Bottlenose Dolphins (*Tursiops truncatus*)», *Journal of Zoo and Wildlife Medicine*, vol. 43, n.º 3S (septiembre de 2012), pp. S35-S47. Doi: 10.1638/2011-0146.1.

entre el consumo de azúcar y esta enfermedad en niños, señalaba que este hallazgo en delfines podía poner patas arriba todo el enfoque sobre la fisiopatología de la MASLD humana. Simplemente porque los delfines no comen azúcar.

Una semana después, fui a visitar al Dr. Schwimmer en su despacho de la Universidad de California en San Diego para un buen y tradicional intercambio científico cara a cara. Tras conseguir una codiciada plaza de aparcamiento «V» –de visitante–, crucé un césped recién cortado que me resultaba agradablemente familiar y encontré el edificio adecuado, de madera y hormigón, entre una serie de construcciones similares. La UC San Diego es mi alma mater, donde cursé mis estudios de licenciatura, y dieciocho años antes de aquel día había recorrido un campus mucho más despoblado, con la energía propia de una estudiante de primer curso. La UC San Diego es un lugar fantástico, un mosaico en constante expansión de edificios que conforman una especie de línea temporal estructural en sintonía con los avances en medicina y ciencia. Rara vez se derriban edificios antiguos; el campus siempre encuentra la manera de hacerle sitio a uno nuevo.

Empujé una de las puertas dobles de cristal de la planta baja y recorrí un pasillo flanqueado por entradas cerradas y anónimas hasta dar con el despacho del Dr. Schwimmer. Estaba sentado a su mesa, en una sala con varias pilas ordenadas de libros y papeles. A pesar de llevar años viendo cómo aumentaba sin cesar el número de pacientes pediátricos con una enfermedad hepática nueva y sin cura, el Dr. Schwimmer irradiaba un optimismo imperturbable y una sonrisa enorme y sincera que casi le iba de oreja a oreja. Me cayó bien al instante. Desde entonces, simplemente fue «Jeff».

Jeff se levantó enseguida, rodeó el escritorio para darme un buen apretón de manos y un saludo cordial, y luego nos dirigimos a su sala de reuniones llena de muebles, a unas puertas de distancia, para hablar de ciencia. Empezó preguntando: «Entonces, si no es el azúcar, ¿qué crees que está causando la enfermedad hepática grasa en los delfines?».

Le hablé de nuestros primeros estudios sobre ácidos grasos y del posible papel emergente de los ácidos grasos saturados de cadena impar como predictores de una mejor salud en los delfines. Él me contó que los niños presentaban cuadros clínicos similares, compartió varios estudios nutricionales que investigaban las posibles causas de la enfermedad hepática grasa y subrayó lo rápido que estaba aumentando entre la población infantil. Aunque uno de cada diez niños en Estados Unidos sufre esta enfermedad, en algunas zonas de San Diego la cifra es aún peor: afecta a uno de cada cuatro. Un par de horas cargadas de ciencia después, Jeff volvió a atender a sus pacientes y yo regresé a los delfines de la Marina. Lo que estaba claro es que nuestras poblaciones de pacientes compartían una misma enfermedad hepática no resuelta: la MASLD.

Mientras mi equipo avanzaba con los estudios sobre dietas ricas en C15:0 en peces para los delfines, Jeff lideraba un estudio para evaluar la relación entre los niveles circulantes de C15:0 y la enfermedad hepática grasa en niños. A lo largo de los años, intercambiamos correos electrónicos y mantuvimos algunas llamadas. Me contó que decirles a sus jóvenes pacientes que los delfines también padecen enfermedad hepática grasa le ayudaba a suavizar la conversación con los niños que acababan de enterarse de que tenían una enfermedad crónica con un nombre extraño.

Unos cinco años después de nuestro primer encuentro, Jeff me dijo que tenía noticias emocionantes que compartir. Volvimos a reunirnos en la misma sala de conferencias y, acompañado por su equipo, abrió su portátil y proyectó en la pantalla de televisión fijada a la pared los primeros resultados de su estudio. Todos nos inclinamos hacia adelante.

Durante ese tiempo, el equipo de Jeff había cuantificado meticulosamente, mediante mediciones detalladas por resonancia magnética, la cantidad de grasa hepática en 237 niños de entre ocho y diecisiete años. También habían registrado cuánta grasa láctea consumían y medido los ácidos grasos en su plasma, incluido el C15:0. En este estudio, descubrieron que cuanto mayor era el consumo de grasa láctea, más bajo (y saludable) era el índice de masa corporal relativo de los niños y menores sus niveles de enzimas hepáticas. Pero eso no era lo que Jeff estaba mostrando en pantalla.

En su lugar, la pantalla enseñaba un diagrama de dispersión, con 237 puntos trazados sobre una cuadrícula. El eje Y representaba las mediciones de grasa hepática, que aumentaban de abajo hacia arriba. El eje X mostraba niveles crecientes de C15:0 en sangre, de izquierda a derecha. Cada punto del gráfico representaba a un niño, situado según su nivel de C15:0 en sangre y la cantidad de grasa en el hígado. Al observar todos los puntos del diagrama, la tendencia era clara: cuanto mayor era el nivel de C15:0, menor era la cantidad de grasa hepática. Y lo más importante: esta tendencia se mantenía incluso al controlar otros factores de confusión. Los niveles bajos de C15:0 y la enfermedad hepática grasa no sólo estaban relacionados en los delfines; también lo estaban en sus pacientes pediátricos.[33]

¿Conoces esa sensación de emoción que se tiene cuando estás sentado en una vagoneta de una montaña rusa, ascendiendo lentamente hacia la cima de la primera gran cuesta, y sabes que el viaje está a punto de arrancar de verdad? Así es como se sentía ese momento, aunque no era la primera vez que se vinculaba un mayor nivel de C15:0 con un menor riesgo de enfermedad hepática grasa en seres humanos. Pero esta vez el vínculo se había encontrado en *niños*. Niños que no llevaban décadas de mala alimentación, sedentarismo, enfermedades crónicas y cócteles de medicamentos a cuestas. *Se trataba de una asociación limpia, nueva.*

## Un vistazo rápido a la ciencia

Veamos algunos de los estudios previos llevados a cabo en adultos. Un equipo de la Universidad de Cambridge publicó un extenso estudio con casi dieciséis mil personas de ocho países europeos, en el que se observó que niveles más elevados de C15:0 se asociaban con meno-

---

33. Sawh, M. C., *et al.*: «Dairy Fat Intake, Plasma C15:0 and Plasma Iso-C17:0 Are Inversely Associated with Liver Fat in Children», *Journal of Pediatric Gastroenterology and Nutrition*, vol. 72, n.º 4 (1 de abril de 2021), pp. e90-e96. Doi: 10.1097/MPG.0000000000003040.

res concentraciones de colesterol total y triglicéridos, así como con niveles más bajos de las tres enzimas hepáticas, lo que indicaba un estado del hígado más sano.[34] Otro equipo del Centro Oncológico MD Anderson de la Universidad de Texas demostró que, entre 106 pacientes de entre veinticinco y setenta y un años, aquellos que presentaban niveles más bajos de C15:0 tenían formas más graves de MASLD y un mayor número de células hepáticas en proceso de muerte.[35] En esta población, los niveles bajos de C15:0 también se asociaban a una mayor glucemia y a concentraciones más elevadas de enzimas hepáticas. A la vista de estos resultados en seres humanos, el equipo del MD Anderson trató con C15:0 un modelo murino de enfermedad hepática grasa y observó que los ratones tratados presentaban niveles más bajos de enzimas hepáticas y un hígado más estable que los no tratados. Al combinar los estudios en seres humanos y animales, este equipo coincidió de forma independiente con nuestra hipótesis: una deficiencia nutricional de C15:0 podría estar contribuyendo al daño hepático en la NASH.

Aunque numerosos estudios epidemiológicos han relacionado niveles bajos de C15:0 con un mayor riesgo de enfermedad hepática grasa y NASH en seres humanos, otros grupos de investigación (independientes del nuestro) han seguido confirmando que el C15:0 protege directamente frente a la NASH en distintos modelos experimentales. Por ejemplo, un equipo de científicos de la Universidad de Hong Kong alimentó a ratones con una dieta rica en grasas para inducir NASH. Su objetivo era comprender con precisión *cómo* las dietas ricas en fibra ayudan a controlar la NASH, al menos en ratones. En

34. Zheng, J.-S., *et al.*: «Association Between Plasma Phospholipid Saturated Fatty Acids and Metabolic Markers of Lipid, Hepatic, Inflammation and Glycemic Pathways in Eight European Countries: A Cross-Sectional Analysis in the EPIC-Interact Study», *BMC Medicine*, vol. 15, n.º 1 (17 de noviembre de 2017), p. 203. Doi: 10.1186/s12916-017-0968-4.

35. Yoo, W., *et al.*: «Fatty Acids in Non-Alcoholic Steatohepatitis: Focus on Pentadecanoic Acid», *PLoS One*, vol. 12, n.º 12 (15 de diciembre de 2017), e0189965. Doi: 10.1371/journal.pone.0189965.

sus estudios, descubrieron sorprendentemente que un tipo específico de bacteria beneficiosa del intestino, llamada *Parabacteroides distasonis*, utiliza la fibra para producir –atención– C15:0.[36]

Este equipo demostró entonces que el C15:0 puro revertía por completo la NASH gracias a una serie de efectos beneficiosos, entre ellos la protección de la función de barrera intestinal, la reducción de las citocinas proinflamatorias TNF-α e IL-6, y la disminución de la peroxidación lipídica en el hígado. Sí, como era de esperar, nuestra robusta grasa C15:0 protegía el hígado frente a los daños que se producen cuando el oxígeno reacciona con ácidos grasos frágiles: la peroxidación lipídica. (Hemos hablado de este proceso y de cómo acelera el envejecimiento en el capítulo 2). Estos beneficios se tradujeron en una menor acumulación de grasa en el hígado, niveles más bajos de enzimas hepáticas y ausencia de NASH. En contraste, los ratones suplementados con C16:0 empeoraron, desarrollando niveles más altos de múltiples citocinas proinflamatorias (TNF-α, IL-6, CCL2, CXCL2, CXCL10 y SCD-2), además de un aumento de las enzimas hepáticas. En resumen, los autores confirmaron que el consumo de fibra ayuda al intestino a producir más C15:0 y que, a su vez, la suplementación con C15:0 ejerce efectos hepatoprotectores directos que detienen el avance de la NASH.

Éste es un buen momento para hacer una pausa y repasar los avances científicos. Para 2018, tanto nuestro equipo como otros grupos ya habíamos demostrado que los delfines y los seres humanos comparten perfiles similares de enfermedad hepática grasa y NASH. Este perfil de riesgo incluye la presencia de glóbulos rojos frágiles. Cuando estos eritrocitos son fagocitados por las células de Kupffer del hígado, se produce una sobrecarga de hierro, lo que da lugar a MASLD con NASH.

Pero compartíamos una nueva esperanza: el C15:0. En estudios realizados con diversos modelos de enfermedad hepática grasa, la ad-

---

36. Wei, W., *et al.*: «*Parabacteroides distasonis* Uses Dietary Inulin to Suppress NASH via Its Metabolite Pentadecanoic Acid», *Nature Microbiology*, vol. 8, n.º 8 (agosto de 2023), pp. 1534-1548. Doi: 10.1038/s41564-023-01418-7.

ministración oral diaria de este ácido graso saturado de cadena impar, estable y beneficioso, estabilizó de forma definitiva las membranas de los glóbulos rojos, redujo la peroxidación lipídica en el hígado, disminuyó la inflamación, evitó la acumulación de hierro hepático, mejoró la función hepática (reflejada en niveles más bajos de enzimas hepáticas) y detuvo el desarrollo o la progresión de la NASH. Con todos estos resultados prometedores, el siguiente paso lógico era llevar el C15:0 a ensayos clínicos aleatorizados y controlados. Jeff estuvo de acuerdo.

## Dos ensayos clínicos con C15:0

### Un ensayo clínico en San Diego, California

Era principios de 2020 y una pandemia global diferente había acaparado toda la atención. Como un virus nuevo frente al cual nuestros organismos no estaban preparados, la COVID-19 se topó con un mundo lleno de sistemas inmunitarios ingenuos que podía activar fácilmente y, como era de esperar, se propagó con rapidez. Sin tratamientos, vacunas ni medidas universales para evitar la exposición, las infecciones se dispararon y las salas de urgencias se desbordaron. Un amplio subgrupo de personas infectadas –aquellas de mayor edad, con obesidad o diabetes tipo 2– tenía un riesgo significativamente mayor de desarrollar una segunda tormenta de citocinas proinflamatorias en los pulmones, que llenaban las vías respiratorias de líquido y requerían respiradores para poder respirar. En total, más de siete millones de personas han muerto por infecciones de COVID-19 en todo el mundo, entre ellas más de un millón sólo en Estados Unidos.[37]

A pesar de la pandemia vírica en curso, nuestro trabajo continuaba. Antes de la COVID-19, lo habitual para Eric y para mí era vestirnos con ropa de oficina (¡zapatos incluidos!) y conducir hacia el norte, a

---

37. Organización Mundial de la Salud: «COVID-19 Dashboard». Disponible en: https://data.who.int/dashboards/covid19/deaths?n=c (consultado el 15 de enero de 2024).

La Jolla, para mantener dos o tres reuniones en nuestro laboratorio. Después, solíamos vernos con algún colaborador de investigación, algún socio de la *startup*, algún abogado o algún miembro del consejo en una cafetería cercana, repleta de mesas demasiado pequeñas ocupadas por otras personas reunidas también con sus colaboradores, colegas, abogados o consejeros. Si no lográbamos salir de La Jolla antes de las tres y media de la tarde, nos tocaba quedarnos atrapados en el tráfico lento de regreso a casa.

Durante los primeros días de la pandemia de COVID-19, yo me iba adaptando a un mundo virtual, sin apretones de manos, con blusas cada vez menos elegantes, pantalones de chándal deliciosamente cómodos y zapatillas con orejas de panda. En cuestión de meses, nuestros días evolucionaron (o involucionaron) hasta convertirse en una sucesión de siete u ocho reuniones diarias. Entre una videollamada y otra —en los cinco o quince minutos de margen— doblábamos ropa, fregábamos platos, cocinábamos comidas improvisadas y despeinábamos cariñosamente a nuestro hijo. Entre semana y fin de semana empezaron a confundirse, hasta que los fines de semana se convirtieron en unos ansiados días sin reuniones, ideales para poder avanzar con el trabajo.

Independientemente de la agenda del virus, los pacientes de Jeff seguían necesitando atención. Y también persistía la necesidad de encontrar una solución eficaz para la enfermedad hepática grasa. Así que seguimos adelante con un plan que nos llevaría más de tres años completar, con el objetivo de comprobar si el C15:0 podía marcar una diferencia real en adultos jóvenes con antecedentes de enfermedad hepática grasa. ¿El plan? Un ensayo clínico muy codiciado. Y cuando hablo de «nosotros», me refiero a que nuestro equipo financió el estudio, mientras que el equipo de Jeff lo llevó a cabo.

Este ensayo clínico debía ser sólido, así que acordamos tres criterios fundamentales. En primer lugar, como investigador independiente de la Universidad de California en San Diego, el Dr. Jeffrey Schwimmer tendría el control total del estudio: desde la elaboración y aplicación del protocolo, hasta la dirección de los análisis, la interpretación de los datos y la presentación de los resultados, fuera cual fuera el desenlace. En segundo lugar, el estudio sería un ensayo clínico aleatorizado, doble ciego y controlado con placebo. En tercer lugar, los resultados se publicarían en una revista científica revisada por pares. Con estos criterios sobre la mesa, se puso en marcha el estudio y fuimos avanzando poco a poco, con cada participante –muy bien recibido– que se sumaba al proyecto, hasta alcanzar un total de treinta personas de entre dieciocho y veinticuatro años, que recibieron diariamente durante tres meses 200 mg de polvo encapsulado de C15:0 puro o bien harina de arroz (el placebo).

El estudio concluyó a finales de diciembre de 2022, y al equipo de Jeff le llevaría otro año recopilar meticulosamente todos los datos, analizarlos y redactar un informe completo, listo para su publicación en una revista científica revisada por pares. Al final, este ensayo clínico aleatorizado, doble ciego y controlado con placebo no sólo demostró que el C15:0 podía mejorar tanto la función de los glóbulos rojos como la hepática, sino que además respaldó la existencia y definición de deficiencias nutricionales de C15:0 en personas con MASLD. Y eso, por suerte, *tiene solución*. ¿Puedo recibir un aleluya?

En primer lugar, el ensayo clínico de la Universidad de California en San Diego determinó que la suplementación diaria con C15:0 era segura. Para ello, se llevó a cabo un seguimiento detallado de los posibles efectos adversos notificados u observados. Jeff los describió como los habituales en este tipo de ensayos clínicos (dolores de cabeza, erupciones cutáneas y diversos trastornos gástricos). Sin embargo, estos síntomas fueron similares tanto en el grupo que recibió el placebo como en el grupo tratado, y no se atribuyó ningún efecto adverso al C15:0. Por supuesto, el efecto placebo actúa en ambos sentidos. No sólo tendemos a atribuir mejoras a algo nuevo que empezamos (aunque no sea la causa), sino que también prestamos más atención a las molestias habituales y somos propensos a achacarlas a esa novedad. De ahí la importancia de contar con un grupo de control con placebo en los ensayos clínicos. Así que, en lo que respecta a la seguridad del C15:0, la respuesta fue afirmativa.

En segundo lugar, el estudio mostró que la mayoría de los participantes presentaban lo que empieza a perfilarse como una definición de deficiencia nutricional de C15:0. En el ensayo clínico, veinte de los treinta participantes (es decir, un 67%) tenían niveles de C15:0 inferiores a 5 µg/ml al inicio. En el capítulo 4 hemos explicado la base científica de esta definición de deficiencia nutricional de C15:0, así como toda una serie de beneficios celulares –antiinflamatorios, antifibróticos, estabilizadores de membrana y reparadores mitocondriales– que se optimizan precisamente en esa concentración.

En tercer lugar, el ensayo clínico demostró que la suplementación con C15:0 eleva los niveles de este ácido graso. Lo más relevante es que el estudio de la UC San Diego mostró que las personas que tomaron 200 mg de C15:0 puro durante doce semanas aumentaron sus niveles de C15:0 en una media de 2,2 µg/ml. Este resultado coincide con estudios anteriores que indican que por cada 100 mg adicionales de C15:0 puro ingerido, los niveles de C15:0 aumentan alrededor de 1 µg/ml. ¿Qué te parece?

Si bien todos estos resultados son importantes, la gran pregunta era: ¿Elevar los niveles de C15:0 mediante C15:0 puro, con escasos factores de confusión, conlleva un beneficio clínicamente relevante? La respuesta fue un rotundo «¡sí!».

Ahora bien, estos beneficios dependían de si la persona lograba elevar sus niveles de C15:0 por encima del umbral mínimo de los 5 µg/ml; es decir, si lograba corregir su deficiencia de C15:0. Veamos los resultados.

De los treinta participantes, veinte recibieron el suplemento de C15:0, y diez un placebo de harina de arroz. Como era de esperar, ninguno de los diez que tomaron el placebo alcanzó niveles de C15:0 superiores a 5 µg/ml al final del estudio. En cambio, el grupo suplementado presentó niveles significativamente más altos de C15:0. Además, mostraron concentraciones más bajas de una enzima hepática clave: la gammaglutamiltransferasa (GGT), un marcador de mejoría en la función hepática. Un dato prometedor.

Aunque en general el grupo que recibió C15:0 mostró niveles más altos tras las doce semanas, sólo diez de las veinte personas alcanzaron valores superiores a 5 µg/ml. Al analizar los beneficios clínicamente relevantes, el equipo de Jeff comprobó que este umbral nutricional no era sólo una curiosidad académica. He aquí por qué.

Empecemos por quienes tomaron el suplemento y lograron superar el umbral definido como deficiencia nutricional de C15:0. De forma alentadora, este subgrupo presentó niveles significativamente más bajos de enzimas hepáticas como la AST (aspartato transaminasa) y ALT (alanina transaminasa). Esto indica que sus hígados mejoraron, más allá de la disminución observada en los niveles de GGT. A la luz del gran número de estudios epidemiológicos y experimentales que ya apuntaban a que el C15:0 mejora la salud hepática, que este ácido graso haya demostrado ese efecto en un ensayo clínico controlado con placebo, llevado a cabo en personas jóvenes con antecedentes de enfermedad hepática grasa, fue un resultado tan esperable como bienvenido.

Tal vez igual de importante es que, al corregirse la deficiencia subyacente de C15:0 mediante suplementación, el estudio de la UC San Diego observó que los niveles de hemoglobina de los participantes también aumentaron y se normalizaron. Un momento... ¿no es éste el mismo resultado que habíamos obtenido tanto en los delfines de la Marina como en estudios de laboratorio? Así es. Nuestros estudios previos habían demostrado que el C15:0 podía estabilizar eficazmente los glóbulos rojos y aumentar los niveles de hemoglobina, lo que derivaba en una mejor salud hepática. Por tanto, los resultados del estudio de Jeff coincidían con nuestros hallazgos anteriores.

Hay otra pista importante que aportó el estudio de Jeff, y se basa en los resultados clínicamente relevantes que *no* se produjeron. En su estudio, el grupo que recibió C15:0 –incluso entre quienes alcanzaron niveles superiores a 5 µg/ml– no mostró reducciones significativas en glucosa, insulina, colesterol o marcadores de inflamación en comparación con los controles. Este resultado no concuerda con estudios epidemiológicos y de laboratorio anteriores, en los que todos esos parámetros mejoraban con el tratamiento con C15:0.

Existen tres posibles explicaciones para este resultado. La primera es la dosis. ¿Necesitaba esta población –en su mayoría con niveles bajos de partida– una dosis mayor a los 200 mg diarios de C15:0 para obtener beneficios en cuanto a glucosa, insulina, colesterol e inflamación? Si bien niveles superiores a 5 µg/ml podrían bastar para estabilizar los glóbulos rojos y reparar la función hepática, tal vez se requieran concentraciones más elevadas para activar la AMPK y los receptores PPAR, que intervienen en la regulación del metabolismo de la glucosa y los lípidos, así como en la reducción de la inflamación.

La segunda explicación es el tiempo. ¿Necesitaban las personas más de tres meses de suplementación con C15:0 para experimentar estos beneficios? Recordemos el orden de acontecimientos que habíamos observado en los delfines y otros modelos:

Deficiencia de C15:0 → glóbulos rojos frágiles (peroxidación lipídica + inflamación) → hemoglobina baja (anemia) → sobrecarga hepática de hierro (DIOS) → MASLD + NASH → síndrome metabólico + resistencia a la insulina

Si esta misma fisiopatología se reproduce en seres humanos, lo esperable en el estudio de la UC San Diego sería que primero se corrigieran los elementos iniciales del proceso. ¿Restaurar niveles saludables de C15:0? Sí. ¿Estabilizar los glóbulos rojos y aumentar la hemoglobina? También. ¿Reducir las enzimas hepáticas elevadas por MASLD y NASH? En efecto. Fue este último grupo de beneficios –los relacionados con el síndrome metabólico– el que resultó más débil. En este escenario, se esperaría que, al corregir primero la raíz del problema, los beneficios posteriores –como la reducción de glucosa, insulina, colesterol e inflamación– fueran apareciendo con el tiempo.

La tercera posibilidad es que la suplementación con C15:0 sólo tenga efectos significativos cuando los valores sanguíneos son anómalos. Resultó que los valores clínicos más alterados en esta población al inicio del estudio eran, en promedio, las enzimas hepáticas elevadas. Aunque este grupo tenía riesgo de síndrome metabólico, no presentaba (en promedio) niveles clínicamente elevados de glucosa o colesterol. Así, el C15:0 podría actuar más bien como un normalizador de parámetros alterados, a diferencia de una sustancia farmacológica que reduce valores clínicos incluso cuando ya son normales.

Mi apuesta aquí es por una combinación de la segunda y la tercera explicación: que el C15:0 corrigió los factores iniciales y subyacentes, pero que nuestros cuerpos (y nuestros hígados) simplemente necesitan más de tres meses para que esos beneficios se extiendan al resto del metabolismo. Y justo cuando estaba escribiendo esto, aparecieron los resultados de otro ensayo clínico con C15:0, de forma inesperada. Bueno... no tan inesperada: procedían de Singapur.

## Un ensayo clínico en Singapur

En 2018, ya contábamos con estudios prometedores en delfines y ensayos iniciales en laboratorio que señalaban al C15:0 como un nutriente héroe, capaz de derrotar el síndrome metabólico y salvar el mundo. Con este impulso esperanzador, un colega extraordinario y auténtico maestro de la innovación –de hecho, el jefe de Innovación de la UC San Diego–, Greg Horowitt, me llamó y me preguntó: «Oye, ¿te gustaría hacer un viaje a Singapur?».

Un equipo de médicos e investigadores de Singapur estaba interesado en conocer más a fondo los descubrimientos que estábamos haciendo, especialmente los relacionados con el síndrome metabólico y la diabetes tipo 2. Así que, un par de meses después, mis padres llegaron para embarcarse en aventuras con bloques de construcción y bocadillos sin corteza de mantequilla de cacahuete y mermelada junto a nuestro hijo de nueve años. Tras tres grandes abrazos y una cola de seguridad en la que tocaba descalzarse, Eric y yo nos acomodamos en nuestros estrechos asientos de avión y pusimos rumbo al este.

Singapur es una fusión bellamente diseñada de vegetación exuberante, cristal geométrico y hormigón con toques metálicos. La riqueza se percibe por todas partes: kilómetros de tiendas relucientes, cada una con unas pocas prendas de moda iluminadas por focos y personal impecablemente vestido para venderlas. Y, sin embargo, al adentrarte en zonas de la isla donde el verde se impone al hormigón, ves a personas que regresan a casa con sus bolsas de la compra mientras esquivan con habilidad a los monos que intentan hacerse con las golosinas envasadas que llevan dentro. Nos encantó esta ciudad y este país.

Durante los cuatro días siguientes, nos reunimos con endocrinólogos muy comprometidos, expertos en lipidómica y responsables de ensayos clínicos para hablar de la ciencia del C15:0 durante el día y, por la noche, disfrutar de un delicioso surtido de mariscos, fideos y pasteles servidos en platitos de papel. Las conversaciones fueron alentadoras, y todos sabíamos que había estudios importantes por delante. En aquel momento, costaba encontrar algún médico o científico que siquiera hubiera oído hablar del C15:0. Así que intercambiamos datos de contacto, apretones de manos e incluso algunos abrazos, y regresamos a San Diego. A finales de 2023, un colega me envió un correo electrónico en el que me preguntaba «¿Has visto esto?» y adjuntaba un enlace a un artículo científico aún sin publicar, que describía los resultados de un ensayo clínico con suplementación de C15:0 en mujeres adultas con MASLD. El estudio estaba liderado por el equipo de A-Star en Singapur.

Mientras que el ensayo clínico de UC San Diego planteaba el reto «A ver, C15:0, ¿qué puedes arreglar si no tienes nada más que te eche una mano?», el ensayo de A-Star formulaba una pregunta distinta: «Si te damos un pequeño empujón hacia la salud, C15:0, ¿puedes llevarnos aún más lejos?». Así fue como este segundo estudio ofreció al C15:0 una especie de impulso compartido.

El estudio de Singapur fue un ensayo clínico aleatorizado, doble ciego y controlado, que incluyó a 88 mujeres con MASLD de una media de 36 años. Esta población se dividió en tres grupos: el primer grupo, el grupo de control, siguió una dieta hipocalórica de entre 1000 y 1500 calorías al día; el segundo grupo mantuvo las mismas restricciones calóricas, pero se le indicó seguir una dieta alineada con la dieta mediterránea; finalmente, el tercer grupo también siguió una dieta hipocalórica y mediterránea, y además recibió 300 mg diarios de suplementación con C15:0. Los investigadores midieron y compararon distintos parámetros: grasa hepática, grasa abdominal, grasa corporal total, enzimas hepáticas, el panel estándar de glucosa, insulina y lípidos, así como el microbioma intestinal.

¿Y qué descubrieron? Pues bien, comprobaron que, con sólo reducir la ingesta calórica, las participantes perdían peso. A su vez, esta pérdida de peso se traducía en una reducción de los niveles de insulina, glucosa y presión arterial, resultados observados en los tres grupos. Nada sorprendente hasta aquí. Luego, al comparar con el grupo de control (que sólo seguía la dieta hipocalórica), tanto el grupo con dieta mediterránea como el grupo con dieta mediterránea más suplementación con C15:0 presentaron una mayor pérdida de peso corporal y una menor acumulación de grasa hepática, así como niveles más bajos de colesterol total, triglicéridos y enzimas hepáticas en apenas doce semanas.

Además de todos estos beneficios, el grupo que recibió C15:0 mostró una disminución del colesterol LDL y un aumento en la cantidad de una bacteria intestinal beneficiosa llamada *Bifidobacterium adolescentis* (de la que ya hemos hablado en el capítulo 3). Cuando el equipo analizó las tendencias generales de mejora en los tres grupos del estudio, el grupo suplementado con C15:0 salió claramente ganador, con la mayor pérdida de peso corporal (alrededor del 5 %) y la mayor reducción de grasa hepática (un impresionante 33 %). Así que, sí, fue un resultado extraordinario.

Mientras que el ensayo clínico en Singapur demostró que una suplementación diaria de 300 mg de C15:0 reducía los niveles de colesterol LDL, el estudio de la UC San Diego –con una dosis diaria de 200 mg– no lo consiguió. Esto podría indicar que se necesita una dosis más alta de C15:0 para lograr ese efecto reductor del colesterol LDL, al menos durante los tres primeros meses en una población enferma. Otra posibilidad es que la combinación de pérdida de peso inducida por la dieta hipocalórica y la dieta mediterránea acelerara el proceso de regeneración hepática junto con el C15:0, lo que habría permitido que los niveles de colesterol LDL bajaran más rápido que si sólo se hubiera administrado C15:0. Una tercera hipótesis es que la población adulta joven del estudio de la UC San Diego no presentara niveles de colesterol LDL suficientemente altos como para observar una mejora, a diferencia de las mujeres adultas del estudio en Singapur. Yo me inclino por la segunda opción: que primero hay que sanar el hígado para poder restaurar un metabolismo saludable de la glucosa y el colesterol.

Así que dos ensayos clínicos aleatorizados, doble ciego y controlados, junto con numerosos estudios complementarios, han dado luz verde al C15:0. No sólo por su capacidad para reparar el hígado al atacar directamente una de las fisiopatologías centrales de la enfermedad hepática grasa y la NASH, sino también por su potencial para frenar una causa emergente detrás de la pandemia mundial de esta enfermedad: la deficiencia nutricional de C15:0.

Hemos empezado este capítulo con una escena impactante: el rápido y preocupante aumento global de la enfermedad hepática grasa, que hoy afecta a una de cada tres personas. A pesar de que la MASLD lleva décadas en ascenso, todavía no comprendemos del todo cómo se inicia y progresa, lo que ha dificultado enormemente la búsqueda de una cura, incluso con la inversión de miles de millones de dólares y el trabajo de algunas de las mentes científicas más brillantes. Como un giro inesperado en la trama revelado mientras ayudábamos a delfines con enfermedad hepática grasa, el principal villano aquí no parece ser el azúcar, ni las grasas trans, ni los ultraprocesados. Al menos en aquellas personas que presentan el «fenotipo delfín» de MASLD y NASH –que combina fragilidad de los glóbulos rojos, sobrecarga de hierro y enfermedad hepática–, esta otra pandemia podría estar impulsada, en realidad, por una carencia nutricional. Nuestra historia avanza ahora hacia la esperanza: la posibilidad de restaurar un nutriente con propiedades extraordinarias, el C15:0, que no sólo podría salvar nuestros hígados, sino que este sorprendente ácido graso podría, muy posiblemente, salvar nuestras vidas.

# Capítulo 7

# Cómo el C15:0 puede salvarte la vida

Los descubrimientos del capítulo 6 fueron un auténtico bombazo en lo que respecta a la salud hepática. Principalmente porque, nos guste o no, hoy en día resulta más importante que nunca prestar atención a nuestro hígado. Pero el cuerpo es un sistema integral, y si el C15:0 es realmente esencial para alargar nuestra longevidad y darnos tiempo extra para viajar a Machu Picchu, aprender a jugar al *pickleball* o seguir el ritmo de los hijos de nuestros hijos, entonces debe ofrecer beneficios reales para la salud general del organismo. Dicho de forma más clara: debería haber pruebas de que el C15:0 no sólo nos protege frente a la enfermedad hepática grasa, sino también frente a otras de las principales causas de muerte, como las enfermedades cardiovasculares, la diabetes tipo 2 y el cáncer. Veamos, entonces, hasta qué punto el C15:0, en su papel de nutriente de la longevidad, puede retrasar la aparición o incluso revertir estas enfermedades asociadas al envejecimiento. Empecemos por la enfermedad cardíaca.

## Al corazón del asunto: la enfermedad cardíaca

Aunque muchas otras enfermedades suelen acaparar los titulares, la enfermedad cardíaca ha sido –y sigue siendo– la causa más probable de que nuestro valioso tiempo en la Tierra llegue a su fin. Entre las distintas afecciones del corazón, la principal causa de muerte en el mundo es la cardiopatía coronaria.[1] Durante casi cuarenta años, la buena noticia fue que la incidencia de esta enfermedad iba en descenso. Hasta que dejó de ser así: la tendencia descendente se estabilizó hacia 2011. Y lo que es peor, entre las personas de dieciocho a cuarenta y cuatro años, los casos de cardiopatía coronaria están aumentando.[2] Así que, en realidad, no es en absoluto una buena noticia.

Durante más de cincuenta años, la recomendación oficial para reducir el riesgo de enfermedad cardíaca ha sido clara: «Reduce tu colesterol LDL». ¿Y la mejor manera de lograrlo? «Limita el consumo de grasas saturadas». Esta sigue siendo, aún hoy, la postura firme de la Organización Mundial de la Salud y de la Asociación Estadounidense del Corazón.[3] Y no se trata de una recomendación infundada: ha contado con un respaldo científico considerable. Analizaremos con más detalle la historia de la enfermedad cardíaca y las recomendaciones dietéticas sobre las grasas saturadas en el capítulo 9, pero por ahora conviene saber que, por cada reducción de 1 mmol/L en el colesterol LDL (lipoproteínas de baja densidad), el riesgo de un evento vascular grave disminuye en un 26 %.[4]

El panorama de la investigación sobre el colesterol LDL se ha vuelto cada vez más complejo, alejándose de aquella visión simplista que lo

---

1. Ahmad, F. B., *et al.*: «The Leading Causes of Death in the US for 2020», *JAMA*, vol. 325, n.º 18 (11 de mayo de 2021), pp. 1829-1830. Doi: 10.1001/jama.2021.5469.

2. Hana Lee, Y.-T., *et al.*: «Prevalence and Trends of Coronary Heart Disease in the United States, 2011 to 2018», *JAMA Cardiology*, vol 7, n.º 4 (1 de abril de 2022), pp. 459-462. Doi: 10.1001/jamacardio.2021.5613.

3. Maki, K. C., *et al.*: «Saturated Fats and Cardiovascular Health: Current Evidence and Controversies», *Journal of Clinical Lipidology*, vol. 15, n.º 6 (noviembre-diciembre de 2021), pp. 765-772. Doi: 10.1016/j.jacl.2021.09.049.

4. Gencer, B., *et al.*: «Efficacy and Safety of Lowering LDL Cholesterol in Older Patients: A Systematic Review and Meta-Analysis of Randomised Controlled Trials», *Lancet*, vol. 396, n.º 10263 (21 de noviembre de 2020), pp. 1637-1643. Doi: 10.1016/S0140-6736(20)32332-1.

etiquetaba simplemente como «el colesterol malo». Hoy sabemos que no sólo importa la cantidad total de colesterol LDL, sino también la calidad y el tamaño de las partículas que lo transportan. Por eso, en los chequeos médicos rutinarios, empieza a ser cada vez más común que le planteemos nuevas preguntas al médico. Por ejemplo:

**Paciente:** Gracias, doctor. Entiendo que tengo el colesterol LDL alto. Pero ¿podría decirme cuánto de ese LDL está oxidado y qué porcentaje de las partículas son pequeñas y densas en comparación con las grandes y esponjosas?

**Doctor:** Sí... son buenas preguntas. Algunas de esas cosas todavía son difíciles de medir. ¿Y desde cuándo lee usted revistas médicas?

A continuación, ofrecemos un resumen de los métodos más recientes para medir el colesterol, especialmente relevantes cuando hablamos de los beneficios del C15:0 para la salud.

Primero conviene recordar que el colesterol es un lípido (es decir, una grasa). Y, como muchas grasas, el colesterol puede ser atacado por el oxígeno. Cuando esto le ocurre al colesterol LDL, hablamos de *colesterol LDL oxidado* (también conocido como oxLDL). Tener niveles elevados de oxLDL implica una mayor peroxidación lipídica, una mayor probabilidad de inflamación crónica de bajo grado y un riesgo más elevado de aterosclerosis y de enfermedades cardíacas más graves.[5] Por todo eso, el oxLDL nos importa, y mucho.

Por otro lado, el tamaño también importa; concretamente, el de las partículas de colesterol LDL. Éstas pueden ser grandes y esponjosas, o pequeñas y densas. Si tuvieras que adivinar cuál de las dos es más peligrosa, y te propusiera la analogía entre una nube y una bala, ¿cuál elegirías? Exacto: ¡las pequeñas y densas!

---

5. Hong, C. G., *et al.*: «Oxidized Low-Density Lipoprotein Associates with Cardiovascular Disease by a Vicious Cycle of Atherosclerosis and Inflammation: A Systematic Review and Meta-Analysis», *Frontiers in Cardiovascular Medicine*, vol. 9 (16 de enero de 2023), p. 1023651. Doi: 10.3389/fcvm.2022.1023651.

Como las balas, las partículas pequeñas y densas penetran mejor en las paredes de los vasos sanguíneos, lo que permite al colesterol LDL desencadenar inflamación y favorecer la enfermedad cardiovascular.[6] En resumen: si tienes colesterol LDL oxidado y partículas LDL pequeñas y densas, tu riesgo de sufrir eventos cardiovasculares graves será mayor. Pero, por el lado positivo, estos dos factores también nos ofrecen una oportunidad: si una intervención terapéutica logra proteger frente a la oxidación o mantener las partículas de LDL más parecidas a nubes (y menos a balas), entonces podremos reducir el riesgo de enfermedad cardíaca.

## Cómo combate el C15:0 la enfermedad cardíaca

El C15:0 actúa mediante varios mecanismos que explican sus efectos protectores sobre la salud cardiovascular. En primer lugar, su capacidad para reducir el colesterol LDL podría deberse a su función como activador de la AMPK.[7] Cuando se activa esta enzima, disminuye la cantidad de colesterol LDL que produce el hígado.[8] En segundo lugar, más allá de reducir la cantidad total de colesterol LDL, un estudio realizado en hombres sanos mostró que quienes presentaban niveles más elevados de C15:0 tenían partículas de colesterol LDL más grandes y esponjosas (es decir, más seguras).[9] En tercer lugar, el C15:0 es

6. Chary, A., *et al.*: «Association of LDL-Cholesterol Subfractions with Cardiovascular Disorders: A Systematic Review», *BMC Cardiovascular Disorders*, vol. 23, n.º 1 (1 de noviembre de 2023), p. 533. Doi: 10.1186/s12872-023-03578-0.

7. Fu, W.-C., *et al.*: «Pentadecanoic Acid Promotes Basal and Insulin-Stimulated Glucose Uptake in C2C12 Myotubes», *Food Nutrition Research*, vol. 65 (22 de enero de 2021). Doi: 10.29219/fnr.v65.4527.

8. Pećin, I., *et al.*: «Novel Experimental Agents for the Treatment of Hypercholesterolemia», *Journal of Experimental Pharmacology*, vol. 13 (11 de febrero de 2021), pp. 91-100. Doi: 10.2147/JEP.S267376.

9. Sjogren, P., *et al.*: «Milk-Derived Fatty Acids Are Associated with a More Favorable LDL Particle Size Distribution in Healthy Men», *Journal of Nutrition*, vol. 134, n.º 7 (julio de 2004), pp. 1729-1735. Doi: 10.1093/jn/134.7.1729.

un agonista del receptor PPARα, el mismo mecanismo de acción que utilizan los fibratos, un grupo de medicamentos de uso habitual para reducir los lípidos perjudiciales, incluidos los triglicéridos y el colesterol LDL.[10] En cuarto lugar, el C15:0 es un ácido graso estable que refuerza la resistencia de nuestras células frente a la peroxidación lipídica. Esta función básica de protección celular probablemente también aporta un beneficio directo al corazón.[11] (Analizamos con más detalle este efecto protector del C15:0 sobre las células en el capítulo 8).

## El C15:0 se asocia a un menor riesgo de enfermedad cardíaca

En consonancia con la capacidad del C15:0 para actuar sobre diversos mecanismos que favorecen la salud del corazón, los estudios también indican que las personas con niveles más elevados de este ácido graso presentan menos factores de riesgo cardiovascular. En un amplio estudio realizado con más de quince mil europeos, aquellos que tenían las concentraciones más altas de C15:0 en sangre mostraban los niveles más bajos de colesterol y triglicéridos.[12] Del mismo modo, en un estudio con más de dos mil adultos jóvenes (de entre veinticuatro y treinta y nueve años), los niveles más elevados de C15:0 se asociaron a un menor riesgo de hipertensión, lo que sugiere que este compuesto po-

10. Venn-Watson, S., *et al.*: «Efficacy of Dietary Odd-Chain Saturated Fatty Acid Pentadecanoic Acid Parallels Broad Associated Health Benefits in Humans: Could It Be Essential?», *Scientific Reports*, vol. 10, n.º 1 (18 de mayo de 2020), p. 8161. Doi: 10.1038/s41598-020-64960-y; Staels, B., *et al.*: «Fibrates and Future PPARα Agonists in the Treatment of Cardiovascular Disease», *Nature Clinical Practice Cardiovascular Medicine*, vol. 5, n.º 9 (septiembre de 2008), pp. 542-553. Doi: 10.1038/ncpcardio1278.

11. Chen, Y., *et al.*: «Targeting Iron Metabolism and Ferroptosis as Novel Therapeutic Approaches in Cardiovascular Diseases», *Nutrients*, vol. 15, n.º 3 (23 de enero de 2023), p. 591. Doi: 10.3390/nu15030591.

12. Zheng, J.-S., *et al.*: «Association between Plasma Phospholipid Saturated Fatty Acids and Metabolic Markers of Lipid, Hepatic, Inflammation and Glycemic Pathways in Eight European Countries: A Cross-Sectional Analysis in the EPIC-Interact Study», *BMC Medicine*, vol. 15 (17 de noviembre de 2017), p. 203. Doi: 10.1186/s12916-017-0968-4.

dría contribuir a reducir otro importante factor de riesgo cardiovascular.[13] Estas asociaciones entre niveles elevados de C15:0 y valores más bajos de colesterol, triglicéridos y presión arterial coinciden con los resultados de estudios poblacionales de gran envergadura centrados en el objetivo final: reducir el riesgo de enfermedad cardiovascular.

Por ejemplo, un estudio que siguió durante dieciséis años a más de cuatro mil adultos suecos analizó qué ácidos grasos aumentaban o reducían el riesgo de desarrollar enfermedades cardíacas.[14] El equipo observó una relación lineal clara entre niveles más elevados de C15:0 y un menor riesgo de desarrollar enfermedades cardiovasculares. Lo más relevante es que un metaanálisis mucho más amplio, que incluyó un análisis detallado de dieciocho estudios diferentes, confirmó este mismo hallazgo: las personas con niveles más altos de C15:0 presentan un menor riesgo de enfermedad cardiovascular.[15]

Entre todas las enfermedades cardíacas, la cardiopatía coronaria sigue siendo la principal causa de mortalidad en todo el mundo. Un metaanálisis que recopiló datos de más de veintiséis mil personas procedentes de catorce estudios constató que aquellos que presentaban las concentraciones más elevadas de C15:0 tenían un 17 % menos de riesgo de sufrir cardiopatía coronaria (por el contrario, niveles elevados de C16:0 se asociaron a un mayor riesgo).[16] Esta reducción del 17 % es comparable a la que se logra con algunos fármacos actualmente recetados para prevenir la enfermedad cardíaca. La protección que

13. Kaikkonen, J. E., *et al.*: «Associations of Serum Fatty Acid Proportions with Obesity, Insulin Resistance, Blood Pressure and Fatty Liver: The Cardiovascular Risk in Young Finns Study», *Journal of Nutrition*, vol. 141, n.º 4 (8 de abril de 2021), pp. 970-978. Doi: 10.1093/jn/nxaa409.

14. Trieu, K., *et al.*: «Biomarkers of Dairy Fat Intake, Incident Cardiovascular Disease, and All-Cause Mortality: A Cohort Study, Systematic Review, and Meta-Analysis», *PLoS Medicine*, vol. 18, n.º 9 (21 de septiembre de 2021), e1003763. Doi: 10.1371/journal.pmed.1003763.

15. *Ibid.*

16. Li, Z., *et al.*: «Saturated Fatty Acid Biomarkers and Risk of Cardiometabolic Diseases: A Meta-Analysis of Prospective Studies», *Frontiers in Nutrition*, vol. 9 (15 de agosto de 2022), p. 963471. Doi: 10.3389/fnut.2022.963471.

ofrece el C15:0 no se limita a sus niveles circulantes en sangre: también se observa cuando su concentración es mayor en el tejido adiposo. En un estudio noruego con personas de entre cuarenta y cinco y setenta y cinco años, se midieron varios lípidos lácteos específicos (C14:0, C14:1, C15:0, C17:0 y C17:1) almacenados en la grasa corporal.[17] Al comparar a un centenar de pacientes que acababan de sufrir su primer infarto de miocardio con otro centenar de personas sanas, los investigadores hallaron que mayores concentraciones de C15:0 en el tejido graso predecían un menor riesgo de infarto.

El patrón se repite en el caso de la insuficiencia cardíaca. En el estudio estadounidense US Cardiovascular Health Study («Estudio de la salud cardiovascular»), que siguió durante diez años a más de dos mil personas de sesenta y cinco años o más, se evaluaron treinta y cinco ácidos grasos libres como posibles factores de riesgo o de protección. Sólo tres se asociaron a un menor riesgo de desarrollar insuficiencia cardíaca y, entre ellos, estaba el C15:0 (en cambio, el C18:0 se vinculó a un riesgo mayor). Los autores concluyeron que el C15:0 podría abrir una nueva vía para la prevención de la insuficiencia cardíaca.[18]

La evidencia del papel cardioprotector del C15:0 no se limita a la población adulta. En estudios que analizaron el perfil de ácidos grasos del líquido amniótico en mujeres embarazadas, niveles más elevados de C15:0 se asociaron a un menor riesgo de cardiopatías congénitas en sus bebés.[19] Así que, tanto en adultos como en recién nacidos, sabemos que el C15:0 activa mecanismos relevantes para proteger el corazón, como la AMPK, que contribuye a reducir el co-

17. Biong, A. S., *et al.*: «Intake of Milk Fat, Reflected in Adipose Tissue Fatty Acids and Risk of Myocardial Infarction: A Case-Control Study», *European Journal of Clinical Nutrition*, vol. 60, n.º 2 (febrero de 2006), pp. 236-244. Doi: 10.1038/sj.ejcn.1602307.

18. Djousse, L., *et al.*: «Serum Individual Nonesterfied Fatty Acids and Risk of Heart Failure in Older Adults», *Cardiology*, vol. 146, n.º 3 (25 de febrero de 2021), pp. 351-358. Doi: 10.1159/000513917.

19. Li, Y., *et al.*: «Untargeted Metabolomics Analysis of Differences in Metabolite Levels in Congenital Heart Disease of Varying Severity», *Research Square* (febrero de 2023). Doi: 10.21203/rs.3.rs-2464935/v1.

lesterol LDL. Además, los estudios han demostrado que las personas con niveles más elevados de C15:0 tienen menos probabilidades de sufrir enfermedades cardiovasculares, como la cardiopatía coronaria, el infarto de miocardio o la insuficiencia cardíaca. Con todos estos indicios prometedores, veamos ahora cómo se comporta el C15:0 cuando se pone directamente a prueba para reparar lo que está dañado, en concreto, en lo que respecta a los vasos sanguíneos, el corazón y el colesterol LDL.

## Estudios que demuestran beneficios directos del C15:0 para la salud cardíaca

### Estudios *in vitro*

Más allá de las asociaciones entre el C15:0 y una mejor salud cardiovascular, existen pruebas claras de que el C15:0 ejerce efectos directos sobre sistemas celulares humanos que simulan enfermedades cardíacas. Como ya se ha mencionado, estos modelos celulares permiten imitar diversas enfermedades, incluida la enfermedad cardiovascular. Estos «modelos de enfermedad en una placa» se están consolidando como herramientas fiables para evaluar si una molécula determinada puede contribuir al tratamiento de enfermedades cardíacas de forma segura y eficaz a una dosis concreta. Uno de los sistemas celulares humanos más completos de este tipo es el BioMAP, que ya se ha comentado anteriormente.

De forma notable, el C15:0 logró reducir factores de riesgo en no uno, sino en cuatro modelos distintos de BioMAP que simulan enfermedades cardíacas.[20] Estos efectos fueron dependientes de la dosis y se observaron a concentraciones comparables a las que pueden alcanzarse en el organismo (idealmente, en torno a 20 μM, o 5 μg/ml). Lo más

---

20. Venn-Watson, S., *et al.*: «Pentadecanoic Acid (C15:0), an Essential Fatty Acid, Shares Clinically Relevant Cell-Based Activities with Leading Longevity-Enhancing Compounds», *Nutrients*, vol. 15, n.º 21 (30 de octubre de 2023), p. 4607. Doi: 10.3390/nu15214607.

destacable es que el C15:0 redujo una serie de moléculas –conocidas por contribuir al daño cardíaco– cuyas siglas resultan familiares en biomedicina: MCP-1, IL-6, VEGFR2, CD40, CD69, IL-1α, HLA-DR y VCAM-1.

Para no marearnos con tantas siglas, centrémonos en solo dos de estos factores que alteran el corazón: MCP-1 e IL-6. Ambos son iniciadores de la inflamación, no sólo en el corazón, sino también en el resto del organismo, incluido el cerebro. De hecho, resulta difícil encontrar una enfermedad asociada al envejecimiento en la que no estén implicadas la MCP-1 y la IL-6. Como ejercicio curioso, puedes probar a buscar en Google Scholar el nombre de cualquier enfermedad crónica relacionada con el envejecimiento junto con «IL-6» o «MCP-1».

La MCP-1, cuyas siglas corresponden a *monocyte chemoattractant protein 1* («proteína quimioatrayente de monocitos 1»), se clasifica como una quimiocina, es decir, una sustancia química que desencadena la inflamación. Pero la MCP-1 no se limita a enviar señales pasivas a las células inflamatorias del cuerpo, sino que las atrae activamente hacia los tejidos. Por ello, se considera un importante factor inicial de inflamación perjudicial en muchas enfermedades crónicas, incluida la enfermedad cardíaca.[21]

Un equipo de investigación diverso, con científicos de Estados Unidos, Alemania y los Países Bajos, analizó datos de siete poblaciones distintas que incluían a más de veintiún mil personas, con el objetivo de evaluar si los niveles basales de MCP-1 en individuos sanos podían predecir la mortalidad por enfermedades cardíacas a lo largo de un período de veinte años.[22] Y, en efecto, demostraron que unos

21. Singh, S., *et al.*: «MCP-1: Function, Regulation, and Involvement in Disease», *International Immunopharmacology*, vol. 101, part B (diciembre de 2021), p. 107598. Doi: 10.1016/j.intimp.2021.107598.

22. Georgakis, M. K., *et al.*: «Association of Circulating Monocyte Chemoattractant Protein-1 Levels with Cardiovascular Mortality: A Meta-Analysis of Population-Based Studies», *JAMA Cardiology*, vol. 6, n.º 5 (1 de mayo de 2021), pp. 587-592. Doi: 10.1001/jamacardio.2020.5392.

niveles más elevados de MCP-1 circulante eran un predictor significativo del desarrollo de cardiopatía coronaria y de muertes por enfermedades cardiovasculares en general: cuanto más elevado era el nivel de MCP-1, mayor el riesgo de muerte. Al combinar estos resultados con estudios experimentales previos que demostraban que la MCP-1 causa daños directos en los vasos sanguíneos y el corazón, los autores concluyeron que este marcador desempeña probablemente un papel clave en las enfermedades cardiovasculares. Por este motivo, una revisión independiente realizada por expertos del Albert Einstein College of Medicine plantea que las moléculas capaces de reducir tanto la MCP-1 como la IL-6 podrían ser terapias ideales para tratar la insuficiencia cardíaca.[23]

Y esto nos lleva a la IL-6 (interleucina 6). La IL-6 es otra citocina proinflamatoria de gran relevancia en muchas enfermedades crónicas asociadas al envejecimiento. En el caso de las enfermedades cardíacas, no sólo actúa como un potente inductor de inflamación, sino que también es proaterogénica, lo que significa que favorece la acumulación de placas perjudiciales en los vasos sanguíneos.[24] Aunque la IL-6 interviene en numerosos tipos celulares, mantiene una relación especialmente estrecha con las células vasculares, lo que potencia el daño que esta molécula ejerce sobre el sistema cardiovascular. Veamos un ejemplo.

Ante el estrés oxidativo y la inflamación, se secreta IL-6. Una vez liberada, la IL-6 se incorpora a las placas vasculares ya existentes y acelera la aterosclerosis. Además, atrae plaquetas adicionales, lo que incrementa el riesgo de agregación celular y formación de coágulos

---

23. Hanna, A., *et al.*: «Inflammatory Cytokines and Chemokines as Therapeutic Targets in Heart Failure», *Cardiovascular Drugs and Therapy*, vol. 34, n.º 6 (diciembre de 2020), pp. 849-863. Doi: 10.1007/s10557-020-07071-0.

24. Ridker, P. M., *et al.*: «Interleukin-6 Signaling and Anti-Interleukin-6 Therapeutics in Cardiovascular Disease», *Circulation Research*, vol. 128, n.º 11 (28 de mayo de 2021), pp. 1728-1746. Doi: 10.1161/CIRCRESA-HA.121.319077.

sanguíneos (es decir, trombosis). Por si fuera poco, la IL-6 puede aumentar la adhesividad celular y favorecer la permeabilidad de los vasos sanguíneos. Por estas razones, las moléculas que inhiben la IL-6 se consideran candidatas terapéuticas prometedoras para proteger frente a la aterosclerosis y otras enfermedades cardiovasculares.[25] ¿Moléculas como, por ejemplo, el C15:0?

### Estudios *in vivo*

De hecho, el C15:0 no sólo redujo los niveles de MCP-1 y de IL-6 en sistemas celulares humanos, sino que también mostró eficacia en modelos *in vivo* relevantes. En concreto, ratones obesos suplementados diariamente con C15:0 durante doce semanas presentaron niveles más bajos de colesterol total, de MCP-1 y de IL-6 en comparación con los controles no tratados.[26] Este mismo efecto hipocolesterolemiante de la suplementación con C15:0 se observó también en un modelo *in vivo* de esteatohepatitis no alcohólica o NASH (siglas del inglés *nonalcoholic steatohepatitis*).[27] Estos estudios demuestran que el C15:0, administrado por vía oral, puede ejercer en organismos completos los mismos efectos cardioprotectores observados en sistemas celulares humanos: reducción del colesterol y de las citocinas proinflamatorias.

### Ensayos clínicos

Pasemos ahora a un ensayo clínico con C15:0. Tal como se ha expuesto en el capítulo anterior, este estudio doble ciego, aleatorizado y con-

25. Ridker, P. M., *et al.*: «IL-6 Inhibition with Zilitivekimab in Patients at High Atherosclerotic Risk (RESCUE): A Double-Blind, Randomised, Placebo-Controlled Phase 2 Trial», *Lancet*, vol. 397, n.º 10289 (29 de mayo de 2021), pp. 2060-2069. Doi: 10.1016/S0140-6736(21)00520-1.

26. Venn-Watson, S., *et al.*: «Efficacy of Dietary Odd-Chain Saturated Fatty Acid Pentadecanoic Acid Parallels Broad Associated Health Benefits in Humans: Could It Be Essential?», *Scientific Reports*, vol. 10, n.º 1 (18 de mayo de 2020), p. 8161. Doi: 10.1038/s41598-020-64960-y.

27. *Ibid.*

trolado incluyó a unas noventa mujeres de Singapur diagnosticadas con la enfermedad hepática MASLD. Tras administrarles un suplemento diario de C15:0 durante doce semanas, el equipo de investigación observó que este ácido graso redujo eficazmente el colesterol LDL, entre otros beneficios ya comentados.[28] Este efecto cardioprotector se manifestó de forma temprana y superó los beneficios para la salud asociados tanto a la restricción calórica como a la dieta mediterránea. Recordemos que la principal causa de mortalidad en personas con MASLD no es la insuficiencia hepática, sino la enfermedad cardíaca. ¡Bien por el C15:0!

En resumen, desde mecanismos biológicos relevantes hasta estudios poblacionales a gran escala, desde modelos celulares de enfermedad hasta modelos animales pertinentes, y, finalmente, en un ensayo clínico controlado, la evidencia científica acumulada demuestra de forma reiterada que una de las funciones esenciales del C15:0 es proteger la salud cardiovascular a largo plazo. Cabe destacar que esta base científica sólida contradice directamente las recomendaciones generalizadas de muchas autoridades nutricionales, que afirman que todas las grasas saturadas son perjudiciales para el corazón por su efecto sobre el aumento del colesterol LDL. Aunque los ácidos grasos saturados de cadena par (como el C16:0 y el C18:0) pueden ser nocivos para el sistema cardiovascular, el C15:0 muestra el efecto contrario: reduce el colesterol LDL, disminuye las citocinas proinflamatorias y reduce el riesgo de desarrollar enfermedades cardíacas, incluida la cardiopatía coronaria y la insuficiencia cardíaca. Dicho esto, pasemos a una segunda enfermedad de alcance mundial respecto a la cual también existen sólidas evidencias de que el C15:0 puede ser beneficioso: la diabetes tipo 2.

---

28. Chooi, Y. C., *et al*.: «Effect of an Asian-Adapted Mediterranean Diet and Pentadecanoic Acid on Fatty Liver Disease: The TANGO Randomized Controlled Trial», *American Journal of Clinical Nutrition*, vol. 119, n.º 3 (marzo de 2024), pp. 788-799. Doi: 10.1016/j.ajcnut.2023.11.013.

## Una grasa buena para frenar la diabetes tipo 2

La diabetes tipo 2 es una enfermedad crónica y progresiva caracterizada por niveles excesivamente elevados de glucosa en sangre (también conocida como hiperglucemia) durante períodos prolongados. Esta hiperglucemia se debe a la resistencia del organismo –casi como una adolescencia rebelde– a responder de forma adecuada a la insulina, una hormona que normalmente actúa como un padre que mantiene bajo control el azúcar en sangre. El resultado de una hiperglucemia sostenida es el daño tisular: nervios, ojos, corazón, riñones y otros órganos pueden verse afectados. Y eso no es nada bueno.

La diabetes tipo 2 es una de las principales causas de morbilidad y continúa en aumento a escala mundial. Se estima que actualmente unos 500 millones de personas (el 6 % de la población) padecen diabetes tipo 2, y se prevé que esta cifra supere los 1250 millones (más del 10 % de la población mundial) en 2050.[29] Además, existe una preocupante relación entre la disfunción metabólica y la salud cardiovascular: más de un tercio de las personas con diabetes tipo 2 también padecen enfermedades cardíacas.[30]

Aunque el aumento global de la diabetes tipo 2 ya es preocupante por sí solo, lo es aún más su incremento entre la población infantil. Quizás recuerdes cuando la diabetes se dividía claramente en dos categorías según la edad: los adultos desarrollaban diabetes tipo 2 de aparición tardía, que no requería tratamiento con insulina, mientras que los niños, en cambio, presentaban diabetes tipo 1 de aparición juvenil,

---

29. GBD 2021 Diabetes Collaborators: «Global, Regional, and National Burden of Diabetes from 1990 to 2021, with Projections of Prevalence to 2050: A Systematic Analysis for the Global Burden of Disease Study 2021», *Lancet*, vol. 402, n.º 10397 (15 de julio de 2023), pp. 203-234. Doi: 10.1016/S0140-6736(23)01301-6.

30. Mosenzon, O., *et al.*: «CAPTURE: A Cross-Sectional Study of the Contemporary (2019) Prevalence of Cardiovascular Disease in Adults with Type 2 Diabetes across 13 Countries», póster presentado en el 56th Annual Meeting of the European Association for the Study of Diabetes (21-25 de septiembre de 2020).

que *sí* requería tratamiento con insulina. Sin embargo, en los últimos treinta años, la diabetes tipo 2 ha comenzado a aparecer de forma inesperada en niños y, lo que es aún más alarmante, está aumentando rápidamente entre los más jóvenes... y con una necesidad creciente de tratamiento con insulina. Según las tendencias observadas entre 2002 y 2017, se prevé que el número de jóvenes (menores de veinte años) con diabetes tipo 2 aumente un 673 % en los próximos cuarenta años.[31] Aún peor: cuando los niños reciben un diagnóstico de diabetes tipo 2, la enfermedad suele seguir un curso grave y agresivo, con un riesgo sorprendentemente alto de complicaciones, como enfermedades cardíacas e incluso la muerte.[32]

La diabetes tipo 2 es persistente, y a menudo se acompaña de otras afecciones, entre ellas enfermedades cardíacas y hepáticas. Hablamos de enfermedad hepática esteatósica asociada a disfunción metabólica o MASLD (por sus siglas en inglés, *metabolic dysfunction-associated steatotic liver disease*) y esteatohepatitis no alcohólica o NASH (siglas de *nonalcoholic steatohepatitis*). Más de la mitad de los adultos mayores de cincuenta años con diabetes tipo 2 también padecen NASH. Hasta un tercio presenta cicatrices hepáticas avanzadas (es decir, cirrosis).[33] Lo más inquietante es que esta relación entre la diabetes

---

31. Tönnies, T., *et al.*: «Projections of Type 1 and Type 2 Diabetes Burden in the U.S. Population Aged < 20 Years through 2060: The SEARCH for Diabetes in Youth Study», *Diabetes Care*, vol. 46, n.º 2 (1 de febrero de 2023), pp. 313-320. Doi: 10.2337/dc22-0945.

32. Perng, W., *et al.*: «Youth-Onset Type 2 Diabetes: The Epidemiology of an Awakening Epidemic», *Diabetes Care*, vol. 46, n.º 3 (1 de marzo de 2023), pp. 490-499. Doi: 10.2337/dci22-0046; Constantino, M. I., *et al.*: «Long-Term Complications and Mortality in Young-Onset Diabetes: Type 2 Diabetes Is More Hazardous and Lethal than Type 1 Diabetes», *Diabetes Care*, vol. 36, n.º 12 (diciembre de 2013), pp. 3863-3869. Doi: 10.2337/dc12-2455.

33. Ajmera, V., *et al.*: «A Prospective Study on the Prevalence of NAFLD, Advanced Fibrosis, Cirrhosis and Hepatocellular Carcinoma in People with Type 2 Diabetes», *Journal of Hepatology*, vol. 78, n.º 3 (marzo de 2023), pp. 471-478. Doi: 10.1016/j.jhep.2022.11.010; Castera, L., *et al.*:

tipo 2 y la enfermedad hepática grasa también se observa en niños.[34] La idea clave aquí es que las enfermedades cardíacas, hepáticas y metabólicas (como la diabetes tipo 2) están aumentando de forma simultánea. Ya hemos hablado de los beneficios del C15:0 en relación con las enfermedades hepáticas y cardiovasculares. Veamos ahora las evidencias que apuntan a que restablecer los niveles de C15:0 también podría contribuir a frenar el avance de la diabetes tipo 2.

## Cómo protege el C15:0 frente a la diabetes tipo 2

Como hemos comentado antes, la AMPK es como la «madre» suprema de nuestro metabolismo: una enzima fundamental que mantiene todo en orden... incluida la regulación de los niveles de glucosa en sangre. El C15:0 activa la AMPK, lo que contribuye a controlar los niveles de glucosa. Para entender la importancia de esta enzima, basta con recordar que la metformina –el medicamento más utilizado en el mundo para combatir la diabetes tipo 2– también actúa activándola.

Dato curioso: contraer los músculos también activa la AMPK. Cuanto más utilizamos nuestros músculos, más se activa esta enzima, más glucosa se extrae de la sangre y más bajos (y saludables) son nuestros niveles de azúcar.[35] Aunque este mismo mecanismo funciona en personas con diabetes tipo 2, los estudios han demostrado que, para lograr una respuesta eficaz de la AMPK –más lenta en estos casos–, es

«High Prevalence of NASH and Advanced Fibrosis in Type 2 Diabetes: A Prospective Study of 330 Outpatients Undergoing Liver Biopsies for Elevated ALT, Using a Low Threshold», *Diabetes Care*, vol. 46, n.º 7 (1 de julio de 2023), pp. 1354-1362. Doi: 10.2337/dc22-2048.

34. Newton, K. P., *et al.*: «Incidence of Type 2 Diabetes in Children with Nonalcoholic Fatty Liver Disease», *Clinical Gastroenterology and Hepatology*, vol. 21, n.º 5 (mayo de 2023), pp. 1261-1270. Doi: 10.1016/j.cgh.2022.05.028.

35. Taylor, E. B., *et al.*: «Discovery of TBC1D1 as an Insulin-, AICAR-, and Contraction-Stimulated Signaling Nexus in Mouse Skeletal Muscle», *Journal of Biological Chemistry*, vol. 283, n.º 15 (11 de abril de 2008), pp. 9787-9796. Doi: 10.1074/jbc.M708839200.

necesario realizar ejercicio de mayor intensidad.[36] Sí, esto es claramente una invitación al ejercicio. Y, en especial, al uso de pesas y bandas de resistencia, amigos.

Pero volvamos al C15:0. En un estudio de laboratorio, se expusieron células musculares a C15:0, a insulina o a ninguna sustancia (grupo control).[37] Los investigadores aplicaron C15:0 en tres concentraciones distintas: 10, 20 y 40 μM. A continuación, midieron y compararon la cantidad de glucosa que consumían las células musculares en cada grupo. Como era de esperar, la exposición a insulina incrementó la captación de glucosa por parte del músculo. Lo interesante es que el C15:0 produjo un efecto similar a concentraciones de 20 y 40 μM... *sin necesidad de insulina.*

Al analizar más a fondo, los científicos descubrieron que el C15:0 activa directamente la AMPK, lo que favorece la captación de glucosa en las células musculares. Esta serie de estudios no sólo mostró que el C15:0 ayuda a controlar la glucosa incluso sin insulina, sino que también mejora la sensibilidad a la insulina... ¡al doble! ¿No es maravillosa la ciencia?

Un equipo independiente en Alemania llevó a cabo un estudio centrado en los efectos del C15:0 sobre la sensibilidad a la insulina en células hepáticas.[38] Descubrieron una vía complementaria mediante la cual el C15:0 contribuye al control de la glucemia: la activación de la AKT. Esta proteína –cuyo nombre completo es «proteína quinasa B»– actúa como una vía directa para influir en la señalización de la insulina, más allá de la activación de la AMPK, y mejora la sensibili-

36.  Sriwijjitkamol, A., *et al.*: «Effect of Acute Exercise on AMPK Signaling in Skeletal Muscle of Subjects with Type 2 Diabetes», *Diabetes*, vol. 56, n.º 3 (marzo de 2007), pp. 836-848. Doi: 10.2337/db06-1119.

37.  Fu, W.-C., *et al.*: «Pentadecanoic Acid Promotes Basal and Insulin-Stimulated Glucose Uptake in C2C12 Myotubes», *Food Nutrition Research* (22 de enero de 2021), p. 65. Doi: 10.29219/fnr.v65.4527.

38.  Bishop, C., *et al.*: «Heptadecanoic Acid Is Not a Key Mediator in the Prevention of Diet-Induced Hepatic Steatosis and Insulin Resistance in Mice», *Nutrients*, vol. 15, n.º 9 (24 de abril de 2023), p. 2052. Doi: 10.3390/nu15092052.

dad a esta hormona. En resumen, dos equipos han demostrado de forma independiente que el C15:0 ejerce múltiples efectos directos –en concreto, la activación de AMPK y AKT en células musculares y hepáticas– que favorecen niveles saludables de glucosa.

Conviene destacar que, mientras el C15:0 –un ácido graso saturado de cadena impar– promueve un metabolismo saludable de la glucosa, estos hallazgos contrastan con lo que desde hace tiempo se sabe sobre los ácidos grasos saturados de cadena par. De hecho, las dietas ricas en grasas saturadas (con un elevado contenido en C16:0 y C18:0) se utilizan habitualmente para inducir obesidad y diabetes tipo 2 en modelos animales. Además, en estudios con cultivos celulares, el C16:0 y el C18:0 se emplean para generar resistencia a la insulina e *inhibir* la captación de glucosa mediada por esta hormona.[39]

## Asociación del C15:0 con un menor riesgo de diabetes tipo 2

Más allá de los mecanismos celulares ya demostrados para el control de la glucosa, existe una sólida base de evidencia epidemiológica que respalda la capacidad del C15:0 para proteger frente a la diabetes tipo 2. En 2008, un equipo de investigadores suecos fue el primero en identificar una relación entre niveles más elevados de C15:0 y un menor riesgo de desarrollar esta enfermedad.[40] En concreto, midieron los niveles de ácidos grasos en las membranas de los glóbulos rojos de más de 150 adultos y observaron que aquellos que presentaban concentraciones más altas de C15:0 tenían menos probabilidades de desarrollar diabetes tipo 2 en los cinco años siguientes. Entre todos los ácidos grasos evaluados, solo el C15:0 y el C17:0 resultaron ser predictores significativos de una menor probabilidad de desarrollar diabetes tipo 2. Este hallazgo inicial pasó prácticamente desapercibido durante casi cinco años. No obstante, en la última década se han llevado a cabo

---

39. *Ibid.*
40. Krachler, B., *et al.*: «Fatty Acid Profile of the Erythrocyte Membrane Preceding Development of Type 2 Diabetes Mellitus», *Nutrition, Metabolism and Cardiovascular Diseases*, vol. 18, n.º 7 (septiembre de 2008), pp. 503-510. Doi: 10.1016/j.numecd.2007.04.005.

numerosos estudios de mayor envergadura que han confirmado de forma constante los resultados del equipo sueco.

Uno de estos estudios de cohortes a gran escala incluyó a más de veintiocho mil europeos que fueron seguidos a lo largo del tiempo para evaluar si ciertos tipos de ácidos grasos saturados podían predecir quién desarrollaría (y quién no) diabetes tipo 2. Al igual que en el estudio sueco, esta cohorte prospectiva mostró que las personas con niveles más elevados de C15:0 tenían menos probabilidades de desarrollar diabetes tipo 2.[41] En un metaanálisis de seguimiento aún más amplio, que incluyó veintidós estudios de cohortes prospectivos con datos de más de 166 000 personas, se observó que por cada aumento del 50 % en los niveles de C15:0, el riesgo de diabetes tipo 2 se reducía en un 8 %.[42] Un metaanálisis similar, aunque independiente, abarcó diez estudios prospectivos que evaluaban ácidos grasos saturados circulantes desde C14:0 hasta C24:0.[43] Este análisis también mostró una menor probabilidad de desarrollar diabetes tipo 2 a medida que aumentaban los niveles sanguíneos de C15:0. Los autores sugirieron que los ácidos grasos saturados de cadena impar, incluido el C15:0, ejercen un efecto protector general frente al desarrollo de la enfermedad. Un tercer metaanálisis, que recopiló datos de treinta y tres estudios de cohortes prospectivos con más de 95 000 adultos, llegó a la misma conclusión: niveles más altos de C15:0 en sangre se asocian con un menor riesgo de desarrollar diabetes tipo 2.[44]

---

41. Forouhi, N. G., *et al*.: «Differences in the Prospective Association between Individual Phospholipid Saturated Fatty Acids and Incident Type 2 Diabetes: The EPIC-InterAct Case-Cohort Study», *Lancet Diabetes & Endocrinology*, vol. 2, n.º 10 (octubre de 2014), pp. 810-818. Doi: 10.1016/S2213-8587(14)70146-9.

42. Li, Z., *et al*.: «Saturated Fatty Acid Biomarkers and Risk of Cardiometabolic Diseases: A Meta-Analysis of Prospective Studies», *Frontiers in Nutrition*, vol. 9 (15 de agosto de 2022), p. 963471. Doi: 10.3389/fnut.2022.963471.

43. Huang, L., *et al*.: «Circulating Saturated Fatty Acids and Incident Type Diabetes: A Systematic Review and Meta-Analysis», *Nutrients*, vol. 11, n.º 5 (1 de mayo de 2019), p. 998. Doi: 10.3390/nu11050998.

44. Chen, G., *et al*.: «Biomarkers of Fatty Acids and Risks of Type 2 Diabetes: A Systematic Review and Meta-Analysis of Prospective Cohort Studies»,

Profundizando más, una investigación que incluyó a más de seiscientos adultos mostró que niveles más altos de C15:0 no sólo predecían un menor riesgo de desarrollar diabetes tipo 2 en un período de cinco años, sino que también se asociaban positivamente con una mayor sensibilidad a la insulina y un mejor funcionamiento de las células β pancreáticas.[45] Es importante señalar que estas mismas asociaciones no se observaron con el ácido trans-palmitoleico, otro biomarcador de la ingesta de grasa láctea. Este resultado respalda que fue el C15:0 —y no simplemente la grasa láctea— el que se asoció con beneficios para la salud metabólica.

Cabe destacar que en la mayoría de estos estudios se observó lo contrario en el caso de los ácidos grasos saturados totales y de cadena par.[46] Por cada aumento del 50 % en las grasas saturadas totales, el riesgo de diabetes tipo 2 se incrementaba en un 8 %.[47] Aún peor, las personas con los niveles más elevados de C16:0 eran un 28 % más propensas a desarrollar esta enfermedad. Se observaron hallazgos similares de aumento del riesgo de diabetes para el C18:0. Estos estudios en condiciones reales, que muestran de forma consistente que niveles más

*Critical Reviews in Food Science and Nutrition*, vol. 61, n.º 16 (2021), pp. 2705-2718. Doi: 10.1080/10408398.2020.1784839.

45. Santaren, I. D., *et al.*: «Serum Pentadecanoic Acid (15:0), a Short-Term Marker of Dairy Food Intake, Is Inversely Associated with Incident Type 2 Diabetes and Its Underlying Disorders», *American Journal of Clinical Nutrition*, vol. 100, n.º 6 (diciembre de 2014), pp. 1532-1540. Doi: 10.3945/ ajcn.114.092544.

46. Huang, L., *et al.*: «Circulating Saturated Fatty Acids and Incident Type Diabetes: A Systematic Review and Meta-Analysis», *Nutrients*, vol. 11, n.º 5 (1 de mayo de 2019), p. 998. Doi: 10.3390/nu11050998; Forouhi, N., *et al.*: «Differences in the Prospective Association between Individual Phospholipid Saturated Fatty Acids and Incident Type 2 Diabetes: The EPIC-InterAct Case-Cohort Study», *Lancet Diabetes & Endocrinology*, vol. 2, n.º 10 (octubre de 2014), pp. 810-818. Doi: 10.1016/S2213-8587(14)70146-9.

47. Li, Z., *et al.*: «Saturated Fatty Acid Biomarkers and Risk of Cardiometabolic Diseases: A Meta-Analysis of Prospective Studies», *Frontiers in Nutrition*, vol. 9 (15 de agosto de 2022), p. 963471. Doi: 10.3389/ fnut.2022.963471.

elevados de C15:0 se asocian con un menor riesgo de diabetes tipo 2, cuentan además con el respaldo de estudios de laboratorio. Y esto nos lleva de regreso al laboratorio.

## Estudios que demuestran beneficios directos del C15:0 para la salud metabólica

### Estudios *in vivo*

Si bien los estudios con ratones tienen sus limitaciones, históricamente han sido una herramienta sólida para identificar moléculas capaces de controlar la diabetes tipo 2. Esto se debe a que, cuando se alimenta a ratones normales con una dieta rica en grasas, aumentan de peso, desarrollan resistencia a la insulina y mantienen niveles elevados de glucosa. Básicamente, los pilares de la diabetes tipo 2 en seres humanos.

En lo que respecta al C15:0, la fortaleza (me atrevería a decir, la audacia) de este modelo murino radica en su osado intento de utilizar una grasa saturada para tratar la diabetes tipo 2, una enfermedad que en los propios ratones fue inducida mediante una dieta rica en grasas saturadas. Buena suerte con eso, C15:0.

Y, de hecho, el C15:0 funciona bien.[48] Entre ratones obesos con diabetes tipo 2 suplementados diariamente con C15:0, con C17:0 o sin suplementación (grupo control), sólo los que recibieron C15:0 presentaron niveles más bajos de glucosa y colesterol tras doce semanas. Al final, resulta que *se puede* tratar la diabetes tipo 2 inducida por grasas saturadas con una grasa saturada... siempre que sea C15:0.

En otro estudio con ratones, un equipo investigaba cómo las dietas ricas en fibra mejoran la sensibilidad a la insulina.[49] Para ello, evalua-

---

48. Venn-Watson, S., *et al.*: «Efficacy of Dietary Odd-Chain Saturated Fatty Acid Pentadecanoic Acid Parallels Broad Associated Health Benefits in Humans: Could It Be Essential?», *Scientific Reports*, vol. 10, n.º 1 (18 de mayo de 2020), p. 8161. Doi: 10.1038/s41598-020-64960-y.

49. Weitkunat, K., *et al.*: «Importance of Propionate for the Repression of Hepatic Lipogenesis and Improvement of Insulin Sensitivity in High-Fat

ron los efectos de suplementar dos ácidos grasos saturados derivados de la fibra: el C2:0 y el C3:0. Demostraron que sólo los ratones suplementados con C3:0 obtuvieron algún beneficio en comparación con los controles no tratados, concretamente una reducción de los niveles de triglicéridos en el hígado. Aunque ese resultado ya era destacable, los investigadores compartieron con mayor entusiasmo otro descubrimiento en los ratones suplementados con C3:0: se observó una correlación «notable» entre niveles más altos de C15:0 y una menor resistencia a la insulina.

Pero ¿cómo se pasó de la suplementación con C3:0 a los beneficios sensibilizadores a la insulina del C15:0 en un modelo murino de diabetes tipo 2? Pues bien, en una capacidad limitada y a dosis muy elevadas, los organismos de los mamíferos pueden alargar el C3:0 hasta convertirlo en C15:0.[50] Esto significa que incluso el C15:0 derivado del C3:0 tiene la capacidad de reducir los niveles de glucosa en modelos animales de diabetes tipo 2.

### Ensayos clínicos

En el ensayo clínico aleatorizado, doble ciego y controlado que hemos comentado en la sección anterior, las mujeres adultas con mayor peso corporal que tomaron un suplemento de C15:0 durante doce semanas experimentaron la mayor pérdida de peso en comparación con aquellas que siguieron una simple dieta hipocalórica.[51] En este ensayo, las pacientes que recibieron C15:0 también presentaron una microbiota intestinal más saludable, incluso en comparación con mujeres que se-

Diet-Induced Obesity», *Molecular Nutrition & Food Research*, vol. 60, n.º 12 (diciembre de 2016), pp. 2611-2621. Doi: 10.1002/mnfr.201600305.

50. Weitkunat, K., *et al.*: «Odd-Chain Fatty Acids as a Biomarker for Dietary Fiber Intake: A Novel Pathway for Endogenous Production from Propionate», *American Journal of Clinical Nutrition*, vol. 105, n.º 6 (junio de 2017), pp. 1544-1551. Doi: 10.3945/ajcn.117.152702.

51. Chooi, Y. C., *et al.*: «Effect of An Asian-Adapted Mediterranean Diet and Pentadecanoic Acid on Fatty Liver Disease: The TANGO Randomized Controlled Trial», *American Journal of Clinical Nutrition*, vol. 119, n.º 3 (marzo de 2024), pp. 788-799. Doi: 10.1016/j.ajcnut.2023.11.013.

guían una dieta mediterránea con restricción calórica. Este efecto beneficioso sobre la microbiota incluyó una mayor abundancia de una bacteria funcional llamada *Bifidobacterium adolescentis*, que suele encontrarse en niveles bajos en personas con diabetes tipo 2 y cuya presencia se ha asociado con la mejora de varios componentes de esta enfermedad.[52]

Si bien estos beneficios son alentadores, el grupo suplementado con C15:0 en el ensayo clínico no presentó niveles de glucosa más bajos en comparación con los grupos que siguieron una dieta hipocalórica o una dieta mediterránea con restricción calórica. ¿A qué se puede deber esto? Hay varias razones. En primer lugar, el C15:0 puede contribuir a reducir la glucosa, pero estos efectos no superan los de dos métodos ya probados: la restricción calórica y la dieta mediterránea. Por ejemplo, yo podría ser capaz de levantar un peso de dos kilos por encima de la cabeza (es decir, el C15:0) e incluso uno de nueve kilos (la dieta mediterránea hipocalórica), pero eso no significa que pueda levantar uno de once kilos. Tiene sentido, ¿no?

En segundo lugar, puede que se necesite más tiempo que tres meses para que el C15:0 produzca un efecto adicional en la reducción de la glucosa. Ésta es una explicación probable, sobre todo si se considera que el C15:0 actúa de forma temprana al prevenir la inestabilidad celular, la peroxidación lipídica y la sobrecarga de hierro en el hígado. Primero hay que abordar el problema de base antes de poder tratar la enfermedad en su fase avanzada: la diabetes tipo 2. Futuros ensayos clínicos, con diseños de estudio modificados y mayor duración, ayudarán a responder estas preguntas.

Así que ya hemos visto cómo el C15:0 puede contribuir a proteger el corazón y la salud metabólica. Y si este capítulo (y el libro) trata sobre cómo el C15:0 puede alargar la longevidad, es un buen momento para hablar de cáncer.

---

52. Qian, X., *et al.*: «*Bifidobacterium adolescentis* Is Effective in Relieving Type 2 Diabetes and May Be Related to Its Dominant Core Genome and Gut Microbiota Modulation Capacity», *Nutrients*, vol. 14, n.º 12 (15 de junio de 2022), pp. 2-479. Doi: 10.3390/nu14122479.

## Contener el incremento del cáncer

En la mayor parte del mundo, el cáncer es la segunda causa más común de mortalidad. Por desgracia, la preocupante tendencia que estamos observando con el aumento de los casos de enfermedades hepáticas, cardiovasculares y diabetes tipo 2 también se está dando en el caso del cáncer, especialmente entre la población joven.

Un equipo de investigación analizó los patrones de nuevos diagnósticos de cáncer en personas estadounidenses entre 2010 y 2019.[53] Aunque detectaron que los nuevos casos de cáncer han disminuido en personas mayores de cincuenta años, han aumentado en los menores de esa edad. Este tipo de cáncer, conocido como cáncer de aparición temprana, va en aumento, sobre todo entre las mujeres. Si bien el cáncer de mama sigue siendo el más común, el estudio documentó un preocupante incremento de nuevos diagnósticos de cáncer de útero en mujeres, así como de cáncer colorrectal y pancreático tanto en hombres como en mujeres.

Después del cáncer de mama, el cáncer colorrectal es la causa más común de muerte por cáncer en Estados Unidos. Según informa la Sociedad Estadounidense contra el Cáncer (American Cancer Society), aunque el número de nuevos diagnósticos de cáncer colorrectal disminuyó de forma constante entre 1995 y 2005, esta tendencia se ralentizó, y luego se revirtió por completo.[54] Este aumento de casos se atribuye a un incremento de diagnósticos en personas menores de cincuenta y cinco años. Además, aunque las muertes por cáncer colorrectal han disminuido entre las personas mayores, han aumentado año tras año entre aquellas que tienen menos de cincuenta. Esto indica que este grupo más joven también está desarrollando formas más avanzadas y agresivas de

53. Koh, B., *et al.*: «Patterns in Cancer Incidence among People Younger than 50 Years in the US, 2010-2019», *JAMA Open Network*, vol. 6, n.º 8 (agosto de 2023), e2328171. Doi: 10.1001/jamanetworkopen.2023.28171.

54. Siegel, R. L., *et al.*: «Colorectal Cancer Statistics, 2023», *CA: A Cancer Journal for Clinicians*, vol. 73, n.º 3 (mayo-junio de 2023), pp. 233-254. Doi: 10.3322/caac.21772.

la enfermedad. Ante estas tendencias preocupantes, la Sociedad Americana contra el Cáncer ha subrayado la necesidad de «descubrir la etiología del aumento de la incidencia en las generaciones nacidas a partir de 1950». (En el capítulo 9 hablaremos de cómo las generaciones más recientes han ido evitando cada vez más los alimentos que contienen C15:0 –es decir, la grasa láctea de vaca–, y de cómo la consiguiente deficiencia nutricional de C15:0 podría ser una de las etiologías que se están investigando para explicar los cánceres de aparición temprana).

Más allá del cáncer colorrectal, también se están diagnosticando cada vez más casos de cáncer de páncreas en personas jóvenes. Un estudio dirigido por el Cedars-Sinai Medical Center de Los Ángeles analizó las tendencias en los nuevos diagnósticos de cáncer pancreático entre 2001 y 2018.[55] Los resultados mostraron un aumento general a lo largo del tiempo, con el mayor incremento entre mujeres de entre quince y treinta y cuatro años. La diferencia en la velocidad del aumento de diagnósticos de cáncer pancreático entre mujeres jóvenes y hombres ha empeorado drásticamente con el tiempo, y los autores advierten que esta tendencia no muestra signos de desaceleración. En un gráfico que representa el aumento de los casos de cáncer pancreático por grupos de edad, el incremento entre las mujeres de treinta a treinta y nueve años destaca como una inquietante señal de alarma.[56]

Entre las mujeres, este mismo grupo (es decir, el de entre treinta y treinta y nueve años) también ha registrado el aumento más rápido de muertes por cáncer de útero. En un estudio dirigido por investigadores de la Universidad de Stanford, Dartmouth y el Centro Médico Militar Nacional Walter Reed, se analizaron las tendencias de mortalidad por cáncer de útero a lo largo de cincuenta años, desde 1969

---

55. Abboud, Y., *et al*.: «Increasing Pancreatic Cancer Incidence in Young Women in the United States: A Population-Based Time-Trend Analysis, 2001-2008», *Gastroenterology*, vol. 164, n.º 6 (mayo de 2023), pp. 978-989. Doi: 10.1053/j.gastro.2023.01.022.

56. Koh, B., *et al*.: «Patterns in Cancer Incidence among People Younger than 50 Years in the US, 2010-2019», *JAMA Open Network*, vol. 6, n.º 8 (agosto de 2023), e2328171. Doi: 10.1001/jamanetworkopen.2023.28171.

hasta 2018. Este equipo constató que las tasas de mortalidad por este tipo de cáncer habían disminuido de forma sostenida desde 1969 hasta 1997. Sin embargo, la tendencia se invirtió, y las tasas comenzaron a aumentar año tras año entre 2001 y 2018.[57] Aunque las tasas más elevadas de mortalidad por cáncer de útero se observan en mujeres de sesenta años o más, el incremento más rápido desde 2001 se ha producido entre las mujeres de treinta a treinta y nueve años.

La gran pregunta ante el rápido aumento de los diagnósticos y la mortalidad por cáncer, especialmente entre las personas de treinta a treinta y nueve años, es la siguiente: ¿se trata realmente de un grupo atípico o simplemente estamos esperando a que las personas menores de treinta años lleguen a esa edad para sumarse al creciente número de casos? Dado que la incidencia del cáncer también está aumentando entre niños de cero a catorce años, todo indica —inquietantemente— que la respuesta es lo segundo.[58]

Como pista epidemiológica, conviene señalar que las tasas más altas de nuevos diagnósticos de cáncer infantil se registran en las regiones de mayores ingresos, encabezadas por América del Norte y seguidas por Europa occidental, Australia y Nueva Zelanda. De hecho, el número de niños diagnosticados con cáncer es un 90 % superior en los países de ingresos altos en comparación con los de ingresos medios o bajos. Algunos expertos han señalado que el aumento de casos de cáncer entre las personas de treinta y tantos años probablemente se deba a factores de riesgo «a los que están expuestos en los primeros años de vida».[59] Sin embargo, si no identificamos los factores subyacentes que

---

57. Somasegar, S., *et al*.: «Trends in Uterine Cancer Mortality in the United States: A 50-Year Population-Based Analysis», *Obstetrics & Gynecology*, vol. 142, n.º 4 (1 de octubre de 2023), pp. 978-986. Doi: 10.1097/AOG.0000000000005321.

58. Huang, J., *et al*.: «Global Incidence, Mortality and Temporal Trends of Cancer in Children: A Joinpoint Regression Analysis», *Cancer Medicine*, vol. 12, n.º 2 (enero de 2022), pp. 1903-1911. Doi: 10.1002/cam4.5009.

59. Tanaka, L. F., *et al*.: «The Rising Incidence of Early-Onset Colorectal Cancer», *Deutsches Arzteblatt International*, vol. 120, n.º 5 (3 de febrero de 2023), pp. 59-64. Doi: 10.3238/arztebl.m2022.0368.

incrementan el riesgo de cáncer en la adultez temprana, revertir estas tendencias será mucho más difícil. Y aquí es donde entra en juego el C15:0.

## Mecanismos anticancerígenos del C15:0

El C15:0 presenta dos mecanismos de acción que podrían explicar su potencial preventivo frente al cáncer. El primero es su capacidad demostrada para inhibir la vía JAK-STAT. JAK-STAT es el acrónimo de *Janus kinase/signal transducer and activator of transcription* («quinasa Janus / transductor de señales y activador de la transcripción»), que, en términos sencillos, es una vía de señalización que «lo amplifica todo». Cuando la vía JAK-STAT se encuentra sobreactivada, puede desencadenar una inflamación descontrolada y una proliferación celular excesiva. Esto, a su vez, se asocia a enfermedades autoinmunes y a la aparición de cáncer. Por este motivo, los inhibidores de JAK-STAT son tratamientos muy valorados tanto en casos de hiperactividad del sistema inmunitario como en oncología.[60]

Después de demostrar que el C15:0 detenía eficazmente el crecimiento de células de cáncer de mama (volveremos sobre ello más adelante), un equipo de investigadores evaluó los efectos específicos del C15:0 sobre la vía JAK-STAT.[61] Observaron que, a medida que aumentaban las concentraciones de C15:0 empleadas en las pruebas, de 0 a $200\,\mu M$ –especialmente por encima de $50\,\mu M$–, la capacidad del C15:0 para inhibir tanto el componente JAK como el componente STAT de esta vía se incrementaba progresivamente. También examinaron mecanismos más «aguas arriba» y descubrieron que la capacidad del C15:0

60. Hu, Q., *et al.*: «JAK/STAT Pathway: Extracellular Signals, Diseases, Immunity, and Therapeutic Regimens», *Frontiers in Bioengineering and Biotechnology*, vol. 11 (23 de febrero de 2023), p. 1110765. Doi: 10.3389/fbioe.2023.1110765.

61. To, N. B., *et al.*: «Pentadecanoic Acid, an Odd-Chain Fatty Acid, Suppresses the Stemness of MCF-7/SC Human Breast Cancer Cells through JAK2/STAT3 Signaling», *Nutrients*, vol. 12, n.º 6 (3 de junio de 2020), p. 1663. Doi: 10.3390/nu12061663.

para reducir los niveles de IL-6 (esa citoquina proinflamatoria implicada en múltiples enfermedades crónicas), de forma dependiente de la dosis, también contribuía a inhibir la vía JAK-STAT; en concreto, la denominada vía IL-6/JAK2/STAT3. Esta capacidad directa del C15:0 para reducir la IL-6 concuerda con otros estudios tanto *in vitro* como *in vivo* que ya hemos comentado.[62]

Más allá de la inhibición de la vía JAK-STAT, se ha descubierto un segundo mecanismo anticancerígeno del C15:0. Un equipo de Corea del Sur demostró que el C15:0 también inhibe la HDAC-6.[63] La HDAC-6 (siglas de «histona desacetilasa 6») es una enzima que ayuda a las células cancerosas a dividirse, diseminarse e invadir nuestros tejidos.[64] Si se logra bloquear la HDAC-6, se puede dificultar la naturaleza invasiva del cáncer. Así que eso es bastante prometedor… al menos en líneas celulares.

Veamos ahora qué ocurre con el C15:0 en el mundo real para responder a la siguiente pregunta: ¿apoyan los estudios poblacionales la idea de que el C15:0 puede reducir nuestro riesgo de cáncer?

---

62. Wei, W., *et al.*: «Parabacteroides distasonis Uses Dietary Inulin to Suppress NASH via Its Metabolite Pentadecanoic Acid», *Nature Microbiology*, vol. 8, n.º 8 (agosto de 2023), pp. 1534-1548. Doi: 10.1038/s41564-023-01418-7; Venn-Watson, S., *et al.*: «Pentadecanoic Acid (C15:0), an Essential Fatty Acid, Shares Clinically Relevant Cell-Based Activities with Leading Longevity-Enhancing Compounds», *Nutrients*, vol. 15, n.º 21 (30 de octubre de 2023), p. 4607. Doi: 10.3390/nu15214607; Venn-Watson, S., *et al.*: «Efficacy of Dietary Odd-Chain Saturated Fatty Acid Pentadecanoic Acid Parallels Broad Associated Health Benefits in Humans: Could It Be Essential?», *Scientific Reports*, vol. 10, n.º 1 (18 de mayo de 2020), p. 8161. Doi: 10.1038/s41598-020-64960-y.

63. Ediriweera, M. K., *et al.*: «Odd-Chain Fatty Acids as Novel Histone Deacetylase 6 (HDAC6) Inhibitors», *Biochimie*, vol. 186 (2021), pp. 147-156. Doi: 10.1016/j.biochi.2021.04.011.

64. Li, T., *et al.*: «Histone Deacetylase 6 in Cancer», *Journal of Hematology & Oncology*, vol. 11, n.º 1 (3 de septiembre de 2018), p. 111. Doi: 10.1186/s13045-018-0654-9.

## Asociación del C15:0 con un menor riesgo de cáncer

En efecto, numerosos estudios poblacionales han demostrado que las personas con niveles más elevados de C15:0 presentan menos probabilidades de padecer ciertos tipos de cáncer, incluidos los de colon y recto, vejiga, linfoma, laringofaringe, mama y páncreas.[65] Algunos de los estudios más amplios han analizado la relación entre niveles elevados de C15:0 y un menor riesgo de cáncer colorrectal. En un estudio con más de ciento veinte personas, con y sin este tipo de cáncer, se observó que aquellas que tenían niveles más altos de C15:0 y C17:0 en las membranas de los glóbulos rojos eran menos propensos a desarrollarlo.[66] Además, se constató que unos niveles más altos de ácidos grasos saturados y más bajos de ácidos grasos poliinsaturados se asociaban con un menor riesgo de cáncer en fases avanzadas. Los autores atribuyeron el mayor riesgo vinculado a los ácidos grasos poliinsatura-

65. Kruchinina, M., *et al.*: «Erythrocyte Membrane Fatty Acids as the Potential Biomarkers for Detection of Early-Stage and Progression of Colorectal Cancer», *Annals of Oncology*, vol. 29, suplemento 5 (2018), V52; Teng, C. *et al.*: «C15:0 and C17:0 Partially Mediate the Association of Milk & Dairy Products with Bladder Cancer Risk», *Journal of Dairy Science*, vol. 107, n.º 5 (mayo de 2024), pp. 2586-2605. Doi: 10.3168/jds.2023-24186; Hori, A., *et al.*: «Serum Sphingomyelin Species Profile Is Altered in Hematologic Malignancies», *Clinica Chimica Acta*, vol. 514 (marzo de 2021), pp. 29-33. Doi: 10.1016/j.cca.2020.11.024; Jiang, Y., *et al.*: «Asociation between Dietary Intake of Saturated Fatty Acid Subgroups and Breast Cancer Risk», *Food Function*, vol. 15, n.º 4 (19 de febero de 2024), pp. 2282-2294. Doi: 10.1039/d3fo04279k; Matejcic, M., *et al.*: «Circulating Plasma Phospholipid Fatty Acids and Risk of Pancreatic Cancer in a Large European Cohort», *International Journal of Cancer*, vol. 143, n.º 10 (15 de noviembre de 2018), pp. 2437-2448. Doi: 10.1002/ijc.31797; Jee, S. H., *et al.*: «Clinical Relevance of Glycerophopholipid, Sphingomyelin and Glutathione Metabolism in the Pathogenesis of Pharyngolaryngeal Cancer in Smokers: The Korean Cancer Prevention Study — II», *Metabolomics*, vol. 12, n.º 11 (2016), p. 164. Doi: 10.1007/s11306-016-1114-6.
66. Kruchinina, M., *et al.*: «Erythrocyte Membrane Fatty Acids as the Potential Biomarkers for Detection of Early-Stage and Progression of Colorectal Cancer», *Annals of Oncology*, vol. 29, suplemento 5 (2018), V52.

dos a su susceptibilidad a la peroxidación lipídica y al consiguiente desarrollo de tumores agresivos. (¿Vas captando el patrón recurrente sobre las grasas insaturadas y la peroxidación lipídica?). También propusieron que niveles «bajos» de ácidos grasos saturados y «altos» de poliinsaturados podrían servir como indicadores para identificar a las personas con mayor riesgo de desarrollar cáncer colorrectal en fases tempranas o de progresión.

En un metaanálisis mucho más amplio, que incluía cincuenta y ocho estudios, se evaluaron las asociaciones entre dieciocho ácidos grasos presentes en sangre, veintiocho ácidos grasos dietéticos y el riesgo de padecer cáncer colorrectal.[67] De entre todos esos ácidos grasos, el equipo de investigación identificó sólo uno que se asociara de forma significativa con un menor riesgo de cáncer colorrectal. Y ése fue (redoble de tambores) niveles más altos de C15:0 en sangre. No es broma. Los niveles elevados de C15:0 en sangre fueron el único predictor significativo de una menor probabilidad de desarrollar este tipo de cáncer. Algo similar se observó en el cáncer de mama. En ese estudio, se analizaron 468 moléculas distintas en muestras de tejido mamario de más de 350 mujeres con y sin cáncer.[68] De todas ellas, la única molécula asociada a un menor riesgo de cáncer de mama fue el C15:0.

El cáncer de vejiga, más frecuente en hombres y personas mayores, se ha asociado de forma inconsistente con la grasa láctea. Mientras que algunos estudios sugieren que un mayor consumo de grasa láctea reduce el riesgo de desarrollar este cáncer, otros apuntan lo contrario: que los lácteos enteros lo aumentan. Para tratar de reconciliar estos resultados contradictorios, un equipo de investigación comparó los

67. Lu, Y., *et al.*: «Comprehensive Investigation on Associations between Dietary Intake and Blood Levels of Fatty Acids and Colorectal Cancer Risk», *Nutrients*, vol. 15, n.º 3 (1 de febrero de 2023), p. 730. Doi: 10.3390/nu15030730.

68. Budczies, J., *et al.*: «Remodeling of Central Metabolism in Invasive Breast Cancer Compared to Normal Breast Tissue — A GC-TOFMS Based Metabolomics Study», *BMC Genomics*, vol. 13 (23 de julio de 2012), p. 334. Doi: 10.1186/1471-2164-13-334.

niveles dietéticos y sanguíneos de ácidos grasos saturados en unas cuatrocientas personas con y sin cáncer de vejiga.[69] Encontraron que aquellas que presentaban niveles más altos de C18:0 tenían un mayor riesgo de padecer cáncer de vejiga, mientras que aquellas con niveles elevados de C15:0 y C17:0 mostraban un riesgo menor. Los autores concluyeron con dos observaciones clave. Primero, que los efectos contrapuestos –perjudiciales y beneficiosos– de los diferentes ácidos grasos saturados presentes en los lácteos explican por qué la grasa láctea puede tanto aumentar como reducir el riesgo de cáncer de vejiga. Segundo, que el C15:0 podría actuar como un «mediador» eficaz en la prevención de este tipo de cáncer.

Las neoplasias hematológicas (cánceres de la sangre) incluyen el linfoma y la leucemia. Para comprender mejor qué factores pueden desencadenar el desarrollo de un cáncer hematológico, un equipo en Japón comparó los niveles circulantes de esfingomielina entre personas con y sin cáncer hematológico.[70] Quizás te estés preguntando qué es la esfingomielina. Se trata de un lípido complejo presente en las membranas celulares y en la sangre, denominado «complejo» porque puede contener una variedad de ácidos grasos. Volviendo al estudio, aunque el equipo japonés no encontró diferencias en los niveles totales de esfingomielina entre ambos grupos, observaron que las personas con mayores niveles de esfingomielina que contenía específicamente C15:0 y C17:0 tenían menos probabilidades de padecer linfoma o leucemia.

Otro estudio utilizó metabolómica para evaluar posibles factores de riesgo en el desarrollo de cáncer de laringofaringe (también conocido como cáncer de garganta) en aproximadamente noventa hombres

69. Teng, C., *et al.*: «C15:0 and C17:0 Partially Mediate the Association of Milk and Dairy Products with Bladder Cancer Risk», *Journal of Dairy Science*, vol. 107, n.º 5 (mayo de 2024), pp. 2586-2605. Doi: 10.3168/jds.2023-24186.

70. Hori, A., *et al.*: «Serum Sphingomyelin Species Profile Is Altered in Hematologic Malignancies», *Clinica Chimica Acta*, vol. 514 (marzo de 2021), pp. 29-33.

fumadores de cigarrillos.[71] No sorprende que el grupo con cáncer presentara niveles elevados de lípidos oxidados, dado que fumar puede agravar la peroxidación lipídica, la cual a su vez incrementa el riesgo de desarrollar cáncer.[72] El equipo de investigación midió centenares de moléculas en suero y encontró que niveles más altos de lípidos complejos que contenían ácidos grasos saturados C14:0, C15:0, C16:0, C17:0 y C18:0 se asociaban con un menor riesgo de cáncer recién diagnosticado. Este estudio respalda los efectos protectores directos conocidos de los ácidos grasos saturados, incluido el C15:0, contra la peroxidación lipídica, lo que podría conferir protección adicional frente al desarrollo de cáncer de laringofaringe en fumadores.

Mientras que niveles elevados de C15:0 se asocian de forma consistente con un menor riesgo de cáncer, esta relación no se observa para los ácidos grasos saturados de cadena par. Un metaanálisis que incluyó un total de cincuenta y cinco estudios, diecisiete de ellos cohortes prospectivas, mostró que niveles sanguíneos más altos de ácidos grasos saturados totales, así como de C14:0, C16:0 y C18:0, se asociaban con un mayor riesgo de cáncer.[73] Los tipos específicos de cáncer que presentaron un mayor riesgo con niveles elevados de ácidos grasos saturados totales fueron los de mama, próstata y colorrectal. Ningún otro ácido graso específico se asoció con un aumento del riesgo de cáncer.

---

71. Jee, S. H., *et al.*: «Clinical Relevance of Glycerophopholipid, Sphingomyelin and Glutathione Metabolism in the Pathogenesis of Pharyngolaryngeal Cancer in Smokers: The Korean Study-II», *Metabolomics*, vol. 12, n.º 164 (1 de noviembre de 2016), p. 11. Doi: 10.1007/s11306-016-1114-6.

72. Yamaguchi, Y., *et al.*: «Facilitated Nitration and Oxidation of LDL in Cigarette Smokers», *European Journal of Clinical Investigation*, vol. 35, n.º 3 (marzo de 2005), pp. 186-193. Doi: 10.1111/j.1365-2362.2005.01472.x; Tsumita, T., *et al.*: «The Oxidized-LDL/LOX-1 Axis in Tumor Endothelial Cells Enhances Metastasis by Recruiting Neutrophils and Cancer Cells», *International Journal of Cancer*, vol. 151, n.º 6 (15 de septiembre de 2022), pp. 944-956. Doi: 10.1002/ijc.34134.

73. Mei, J., *et al.*: «Association of Saturated Fatty Acids with Cancer Risk: A Systematic Review and Meta-Analysis», *Lipids in Health and Disease*, vol. 23, n.º 1 (30 de enero de 2024), p. 32. Doi: 10.1186/s12944-024-02025-z.

Tras comprobar que niveles elevados de C15:0 se han vinculado con un menor riesgo de varios tipos de cáncer en seres humanos, pasemos ahora a los estudios experimentales que evalúan las actividades anticancerígenas directas del C15:0.

## Efectos anticancerígenos del C15:0: estudios experimentales

Hace algún tiempo, y como ya hemos mencionado, un tercero independiente realizó un análisis para determinar el «perfil fenotípico celular» de las actividades beneficiosas del C15:0. Este perfil, obtenido a partir de aproximadamente seiscientos puntos de datos, se comparó luego con 4500 moléculas adicionales, la mayoría de ellas fármacos terapéuticos.[74] Si el C15:0 mostraba al menos un 70 % de coincidencia en el perfil con otra molécula, se consideraba una «coincidencia» con beneficios para la salud esperados en común.

Esto fue lo que encontraron: el C15:0, en su concentración más alta ($50\,\mu M$), mostró dos coincidencias significativas, ambas con fármacos anticancerígenos líderes: gemcitabina y paclitaxel. En ese momento, nos sorprendió bastante descubrir que el C15:0 –que estábamos identificando como un nutriente esencial para protegernos contra enfermedades cardíacas, hígado graso y diabetes tipo 2– también podría ayudar a proteger frente al cáncer.

Mientras tanto, un equipo de investigación independiente en Corea del Sur llegó a la misma conclusión. En general, los posibles tratamientos contra el cáncer de mama se evalúan inicialmente mediante ensayos de actividad anticancerígena en líneas celulares humanas de cáncer de mama. Una de las más utilizadas es la línea MCF-7. Otra variante, denominada MCF-7/SC, representa una forma mucho más invasiva de esta enfermedad. Volviendo al equipo coreano, en sus estudios evaluaron cuatro ácidos grasos distintos por su actividad antican-

---

74. Venn-Watson, S., *et al.*: «Broader and Safer Clinically Relevant Activities of Pentadecanoic Acid Compared to Omega-3: Evaluation of an Emerging Essential Fatty Acid across Twelve Primary Human Cell-Based Disease Systems», *PLoS One*, vol. 17, n.º 5 (26 de mayo de 2022), e0268778. Doi: 10.1371/journal.pone.0268778.

cerígena frente a ambas líneas celulares: MCF-7 y MCF-7/SC.[75] Seleccionaron un ácido graso poliinsaturado (ácido linoleico), uno monoinsaturado (ácido oleico) y dos saturados de cadena impar (C15:0 y C17:0). Aunque los dos ácidos grasos insaturados mostraron cierta actividad frente a las células MCF-7, no fueron eficaces contra las células MCF-7/SC, más agresivas. En cambio, tanto el C15:0 como el C17:0 demostraron una actividad anticancerígena significativa y dependiente de la dosis frente a ambas líneas celulares. Las concentraciones efectivas oscilaron entre 25 y 200 μM.

Aunque el C17:0 resultó ser más eficaz que el C15:0 para eliminar células de cáncer de mama, también mostró efectos negativos sobre células mamarias normales a concentraciones iguales o superiores a 50 μM. Por todo ello, el equipo centró su atención en el C15:0. Y aquí es donde la historia se vuelve aún más interesante: los investigadores descubrieron que, a una concentración de 50 μM, el C15:0 detenía de forma efectiva la migración y la invasión de las células MCF-7/SC. Además, el C15:0 eliminaba de manera eficaz estas células mediante la inducción de un proceso conocido como apoptosis. Lo más importante es que estas propiedades citotóxicas contra el cáncer de mama se manifestaban a concentraciones inocuas para las células normales. A raíz de estos descubrimientos, el equipo propuso que el aumento del consumo dietético de C15:0 podría convertirse en una recomendación adicional en el futuro para mujeres con cáncer de mama.

A continuación, el equipo surcoreano llevó a cabo una segunda serie de estudios en la que evaluó un conjunto más amplio de ácidos grasos de cadena impar frente a siete tipos distintos de células cancerosas.[76]

---

75. To, N. B., *et al*.: «Pentadecanoic Acid, an Odd-Chain Fatty Acid, Suppresses the Stemness of MCF-7/SC Human Breast Cancer Cells through JAK2/STAT3 Signaling», *Nutrients*, vol. 12, n.º 6 (3 de junio de 2020), p. 1663. Doi: 10.3390/nu12061663.

76. Ediriweera, M. K., *et al*.: «Odd-Chain Fatty Acids as Novel Histone Deacetylase 6 (HDAC6) Inhibitors», *Biochimie*, vol. 186 (julio de 2021), pp. 147-156. Doi: 10.1016/j.biochi.2021.04.011.

En concreto, analizaron los ácidos grasos C5:0, C7:0, C9:0, C11:0 y C15:0 frente a células de cáncer de mama, hígado, pulmón y páncreas. Aunque todos los ácidos grasos saturados de cadena impar mostraron efectos anticancerígenos en los diferentes tipos celulares, el C15:0 fue, con diferencia, el que presentó una actividad anticancerígena más potente. Los autores del estudio concluyeron que los ácidos grasos de cadena impar podrían representar posibles terapias anticancerígenas.

El cáncer de mama puede clasificarse según la presencia o la ausencia de receptores de estrógenos. Aproximadamente el 75 % de los casos son positivos para el receptor de estrógenos (también denominados ER-positivos). Dado que actúa de forma eficaz sobre estos receptores en las células tumorales, el tamoxifeno ha sido un fármaco eficaz para el tratamiento del cáncer de mama. No obstante, las células cancerosas pueden desarrollar resistencia al tamoxifeno al dejar de expresar dichos receptores. Esta resistencia farmacológica se ha descrito como un importante problema clínico que limita la duración del tratamiento con tamoxifeno.[77] Como siguiente paso, el equipo surcoreano evaluó la capacidad del C15:0 para revertir la resistencia al tamoxifeno en las células MCF-7/SC, altamente invasivas.[78]

Aunque este equipo de investigación ya había demostrado que el C15:0 detenía de manera eficaz el crecimiento de las células MCF-7/SC resistentes al tamoxifeno, en este nuevo estudio mostraron que la combinación de C15:0 con tamoxifeno resultaba aún más eficaz. Pero, espera un momento... Si estas células cancerosas eran resistentes al tamoxifeno, ¿cómo podía la combinación de ambos ser

77. Johnston, S. R.: «Acquired Tamoxifen Resistance in Human Breast Cancer — Potential Mechanisms and Clinical Implications», *Anti-Cancer Drugs*, vol. 8, n.º 10 (noviembre de 1997), pp. 911-930. Doi: 10.1097/00001813-199711000-00002.

78. To, N. B., *et al*.: «Effects of Combined Pentadecanoic Acid and Tamoxifen Treatment on Tamoxifen Resistance in MCF-7/SC Breast Cancer Cells», *International Journal of Molecular Science*, vol. 23, n.º 19 (2022), p. 11340. Doi: 10.3390/ijms231911340.

más efectiva que el C15:0 solo? La respuesta, fascinante, es que el C15:0 contribuía a *revertir* la resistencia al tamoxifeno. Y parecía hacerlo reactivando los receptores de estrógenos, lo que devolvía al tamoxifeno su diana terapéutica. Estos estudios respaldan el potencial del C15:0 como tratamiento complementario, junto al tamoxifeno, contra el cáncer de mama.

Resulta que los mismos efectos anticancerígenos aditivos se observan también con el C15:0 en combinación con gemcitabina... y con paclitaxel. Se trata de los mismos fármacos que el C15:0 imitaba en estudios anteriores. Al añadir C15:0 a la gemcitabina, la combinación resultó más eficaz para frenar el crecimiento de nueve líneas celulares cancerosas distintas que la gemcitabina por sí sola. Esta combinación terapéutica también mostró una mayor actividad antitumoral en ratones.[79] En un estudio independiente, la combinación de C15:0 y paclitaxel fue más eficaz para inhibir el crecimiento tumoral que el paclitaxel solo.[80] Todo ello sugiere que, aunque los estudios de intervención sobre la actividad anticancerígena del C15:0 aún se encuentran en fases iniciales, los resultados son alentadores.

En resumen, cada vez hay más evidencias que respaldan que el C15:0 es un ácido graso esencial, destinado a protegernos frente a múltiples enfermedades asociadas al envejecimiento, incluidas muchas de las que finalmente nos conducen a la muerte: enfermedades cardiovasculares, cáncer, diabetes tipo 2 y enfermedad hepática grasa. Como recordarás del capítulo 2, el quinto nutriente imprescindible para la longevidad era «retrasar la aparición de enfermedades crónicas». Según

79. Li, Y., *et al.*: «Design, Synthesis and Antitumor Activity Study of a Gemcitabine Prodrug Conjugated with a HDAC6 Inhibitor», *Bioorganic & Medicinal Chemistry Letters*, vol. 72 (15 de septiembre de 2022), p. 128881. Doi: 10.1016/j.bmcl.2022.128881.

80. Zhang, Y., *et al.*: «Redox-Responsive Paclitaxel-Pentadecanoic Acid Conjugate Encapsulated Human Serum Albumin Nanoparticles for Cancer Therapy», *International Journal of Pharmaceutics*, vol. 635 (25 de marzo de 2023), p. 122761. Doi: 10.1016/j.ijpharm.2023.122761.

los datos científicos presentados en los dos últimos capítulos, el C15:0 cumple con creces este criterio.

Pero si el C15:0 es realmente esencial, en parte por su capacidad para prevenir diversas enfermedades crónicas del envejecimiento, ¿existe un factor común claro que explique exactamente cómo nuestro organismo empieza a deteriorarse y desarrollar comorbilidades asociadas a la edad cuando hay un déficit de C15:0? La respuesta es sí. ¿Y cuál es esa señal distintiva y destructiva provocada por una carencia de C15:0? Se llama «ferroptosis», un proceso que está destruyendo nuestras células de una forma completamente nueva.

# Capítulo 8

# Un asesino celular silencioso y la solución del C15:0

A veces, menos es más, y ése es precisamente el propósito de este capítulo. Aunque se trata de una sección más breve del libro, su objetivo es presentar una afección recientemente reconocida que enlaza con un lazo bonito buena parte de lo que has leído hasta ahora. Es un lazo inquietante, sí, pero no por ello menos importante. En aras de la concisión, empecemos por la afección, conocida como síndrome de fragilidad celular:[1]

Los estudios sugieren que la deficiencia nutricional de C15:0, o síndrome de fragilidad celular, está provocando una nueva forma de muerte celular, que acelera el envejecimiento y está en la base del aumento de enfermedades como las cardiovasculares, la diabetes, la enfermedad hepática grasa y el cáncer. Lo más rele-

---

1. Venn-Watson, S.: «The Cellular Stability Hypothesis: Evidence of Ferroptosis and Accelerated Aging-Associated Diseases as Newly Identified Nutritional Pentadecanoic Acid (C15:0) Deficiency Syndrome», *Metabolites*, vol. 14, n.º 7 (23 de junio de 2024), p. 355. Doi: 10.3390/metabo14070355.

vante es que restaurar nuestros niveles de C15:0 puede reforzar nuestras células, detener esta nueva forma de muerte celular, reducir el riesgo de enfermedades y prolongar la longevidad.

Para entender cómo hemos llegado hasta aquí, debemos retroceder a 2012. Ese año, científicos de la Universidad de Columbia realizaron un descubrimiento importante: nuestras células estaban muriendo de una forma realmente extraña.[2] Y eso es algo muy significativo, porque, aunque pudiera parecer que las células pueden morir de mil maneras distintas, antes de este descubrimiento sólo se reconocían tres tipos de muerte celular.[3]

1. **Apoptosis.** Similar a una persona que ha vivido una vida larga y plena y muere de forma «natural», la apoptosis es la muerte sana y ordenada de una célula que ha cumplido su función y está lista para ser reciclada por el organismo, dejando espacio a células más jóvenes y sanas. Bajo el microscopio, una célula apoptótica se encoge y se desactiva de forma controlada.

2. **Necrosis.** A diferencia de la apoptosis, la necrosis se asemeja más a una muerte violenta. Las células necróticas, que aparecen hinchadas y con las membranas rotas, suelen ser el resultado de un proceso patológico agresivo.

3. **Autofagia.** La autofagia se produce cuando una célula percibe su deterioro funcional y decide su propio destino. Estas células generan paquetes con compuestos que desencadenan su autodestrucción y se eliminan del sistema por iniciativa propia.

2. Dixon, S. J., *et al.*: «Ferroptosis: An Iron-Dependent Form of Nonapoptotic Cell Death», *Cell*, vol. 149, n.º 5 (25 de mayo de 2012), pp. 1060-1072. Doi: 10.1016/j.cell.2012.03.042.

3. Li, J., *et al.*: «Ferroptosis: Past, Present, and Future», *Cell Death & Disease*, vol. 11, n.º 2 (3 de febrero de 2020), p. 88. Doi: 10.1038/s41419-020-2298-2.

Pero entonces se descubrió un cuarto tipo de muerte celular, publicado por primera vez en la prestigiosa revista científica *Cell*.[4] El equipo de la Universidad de Columbia acuñó el término «ferroptosis» para designar este proceso de muerte celular hasta entonces desconocido. Para subrayar la enorme relevancia del hallazgo, basta con decir que, desde aquel primer artículo –hace poco más de una década–, se han publicado más de diez mil estudios revisados por pares sobre la ferroptosis.[5] Sí, has leído bien: diez mil.

La primera vez que oí el término «ferroptosis», deseé con todas mis fuerzas que fuera un dinosaurio recién descubierto. Pero en lugar de ser una fascinante criatura del pasado, este asesino celular está muy vivo... y en plena forma. Entonces, ¿en qué se diferencia la ferroptosis de las otras tres formas bien definidas de muerte celular?[6]

Bien, retrocedamos desde la escena del crimen hasta el origen del problema. Por el lado negativo, la ferroptosis ha surgido recientemente como una nueva forma de matar nuestras células. Por el lado positivo, este asesino deja una señal distintiva que resulta fácilmente visible, al menos con un microscopio de gran aumento. Bajo el microscopio, las células que mueren por ferroptosis presentan: (1) membranas celulares íntegras pero engrosadas, (2) depósitos de hierro no deseado y (3) mitocondrias muertas. De ahí proviene el nombre «ferroptosis»: *ferro* alude al hierro y *ptosis* hace referencia a la muerte celular. Si rebobináramos el tiempo para observar qué le ocurrió a nuestra pobre célula víctima de la ferroptosis, veríamos los siguientes eventos que condujeron a su desaparición.[7]

---

4. Dixon, S. J., *et al.*: «Ferroptosis: An Iron-Dependent Form of Nonapoptotic Cell Death», *Cell*, vol. 149, n.º 5 (25 de mayo de 2012), pp. 1060-1072. Doi: 10.1016/j.cell.2012.03.042.

5. Institutos Nacionales de Salud, Biblioteca Nacional de Medicina: «Ferroptosis», PUBMED, https://pubmed.ncbi.nlm.nih.gov/?term=ferroptosis (consultado el 7 de enero de 2024).

6. Li, J., *et al.*: «Ferroptosis: Past, Present, and Future», *Cell Death & Disease*, vol. 11, n.º 2 (3 de febrero de 2020), p. 88. Doi: 10.1038/s41419-020-2298-2.

7. Delesderrier, E., *et al.*: «Can Iron and Polyunsaturated Fatty Acid Supplementation Induce Ferroptosis?», *Cellular Physiology and Biochemistry*, vol. 57, suplemento 1 (15 de abril de 2023), pp. 24-41. Doi: 10.33594/000000620.

1. **Todo comienza con los ácidos grasos frágiles presentes en las membranas de nuestras células.** Como se ha explicado a lo largo del libro, estos «ácidos grasos frágiles» son los que contienen múltiples enlaces dobles, es decir, los ácidos grasos poliinsaturados. Estos enlaces dobles son especialmente vulnerables al ataque del oxígeno. Algunos ejemplos de ácidos grasos poliinsaturados son los omega-3 y omega-6.

2. **Esos ácidos grasos frágiles son atacados por el oxígeno.** Cuando se exponen al oxígeno, los ácidos grasos poliinsaturados de las membranas celulares sufren un proceso perjudicial llamado «peroxidación lipídica». Como ya hemos explicado anteriormente, este proceso libera productos de oxidación dañinos que no sólo lesionan y engrosan de forma anómala las membranas celulares, sino que también se acumulan dentro de la célula.

3. **Mientras tanto, nuestras células han recibido un invitado no deseado: el hierro.** Aunque el hierro es un mineral esencial que nos ayuda a transportar oxígeno, también es un metal algo tosco que puede comportarse como un agresor si no se controla adecuadamente. Existen varios mecanismos propuestos para explicar cómo llega ese hierro no deseado al interior de nuestras células. Sin embargo, hemos demostrado que los ácidos grasos frágiles en las membranas de los glóbulos rojos provocan que estas células debilitadas sean fagocitadas por macrófagos, lo que da lugar a una acumulación anómala de hierro y a una afección denominada «síndrome dismetabólico por sobrecarga de hierro» o DIOS (del inglés *dysmetabolic iron overload syndrome*; *véase* el capítulo 6, «La fisiopatología de la enfermedad hepática grasa y su evolución a NASH al descubierto»).

4. **Las grasas oxidadas se combinan con el hierro y dañan nuestras mitocondrias.** La combinación de hierro con lípidos oxidados es como lanzar una cerilla encendida a un lago de gasolina. Nada bueno. En términos científicos, esta mezcla da lugar a la formación de especies reactivas de oxígeno o ROS (del inglés *reactive oxygen species*), compuestos altamente tóxicos que ata-

can específicamente a las mitocondrias y las destruyen. Además, las ROS intensifican la peroxidación lipídica, lo que a su vez genera más ROS, desencadenando así un ciclo incontrolado de destrucción mitocondrial.

5. **Sin mitocondrias, no hay energía celular... ni célula.** Al final, sin mitocondrias funcionales, nuestras células se apagan y mueren. Lo que queda son cadáveres celulares con membranas íntegras y engrosadas, depósitos de hierro no deseado y mitocondrias muertas.

Como puedes imaginar, con más de diez mil artículos revisados por pares sobre la ferroptosis publicados en poco más de una década, hemos aprendido mucho sobre este proceso. Y vaya si ha estado activa. De hecho, estos estudios respaldan la idea de que *la ferroptosis podría ser el principal motor oculto que acelera nuestro envejecimiento, contribuye al auge de múltiples enfermedades crónicas e incluso reduce nuestra esperanza de vida.*[8] ¿Te suena familiar?

## Ferroptosis y envejecimiento acelerado

A lo largo de este libro hemos hablado mucho sobre cómo envejecemos. En concreto, hemos explicado cómo el envejecimiento biológico acelerado se traduce en una menor longevidad. ¿Y qué acelera el envejecimiento biológico? A modo de repaso, envejecemos más rápido cuando:

- **Se intensifican las características celulares del envejecimiento.** Estas características, que describen cómo se deteriora nuestro organismo con la edad, incluyen células zombis senescentes, mitocondrias disfuncionales, envejecimiento inflamatorio (*inflam-*

---

8. Roser, M.: «Why Is Life Expectancy in the US Lower than in Other Rich Countries?». OurWorldInData.org (29 de octubre de 2020). Disponible en: https://ourworldindata.org/us-life-expectancy-low.

*maging*), alteraciones en la señalización celular, modificaciones epigenéticas y disbiosis.

- **Los mecanismos que favorecen la longevidad dejan de funcionar correctamente.** Cuando la vía mTOR está sobreactivada y la vía AMPK está poco estimulada, aumentan las células senescentes, empeora la función mitocondrial, se incrementa la inflamación, se debilita la comunicación celular y se producen daños en el ADN.

¿Cuál es el resultado de todo aquello que alimenta estos mecanismos celulares proenvejecimiento? Más inflamación, junto con un aumento del colesterol y los triglicéridos, una mayor presión arterial y niveles más elevados de glucosa en sangre. A su vez, estos cambios clínicamente relevantes dañan los vasos sanguíneos, el corazón, el cerebro, el hígado, los riñones, el páncreas, los pulmones y otros órganos. El resultado: más enfermedades crónicas y una longevidad más corta.

Y aquí es donde entra en escena la ferroptosis. La combinación devastadora de (1) lípidos oxidados sin control, (2) hierro nocivo y (3) una producción masiva de ROS pone en marcha un engranaje de daño celular que gira sin freno, impide la reparación de nuestras células alteradas y acelera varias de las características del envejecimiento, así como la velocidad general a la que envejecemos.[9]

En este libro hemos hablado mucho sobre cómo los elementos 1 y 3 –los lípidos oxidados y las ROS– favorecen el deterioro asociado al envejecimiento. Aunque también hemos mencionado el elemento 2 –la sobrecarga de hierro–, vale la pena profundizar un poco más en el papel directo que desempeña el hierro en este proceso.

Numerosos estudios han demostrado que la acumulación excesiva de hierro en los tejidos (es decir, la sobrecarga de hierro) contribuye a enfermedades relacionadas con la edad y a la fragilidad.[10] Esta sobrecarga puede acelerar la aparición y el empeoramiento de la artritis, las

9. Mazhar, M., *et al.*: «Implication of Ferroptosis in Aging», *Cell Death Discovery*, vol. 7, n.º 1 (28 de junio de 2021), p. 149. Doi: 10.1038/s41420-021-00553-6.

10. Chen, W. J., *et al.*: «Role of Iron in Aging Related Diseases», *Antioxidants*, vol. 11, n.º 5 (28 de abril de 2022), p. 865. Doi: 10.3390/antiox11050865.

enfermedades cardiovasculares, la diabetes tipo 2, las enfermedades hepáticas, el cáncer, las enfermedades oculares y los trastornos neurodegenerativos, incluida la enfermedad de Alzheimer. Así, la acción combinada de los lípidos oxidados, el hierro y las ROS en el envejecimiento explica por qué la ferroptosis representa un ataque tan amplio contra nuestra salud a largo plazo.

Actualmente, existen pruebas sólidas de que la ferroptosis contribuye a las siguientes enfermedades:[11]

- Diversos tipos de cáncer, incluidos el carcinoma hepatocelular, el cáncer de mama y el adenocarcinoma pancreático
- Enfermedades neurodegenerativas, como, por ejemplo, la enfermedad de Alzheimer, la enfermedad de Parkinson y la enfermedad de Huntington
- Lesiones en tejidos y órganos, cirrosis hepática, NASH, colitis ulcerosa, síndrome de disfunción multiorgánica e inflamación cardíaca e insuficiencia renal provocadas por la COVID-19
- Enfermedades inflamatorias e infecciosas, como el lupus eritematoso sistémico y la infección por *Pseudomonas aeruginosa*.

Dado que a estas alturas ya entiendes por qué no quieres una «fiesta de ferroptosis» en tu organismo, la siguiente pregunta lógica sería: ¿debería entonces limitar los alimentos con hierro y dejar de tomar suplementos? Y, probablemente, te preguntes a continuación: Espera, ¿no hay mucha gente que en realidad tiene déficit de hierro?

Estas dos preguntas nos llevan al meollo del complejo mundo del metabolismo del hierro bien regulado. Por ejemplo, una persona puede tener niveles bajos de hierro en sangre (es decir, anemia ferropénica) y, al mismo tiempo, una acumulación excesiva de hierro en el hígado, el corazón o el cerebro (es decir, sobrecarga de hierro). Por tanto, la solución a largo plazo no pasa tanto por el hierro de la dieta –para lo

---

11. Sun, S., *et al*.: «Targeting Ferroptosis Opens New Avenues for the Development of Novel Therapeutics», *Signal Transduction and Targeted Therapy*, vol. 8, n.º 1 (21 de septiembre de 2023), p. 372.

cual puedes consultar con tu médico– como por corregir aquello que provoca que nuestro cuerpo gestione mal el hierro desde un principio.

## El C15:0 puede frenar la ferroptosis en seco

Aunque quizá hasta hace unas páginas no hubieras oído hablar de la ferroptosis, lo cierto es que la búsqueda de terapias para combatirla lleva más de una década en marcha. Como era de esperar, los tratamientos se han centrado en tres frentes principales: (1) reducir la oxidación de los lípidos, (2) regular el metabolismo del hierro y (3) disminuir la producción de ROS. Una revisión reciente ha actualizado el estado de veinte moléculas que están siendo evaluadas formalmente como posibles herramientas para controlar la ferroptosis.[12] Esta vertiginosa mezcla de candidatos a inhibidores incluye mecanismos tan sofisticados como inhibidores de ACSL4, inhibidores de ALOX, reguladores de la síntesis de glutatión, antioxidantes atrapadores de radicales, agonistas de GPX4, inhibidores pantransaminasa y quelantes de hierro. Esta estrategia terapéutica tiene sentido, pero no acaba de responder a la gran pregunta: ¿qué provocó la aparición por primea vez de la ferroptosis?

Porque, si logramos responder a esa pregunta, también podríamos resolver el problema. Atención: los delfines llevaban tiempo esperando pacientemente a que descubriéramos que ellos también presentaban indicios de ferroptosis. Y que, además, tenían una forma de abordar la causa que la desencadena (bueno, quizá no sea una gran revelación, porque en realidad ya hablamos de este descubrimiento en el capítulo 6, cuando desentrañamos la siguiente fisiopatología que hay detrás de la MASLD y la NASH en delfines):

Déficit nutricional de C15:0 → glóbulos rojos frágiles → hemoglobina baja (anemia) → sobrecarga de hierro hepático (DIOS) → MASLD + NASH → síndrome metabólico + resistencia a la insulina

---

12. *Ibid.*

Lo que no sabíamos entonces era que esta fisiopatología subyacente tenía un nombre: *ferroptosis*. Así que reorganicemos ahora la secuencia de acontecimientos que provocan MASLD y NASH en los delfines –y en un subconjunto de seres humanos– dentro de una hipótesis más amplia sobre el envejecimiento en general:

Déficit nutricional de C15:0 → membranas celulares con ácidos grasos menos estables y más frágiles → oxidación lipídica + sobrecarga de hierro intracelular → aumento de ROS → ferroptosis → envejecimiento acelerado y mayor riesgo de enfermedades crónicas → longevidad reducida

La evidencia cada vez más sólida de que el déficit nutricional de C15:0 podría ser una de las causas fundamentales de la ferroptosis se basa en pilares científicos importantes; concretamente, en el hecho de que el C15:0 puede revertir de manera eficaz los cinco pasos que conducen a la ferroptosis. Dado que ya hemos presentado la base científica de cada uno de estos pasos a lo largo del libro, aquí resumimos brevemente los superpoderes del C15:0 para combatir la ferroptosis:

1. Como ácido graso resistente, el C15:0 *estabiliza nuestras membranas celulares*.
2. Al hacerlo, el C15:0 *reduce la oxidación de los lípidos*.
3. Al mismo tiempo, el C15:0 también *impide la acumulación indeseada de hierro* en nuestras células.
4. Sin lípidos oxidados ni hierro intracelular, *no hay un exceso de ROS*.
5. Además, el C15:0 *repara directamente la función mitocondrial y reduce los niveles de ROS*.

En resumen, los estudios respaldan que la ferroptosis –descrita por primera vez hace poco más de una década– podría ser una de las causas fundamentales del envejecimiento acelerado y del aumento de enfermedades crónicas en personas cada vez más jóvenes. Además, la ferroptosis está emergiendo como el sello distintivo del déficit nutricional de C15:0 y del síndrome de fragilidad celular, la primera carencia nutricional identificada en setenta y cinco años.

Y mientras nuestros lectores con formación en biología celular probablemente ya hayan dejado el libro para empezar a poner a prueba este descubrimiento que podría salvar al mundo, hablemos ahora de cómo hemos llegado hasta aquí. Concretamente, de cómo hemos acabado en un mundo un poco más roto que antes: con más enfermedades asociadas al envejecimiento en personas jóvenes, signos de envejecimiento acelerado, menos sueño y más estrés. Un mundo que se ha vuelto deficiente en C15:0.

# Capítulo 9

# Las secuelas del déficit nutricional de C15:0: generaciones rotas

Quienes formamos parte de la generación X y ya hemos superado la barrera del medio siglo nos sorprendemos cada vez más diciendo cosas como «Uf, la juventud de hoy... En mis tiempos bebíamos leche. ¡Leche de vaca, no de frutos secos! Y en lugar de pasarnos el día con videojuegos, montábamos en bici, trepábamos a los árboles y comíamos alimentos de verdad». ¿Y sabes qué? Los niños no corrían el riesgo de desarrollar diabetes tipo 2 ni eso que ahora llaman hígado graso.

A mis cincuenta y dos años puedo dar fe: realmente montábamos en bicicletas (no eléctricas) y trepábamos árboles. Pero también teníamos la Atari 2600, videograbadoras VHS y aquellas cenas congeladas con tapa de aluminio que traían filete Salisbury, puré de patatas y una esquinita pegajosa de tarta de manzana. Jugábamos al Pong, bebíamos litros de refresco de uva y pasábamos horas trasteando con ordenadores TRS-80 comprados en Radio Shack (vale, quizá eso último sólo lo hiciera yo). Y la base de nuestra nutritiva pirámide alimentaria... eran los hidratos de carbono. Muchos hidratos de carbono. Así que nuestra generación también pasó muchas horas en interiores y comió fatal durante las décadas de 1970 y 1980.

Aunque cada generación tiende a culpar a la siguiente por ser menos sana, lo cierto es que algo muy real –y nada bueno– está ocurriendo con la juventud actual. En este capítulo hablaremos de dos puntos de inflexión clave: uno en 1977 y otro a mediados de la década de 1990, que se perfilan como los principales sospechosos que hay detrás de los problemas de salud emergentes relacionados con el déficit de C15:0. Pero antes de llegar ahí, retrocedamos un poco más en el tiempo: hasta una epidemia de infartos que afectó a la generación de nuestros padres (o abuelos). Un acontecimiento que quizá marcó el inicio de todo este embrollo. Sí, la generación X está a punto de echarles la culpa a los *boomers* de los problemas de salud de las generaciones Y y Z.

## La década de 1950 y una epidemia de infartos

Junto con las faldas de vuelo, las barbacoas vecinales y los *hula-hoops*, la década de 1950 trajo consigo un alarmante aumento de los infartos. En Estados Unidos, por ejemplo, por cada 100 000 personas, 600 morían por culpa de una enfermedad cardíaca. Para ponerlo en perspectiva, el cáncer era la segunda causa de muerte en 1950, con una tasa de 194 por cada 100 000 habitantes; es decir, tres veces más muertes por fallo cardíaco que por cáncer.[1] Así que, como era de esperar, encontrar formas de prevenir y tratar las enfermedades del corazón se convirtió en una prioridad.

Mirando hacia atrás, podemos suponer que quizá no era tan sorprendente aquella tasa extraordinariamente alta de fallecimientos por enfermedades cardíacas. En Estados Unidos, entre la década de 1950 y mediados de la de 1960, el 42 % de los adultos fumaba cigarrillos, el 60 % consumía alcohol y la persona adulta promedio comía unos 110 gramos de carne de vacuno al día. El *jogging* aún tardaría una década en ponerse de moda. Así pues, nuestros médicos y científicos –fumadores, bebedores y amantes de la carne roja– identificaron con claridad al culpable: la leche. O, más concretamente, la grasa láctea.

---

1. Elflein, J.: «Deaths by Cancer in the U.S. 1950-2019», *Statista* (2023). Disponible en: www.statista.com/statistics/184566/deaths-by-cancer-in-the-us-since-1950.

En su defensa, es cierto que el estadounidense promedio bebía dos vasos de leche entera al día, para equilibrar el cóctel de cigarrillos y la ternera *strogonoff*. En 1961, la Asociación Estadounidense del Corazón (American Heart Association) publicó un informe en el que exponía pruebas de que la grasa alimentaria –especialmente la grasa saturada– elevaba los niveles circulantes de colesterol «malo».[2] A su vez, se identificó el colesterol alto como un importante factor de riesgo de infartos y accidentes cerebrovasculares. Y así, los primeros alimentos en entrar en la lista negra de la Asociación Estadounidense del Corazón fueron aquellos ricos en colesterol y grasas saturadas: huevos, mantequilla y leche entera. Sin embargo, aquellas publicaciones científicas, presentadas en informes mecanografiados y poco atractivos, no lograron cambiar de forma significativa los hábitos alimentarios de los estadounidenses de aquella época.

Mientras tanto, el Dr. Luther Terry publicó un informe del Comité Asesor del Cirujano General sobre tabaquismo y salud. Considerada la noticia más importante de 1964, la investigación concluyó que fumar cigarrillos causaba cáncer de pulmón y de laringe. Un año después, comenzaron a aparecer advertencias sanitarias, impresas en letra minúscula, en todas las cajetillas de tabaco. El objetivo de esta campaña era informar al público sobre la relación real entre tabaquismo y cáncer, aunque aún pasarían varias décadas antes de que la comunidad científica y médica comprendiera plenamente los efectos nocivos del tabaco sobre el corazón. Hoy sabemos que las muertes relacionadas con el tabaquismo se deben con más frecuencia a enfermedades cardíacas que al cáncer de pulmón.[3]

---

2. Asociación Estadounidense del Corazón: «Dietary fat and its relation to heart attacks and strokes. Report by the Central Committee for Medical and Community Program of the American Heart Association», *JAMA*, vol. 175 (4 de febrero de 1961), pp. 389-391.

3. Rigotti, N. A., *et al.*: «Cigarette Smoking and Coronary Heart Disease: Risks and Management», *Cardiology Clinics*, vol. 14, n.º 1 (febrero de 1996), pp. 51-68. Doi: 10.1016/s0733-8651(05)70260-5.

## Desde mediados de la década de 1960 hasta 1976

Teniendo en cuenta que existen industrias enteras que se dedican a ayudar a las personas a dejar a un lado la nicotina, no resulta sorprendente que pasar del 40 % de fumadores en 1950 al 12 % actual haya llevado su tiempo. Si eras un niño que viajaba en avión en la década de 1980, habrías jurado que el 120 % de los adultos fumaba; ¿no es una locura pensar que antes todos los asientos del avión tenían cenicero? Dicho esto, algo sucedió –a partir de mediados de la década de 1960, prolongándose hasta finales de la de 1970 (y más allá)– que dio lugar a lo que los Institutos Nacionales de Salud (o NIH, del inglés National Institutes of Health) calificaron como una disminución significativa de las cardiopatías coronarias.[4]

De hecho, esta disminución de las enfermedades cardíacas fue tan pronunciada que, en 1978, los NIH organizaron una conferencia de dos días en Bethesda para reunir a los principales cardiólogos y científicos del país e intentar averiguar qué demonios estaba ocurriendo... para bien. Los expertos llegaron a un par de conclusiones. En primer lugar, que la reducción de la cardiopatía coronaria iniciada a mediados de la década de 1960 era real. En segundo lugar... bueno, en realidad no sabían por qué se necesitaban menos desfibriladores; atribuyeron débilmente este importante logro en salud pública a una mejor atención médica, a estrategias preventivas y a un mayor nivel de ingresos, pero nadie parecía tener claro por qué estaban descendiendo las cifras.

De forma bastante llamativa, el informe sólo menciona de pasada el informe del Cirujano General de 1964 sobre los peligros del tabaquismo. Entre los factores en principio considerados como posibles responsables del descenso de las cardiopatías se incluyó la introducción de medicamentos para controlar la hipertensión. También se aludió a los «cambios nutricionales de los últimos años», con un énfasis en reducir el consumo de huevos y mantequilla. No obstante, los autores

---

4. Havlik, R., *et al.*: *Proceedings of the Conference on the Decline in Coronary Heart Disease Mortality.* Department of Health, Education, and Welfare, Public Health Service, National Institutes of Health, 1979.

señalaron que, en realidad, la ingesta total de grasas y de carne estaba aumentando. Lo más relevante es que identificaron un problema serio de cronología: tanto los fármacos contra la hipertensión como estos cambios dietéticos se implantaron cuando las enfermedades cardíacas ya estaban en declive. De hecho, los infartos estaban cayendo en picado más de una década antes de que el Congreso publicara sus recomendaciones dietéticas históricas y nos quitara la leche y la mantequilla.

Así que, mientras los Institutos Nacionales de Salud se reunían con los principales cardiólogos y científicos del país para entender por qué se estaban desplomando los fallecimientos por enfermedades cardíacas, ocho senadores estadounidenses de una comisión especial elaboraban los *Dietary Goals for the United States* («Objetivos Dietéticos para Estados Unidos»), que influirían en la salud global durante los siguientes cuarenta años.[5]

## Punto de inflexión 1 (1977): las guías dietéticas eliminan la leche entera

Para ser completamente sinceros, en efecto, había ocho senadores en la Comisión Especial sobre Nutrición y Necesidades Humanas. Pero si uno avanza apenas siete páginas en la segunda edición del informe de 130 páginas titulado *Dietary Goals for the United States* («Objetivos dietéticos para Estados Unidos»), encontrará que tres de esos ocho senadores (Percy, Schweiker y Zorinsky) firman una carta inicial que, en la página VII, expresa «serias reservas sobre ciertos aspectos del informe», incluida «la cuestión de si es apropiado recomendar en este momento una restricción específica del consumo de colesterol dietético al público general».

Esto puede resultar un poco confuso, así que intentaré aclararlo. La Comisión Especial del Senado de Estados Unidos sobre Nutrición

---

5. Senado de Estados Unidos, personal de la Comisión Especial sobre Nutrición y Necesidades Humanas: *Dietary Goals for the United States*, 2.ª ed. Washington D. C., Government Printing Office, 1977. Disponible en: https://archive.org/details/CAT79715358.

y Necesidades Humanas se creó en 1968 para abordar el problema de la desnutrición. El año anterior, la cadena CBS News había emitido un reportaje impactante titulado «Hunger in America» («Hambre en América»), que revelaba la existencia de niños malnutridos y enfermos en el país. Como respuesta, se constituyó este comité bajo la dirección del senador George McGovern, de Dakota del Sur.

El senador McGovern, veterano condecorado de la Segunda Guerra Mundial y profesor de historia, era una elección natural para este cargo, ya que llevaba tiempo abanderando cuestiones relacionadas con la alimentación y desempeñaría un papel clave en la provisión de alimentos para niños desfavorecidos, tanto en Estados Unidos como en otras partes del mundo. Sin embargo, en algún momento entre 1968 y 1976, el Comité cambió su enfoque: pasó de centrarse en alimentar a niños hambrientos y desfavorecidos a ocuparse de la sobrenutrición y las enfermedades coronarias en adultos. Tal vez porque, en Washington D. C. y en el Congreso había bastantes más adultos con esos problemas que niños desnutridos.

En la década de 1970, se estimaba que el 14 % de la población estadounidense cumplía los criterios de obesidad y que unos 3,7 millones de adultos padecían diabetes tipo 2.[6] Aunque las muertes por enfermedades cardíacas estaban disminuyendo drásticamente, seguían siendo (y lo siguen siendo) la principal causa de mortalidad. En conjunto, esta carga de enfermedades atribuida a la sobrenutrición resultaba preocupante, y reducir el consumo diario de colesterol y grasas saturadas parecía una forma razonable de abordar una crisis nacional incipiente. Conscientes de que la población general no consultaba la bibliografía científica más reciente para orientar sus decisiones alimentarias cotidianas, el Comité concluyó que unas guías dietéticas de fácil lectura, accesibles para todos los estadounidenses, serían la mejor manera de influir en las decisiones de compra en el supermerca-

---

6. Encuesta Nacional de Salud de Estados Unidos: «Diabetes Reported in Interviews: United States, July 1957-June 1959», Department of Health, Education, and Welfare, Public Health Service, National Institutes of Health (septiembre de 1960).

do. Y en eso acertaron de pleno. Donde se equivocaron fue al suponer que la ciencia era lo bastante sólida como para aplicar de forma responsable recomendaciones nutricionales generales a toda la población estadounidense, incluidos los niños.

Esta suposición fue cuestionada de inmediato tras la publicación de la primera edición de los *Dietary Goals for the United States*. Y vaya que si fueron cuestionadas sus recomendaciones. En un voluminoso documento de 869 páginas titulado *Dietary Goals for the United States — Supplemental Views* («Objetivos dietéticos para Estados Unidos: puntos de vista complementarios»), prácticamente todas las afirmaciones sobre las grasas alimentarias, el colesterol y las enfermedades crónicas fueron rebatidas con estudios científicos que demostraban lo contrario. Se plantearon objeciones sobre la calidad y la pertinencia de los datos, así como sobre la extrapolación de estudios realizados en una población concreta (es decir, hombres adultos blancos) al conjunto de la población, incluidas mujeres y niños. La conclusión principal era clara: la ciencia aún era demasiado incipiente e inmadura como para convertirse en guías nutricionales a nivel nacional.

Algunas de las críticas más estridentes procedían de las industrias de la carne roja, los huevos y los productos lácteos, lo que alimentó la percepción de que los críticos más vehementes de las guías dietéticas no eran más que grandes corporaciones preocupadas por sus pérdidas económicas. No obstante, en muchos aspectos, sus argumentos –junto con los de muchos otros científicos menos sesgados– eran válidos. Por eso se publicó una segunda edición de los *Dietary Goals for the United States*. Y por eso tres de los ocho senadores (es decir, el 38 %) de la Comisión Especial sobre Nutrición y Necesidades Humanas sintieron la necesidad de redactar un «prólogo complementario», no sólo para expresar sus serias reservas sobre ciertos aspectos de los objetivos dietéticos, sino también para compartir lo siguiente:

- Existía una «enorme diversidad» de opiniones científicas sobre la validez de los objetivos dietéticos, lo que respaldaba la idea de que la ciencia aún se encontraba en una etapa demasiado temprana para extraer conclusiones generales.

- El Dr. Robert Levy, del Instituto Nacional del Corazón, los Pulmones y la Sangre (NHLBI, del inglés National Heart, Blood and Lung Institute), perteneciente a los NIH, señaló en la página VIII que «científicos legítimos se posicionan a ambos lados del debate», lo que evidenciaba una verdadera falta de consenso entre los expertos acerca de los cambios dietéticos necesarios.
- La Asociación Médica Estadounidense (American Medical Association) envió una carta al Comité en la que afirmaba, también en la página VIII, que «las pruebas que respaldan los beneficios derivados de la adopción de unos objetivos dietéticos universales como los propuestos en el informe no son concluyentes y [...] podrían producirse efectos perjudiciales [...] como resultado de la adopción de los objetivos nacionales propuestos».

A pesar de la oposición por parte de los NIH y de la Asociación Médica Estadounidense, cinco senadores respaldaron la publicación de los objetivos dietéticos para Estados Unidos, que hacían hincapié en reducir el consumo de grasa láctea, incluida la leche entera y la mantequilla. En efecto, un comité del Senado creado originalmente para ayudar a alimentar a niños hambrientos en Estados Unidos acabó elaborando unas directrices nutricionales que indicaban a todos los estadounidenses –incluidos los niños– que debían beber menos leche entera. A pesar de esta historia evolutiva un tanto disparatada del informe, lo que el mundo escuchó durante el medio siglo siguiente fue: «Consuma menos grasa saturada».

Aunque los estadounidenses no modificaron mucho sus hábitos respecto al consumo de carne roja ni de alcohol, sí redujeron relativamente rápido el consumo de leche de vaca tras la publicación de estas guías dietéticas. Mientras que en 1970 la persona estadounidense promedio bebía una taza de leche de vaca al día, en 1980 ese consumo diario había disminuido un 12 %, y en 1990, un 22 %.[7]

---

7. Stewart, H., *et al.*: «Fluid Milk Consumption Continues Downward Trend, Proving Difficult to Reverse», USDA Economic Research Service (2022).

Esta reducción incluía todo tipo de leche de vaca, no sólo la leche entera.

Al mismo tiempo, el director general de Sanidad de Estados Unidos estaba consiguiendo avances significativos para que la población dejara de fumar. Para 1980, el porcentaje de fumadores había disminuido un 17 % con respecto a la década de 1950. Esta reducción fue aún más pronunciada en 1990, con un 37 % menos de fumadores en comparación con la década de 1950. Así, entre las décadas de 1970 y 1980 se produjo un descenso paralelo tanto en el consumo de leche de vaca como en el hábito de fumar cigarrillos, con caídas aún más marcadas (especialmente en el caso del tabaco) a comienzos de la década de 1990.

Pero aquí surge la gran pregunta, la más importante: si el consumo de leche y el tabaquismo estaban disminuyendo, ¿cómo era el estado general de salud de la población a principios de la década de 1990? La buena noticia es que las muertes por enfermedades cardíacas seguían disminuyendo: desde un máximo de 600 fallecimientos por cada 100 000 habitantes en la década de 1950, se había pasado a 300 por cada 100 000 habitantes. Pero en lo que respecta a la obesidad y la diabetes tipo 2, las cifras no eran alentadoras. Las tasas de obesidad, que ya resultaban preocupantes con un 14 % de la población en la década de 1970, habían superado el 21 % en 1990. Los casos de diabetes tipo 2 eran aún más alarmantes, ya que habían pasado de 3,7 millones a más de 6 millones de personas en Estados Unidos. (*Véase* la Figura 9.1).

He aquí algunas posibles interpretaciones de estos datos en el ámbito nutricional:

- Disminuir el consumo de leche entera reduce las enfermedades cardíacas, pero esta medida tiene poca relación con el aumento de la obesidad y de la diabetes tipo 2.
- Reducir la ingesta de leche entera ayuda a prevenir enfermedades cardíacas, pero sería necesario actuar con mayor contundencia

---

Disponible en: www.ers.usda.gov/amber-waves/2022/june/fluid-milk-consumption-continues-downward-trend-proving-difficult-to-reverse.

para lograr un efecto comparable en la reducción de la obesidad y la diabetes tipo 2.

- El descenso del tabaquismo fue el principal responsable de la reducción de enfermedades cardíacas, mientras que la menor ingesta de leche entera podría haber contribuido al aumento del riesgo de obesidad y diabetes tipo 2.

A mediados de la década de 1990, la primera opción no coincidía con las guías dietéticas y la tercera se habría considerado simplemente una locura (¿o no tanto?). Así que gran parte del mundo se inclinó por la segunda interpretación y redobló los esfuerzos para reducir las grasas saturadas, no sólo con el objetivo de disminuir las enfermedades cardíacas, sino también para frenar el constante aumento de la obesidad y la diabetes tipo 2. Bienvenidos a la gran ofensiva contra las grasas saturadas de mediados de la década de 1990... dirigida a los bebés.

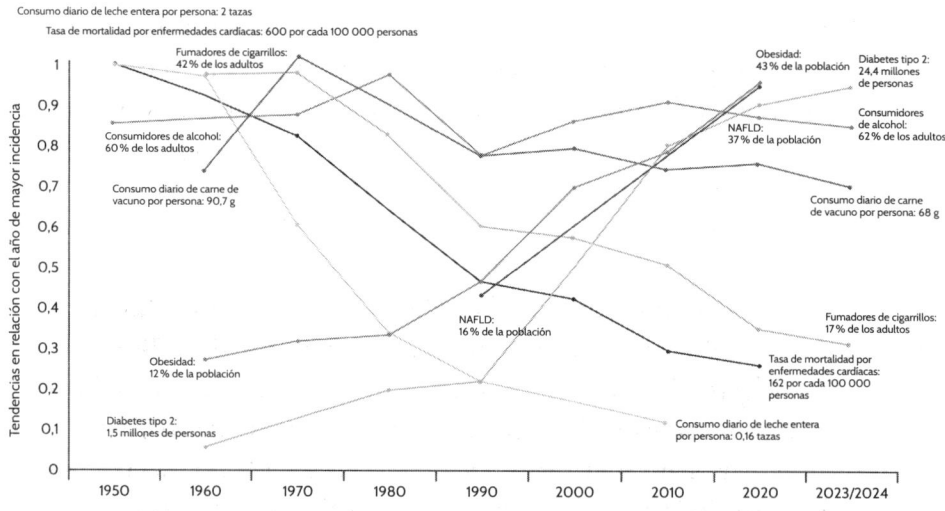

Figura 9.1. Resumen de las tendencias relacionadas con los factores de riesgo (leche entera, alcohol, carne roja, tabaquismo) y las enfermedades crónicas (enfermedad cardíaca, obesidad, diabetes tipo 2 y enfermedad hepática grasa no alcohólica [NAFLD]), 1950-2024.

## Punto de inflexión 2 (mediados de la década de 1990): el origen de una generación quebrada

Recapitulemos: las recomendaciones nutricionales de la década de 1960, cuyo objetivo era reducir el consumo de grasas saturadas para prevenir las enfermedades cardíacas en hombres blancos, se transformaron en directrices generales para toda la población estadounidense –incluidos mujeres y niños de todas las etnias– en 1977. En el caso de los niños, estas directrices llevaron a eliminar un requisito previo establecido por la 1946 National School Lunch Act (Ley Nacional de Almuerzos Escolares de 1946), que obligaba a todas las escuelas públicas a ofrecer leche entera.[8] Para 1980, el impulso oficial por sustituir la leche entera por leche baja en grasa o desnatada en las escuelas ya estaba en pleno apogeo.

Durante la década de 1980, tanto las madres como el personal de los comedores escolares alejaron metódicamente a los niños de la leche entera. Sin embargo, no fue hasta mediados de la década de 1990 cuando lactantes, bebés y niños pequeños entraron en el radar de la cruzada contra las grasas saturadas. Fue entonces cuando los pediatras comenzaron a entregar sistemáticamente a los padres una hoja informativa con listas de verificación que incluía la siguiente recomendación:

A los 2 años, los niños deben pasar a consumir leche natural, pasteurizada, desnatada (sin grasa) o baja en grasa (1 %).

Recuerdo haber recibido esa hoja de recomendaciones en la clínica pediátrica militar para nuestro propio hijo. Ben nació en 2008: era largo y delgado. Ya sabía que iba a ser largo porque pasó la segunda mitad del embarazo peleando por más espacio para las piernas, dándole patadas a mi barriga al estilo *Alien*. Lo de largo no encajaba mucho con los genes bajitos de Eric y míos, pero lo de delgado, sin duda. Yo fui una niña flacucha. Tan flacucha en la adolescencia que la gente me

---

8. USDA Food and Nutrition Service: «National School Lunch Program». Disponible en: www.fns.usda.gov/nslp.

llamaba «piernas de palillo». Para ayudarme a engordar, mi madre se saltaba la leche desnatada y me preparaba «batidos calóricos» con helado, leche entera, huevos crudos y plátanos. ¡Grande, mamá!

Hay varias cosas que se me dan bien. Origami. Programación. (Vale, son dos cosas). Lo que no se me daba nada bien era alimentar de forma natural a mi hijo desde el nacimiento. A los pocos días de traer al mundo a Ben, y debido a las dificultades que tenía para conseguir un buen enganche que le permitiera alimentarse bien con leche materna, nos pusieron en la lista negra. No estaba ganando suficiente peso y el pediatra nos advirtió de que, si no conseguía que eso cambiara, tendríamos que volver al hospital.

Por suerte, más o menos lo conseguimos. Aunque nuestro peque pudo obtener más de la mitad de sus nutrientes de su madre, necesitó un suplemento de leche de fórmula. A los seis meses, ya era un niño «fórmula uno». Así que pongámonos como ejemplo para repasar la «Healthy Beverage Quick Reference Guide» («Guía rápida de bebidas saludables») de la Academia Estadounidense de Pediatría (American Academy of Pediatrics, AAP),[9] creada para aclarar qué tipo de leche deben tomar los niños y en qué momento.

- **Grupo de edad: de 0 a 1 año.** La AAP recomienda lactancia materna exclusiva durante los primeros seis meses, y continuar con ella junto con alimentos complementarios durante al menos el primer año de vida, y más allá. Señalan expresamente que los bebés menores de doce meses no deben tomar leche de vaca. Así que, sí, en este aspecto no lo hice muy bien. Como ya he explicado, Ben tomó una mezcla de leche materna y fórmula durante buena parte de sus primeros seis meses, y luego sólo fórmula. Ni siquiera sé qué hacer con eso de «durante el primer año de vida y más allá». Salvo sentirme tremendamente culpable por haber sido una madre

---

9. Instituto para un Peso Saludable en la Infancia de la Academia Estadounidense de Pediatría: «Healthy Beverage Quick Reference Guide». Disponible en: https://downloads.aap.org/AAP/PDF/HealthyBeverageQuickReferenceGuideDownload.pdf.

trabajadora que hizo lo que pudo: sacarme leche en la oficina y presentarme a reuniones de la Marina con manchas en la camisa.

- **Grupo de edad: de 1 a 2 años.** En esta etapa, la AAP recomienda dar a los niños leche entera, natural y pasteurizada. Aleluya. En esta fase, cumplí al cien por cien.
- **Grupo de edad: de 2 a 5 años.** Aquí es donde la AAP indica que todos los niños deben dejar la leche entera y pasar a la leche desnatada (sin grasa) o baja en grasa (1 %). Esta recomendación –que incluye entre dos y dos tazas y media de leche al día– se mantiene hasta los cinco años. Tengo que admitir que también fallé en este punto. Tal vez por miedo a que Ben perdiera peso y no recibiera suficientes calorías. O quizá por recordar aquellos batidos de leche y plátano que me preparaba mi madre. Pero alimentamos a Ben con leche entera hasta que, en algún momento entre los cinco y los siete años, simplemente dejó de gustarle la leche.

Para resumir las recomendaciones de la AAP, el único período durante el cual un niño puede tomar leche entera de vaca en sus primeros cinco años de vida es un intervalo de doce meses: entre los doce y los veinticuatro meses de edad. Sin embargo, en 2008 (el mismo año en que nació Ben), la AAP actualizó sus directrices. Ante el alarmante aumento de la obesidad y la diabetes tipo 2, se recomendó que los bebés de entre doce y veinticuatro meses que presentaran riesgo de «aumento excesivo de peso o antecedentes familiares de obesidad, dislipidemia u otras enfermedades cardiovasculares» tomaran leche al 2 % en lugar de leche entera de vaca. ¿El resultado? A los niños con riesgo de obesidad y diabetes tipo 2 se les aconseja evitar la leche entera de vaca durante toda su infancia.[10]

Las recomendaciones de 1977, mediados de la década de 1990 y 2008 sobre cuándo deben empezar los lactantes a consumir leche de vaca han tenido efectos muy reales. En 1971, casi el 100 % de los bebés estadounidenses tomaban leche de vaca al cumplir los doce meses. Esta cifra bajó al 80 % en 1980 y *se desplomó de forma drástica hasta*

---

10. «Low-Fat Milk Recommended for Some Toddlers», *NBC News* (18 de julio de 2008). Disponible en: www.nbcnews.com/id/wbna25739949.

*situarse en torno al 10 % en 1998*, presumiblemente porque los padres seguían las recomendaciones de la AAP.[11]

Este descenso drástico en el consumo de leche de vaca por parte de las nuevas generaciones –ya sea entera, semidesnatada o desnatada– también incluye a los adultos. En un giro algo curioso, el Departamento de Agricultura de Estados Unidos publicó, en 2022, un artículo titulado «Fluid Milk Consumption Continues Downward Trend, Proving Difficult to Reverse» («El consumo de leche líquida sigue una tendencia a la baja, difícil de revertir»).[12] Mientras que en la década de 1970 el estadounidense promedio bebía alrededor de una taza de leche de vaca al día, esta cantidad se redujo en un 50 % para 2019. Los autores del artículo señalan que la disminución del consumo fue aún más pronunciada durante la década de 2010 en comparación con las anteriores. Estas tendencias resultan todavía más reveladoras cuando se analizan por generaciones: en comparación con las nacidas en la década de 1960, aquellas personas que nacieron en la década de 1970 consumen menos leche de vaca en la edad adulta, mientras que las nacidas en las décadas de 1980 y 1990 beben todavía menos leche que las nacidas en la de 1970.

Aquí radica el problema. Ni el Congreso ni la AAP tenían la intención de que los padres –ni sus hijos a partir de los doce meses– dejaran de tomar leche de vaca por completo. Lo que querían era que los estadounidenses dejaran de consumir *leche entera*. Pero cuando empezaron a aparecer en los estantes del supermercado nuevas opciones «más saludables» que también llevaban la palabra «leche», la gente estaba predispuesta a cambiarse a las leches vegetales. Y cuando esos adultos consumidores de leche vegetal tuvieron hijos, optaron sin dificultad por eliminar por completo la leche de vaca de la dieta familiar.

---

11.  Fomon, S.: «Infant Feeding in the 20th Century: Formula and Beikost», *Journal of Nutrition*, vol. 131, n.º 2 (febrero de 2001), pp. 409S-420S. Doi: 10.1093/jn/131.2.409S.

12.  Stewart, H., *et al.*: «Fluid Milk Consumption Continues Downward Trend, Proving Difficult to Reverse», USDA Economic Research Service (2022). Disponible en: www.ers.usda.gov/amber-waves/2022/june/fluid-milk-consumption-continues-downward-trend-proving-difficult-to-reverse.

Ahora, vamos a traducir estas tendencias de consumo de leche en dosis diarias de C15:0, utilizando una práctica tabla. A continuación, se presentan algunos supuestos clave incluidos en la Tabla 9.2.

| Grupo de edad | Ingesta dietética diaria estimada de C15:0 (mg) a partir de la leche | | |
|---|---|---|---|
| | Principios de la década de 1970 | Principios de la década de 1990 | De mediados de la década de 1990 a la de 2000 |
| Lactantes (0 a 1 año) | Leche materna: 100 mg Fórmula: 0 mg Leche de vaca: 100 mg *Basado en madre no deficitaria en C15:0 y una taza diaria de leche entera* | Leche materna: 100 mg Fórmula: 0 mg Leche de vaca: 100 mg *Basado en madre no deficitaria en C15:0 y un 70 % de padres que ofrecen leche de vaca en el primer año* | Leche materna: < 100 mg Fórmula: 0 mg Leche de vaca: 0 mg *Basado en madre más deficitaria en C15:0 y 90 % de padres que no ofrecen leche de vaca en el primer año* |
| Niños de 1 a 2 años | 200-300 mg *Basado en dos a tres tazas diarias de leche entera* | 200-300 mg *Basado en dos a tres tazas diarias de leche entera* | 100-300 mg *Basado en dos a tres tazas de leche al 2 % o entera* |
| Niños de 2 a 5 años | 200-250 mg *Basado en dos a dos tazas y media diarias de leche entera* | 0-63 mg *Basado en dos a dos tazas y media de leche desnatada o al 1% </sub>* | 0-63 mg *Basado en dos a dos tazas y media de leche desnatada o al 1%* |
| Niños mayores, adolescentes y adultos | 100 mg *Basado en una taza diaria de leche entera* | 39 mg *Basado en tres cuartos de taza de leche al 2 %* | 25 mg *Basado en media taza diaria de leche al 2 %* |
| ¿Se satisface la necesidad emergente diaria de C15:0 (100-200 mg/día)? | Sí, en todos los grupos de edad | Sí, sólo en bebés (0-2 años) | No, salvo quizás en niños de 1 a 2 años |
| Grupo generacional en 2025 (personas nacidas en cada período) | Personas de 50 a 55 años | Personas de 30 a 35 años | Personas menores de 35 años |

Tabla 9.2. Cambios en la ingesta dietética de C15:0 a partir de la leche en Estados Unidos por grupo de edad a lo largo del tiempo: de principios de la década de 1970 a la de 2000.

Según la Tabla 9.2, resulta evidente que la ingesta diaria de C15:0 a partir de la grasa láctea ha disminuido con cada generación desde la década de 1970. Esta tendencia coincide con los estudios poblacionales que documentan una reducción progresiva de las concentraciones de C15:0 a lo largo del tiempo.[13] Aunque las diferencias en la ingesta diaria puedan parecer en un principio menores (100 mg diarios en adultos durante la década de 1970 frente a 25 mg en la actualidad), numerosos estudios han demostrado de forma reiterada que son clínicamente significativas. Tal como se ha explicado en el capítulo 4, diversos estudios indican que se necesitan entre 100 y 200 mg diarios de C15:0 para alcanzar concentraciones circulantes de al menos 20 µM, lo que permite obtener muchos de los beneficios de este nutriente esencial, como reforzar las membranas celulares frente a la degradación prematura, reparar las mitocondrias y reducir la inflamación. Los adultos que consumen solo entre 25 y 39 mg diarios de C15:0 presentarían niveles crónicamente bajos de este ácido graso, tan bajos como 2,5 µM (o menos del 0,2 % de C15:0 respecto al total de ácidos grasos).

Lo más importante es que, como se ha expuesto en el capítulo 8, tener concentraciones de C15:0 inferiores a 20 µM en las membranas celulares puede dar lugar a células frágiles que sucumben a la ferroptosis. La ferroptosis, como ya sabes, es un mecanismo de muerte celular recientemente reconocido que contribuye al envejecimiento acelerado, las enfermedades cardíacas, la diabetes tipo 2, la enfermedad hepática grasa y algunos tipos de cáncer. Por ello, planteamos la hipótesis de que las deficiencias nutricionales de C15:0 podrían estar impulsando el aumento de las enfermedades crónicas, como la diabetes tipo 2, las cardiopatías, la MASLD y el cáncer, especialmente entre las personas más jóvenes.

---

13. Zheng, J.-S., *et al.*: «Changes in Plasma Phospholipid Fatty Acid Profiles over 13 Years and Correlates of Change: European Prospective Investigation into Cancer and Nutrition — Norfolk Study», *American Journal of Clinical Nutrition*, vol. 109, n.º 6 (1 de junio de 2019), pp. 1527-1534. Doi: 10.1093/ajcn/nqz030.

Esto explica la especial preocupación por las generaciones nacidas desde mediados de la década de 1990. De acuerdo con las pautas actuales de la AAP, si un lactante presentaba un alto riesgo de desarrollar obesidad o diabetes (y, por tanto, no se le administró leche entera entre el año y los dos años), es posible que haya tenido una dieta prácticamente deficitaria en C15:0 durante toda su infancia, salvo por la leche materna. Y si la madre también presentaba una deficiencia de C15:0, es probable que su leche también fuera pobre en este nutriente. A la luz de la evidencia científica presentada en los capítulos 6 a 8, unos niveles crónicamente bajos de C15:0 podrían hacer que los niños nacidos desde mediados de la década de 1990 sean más susceptibles a padecer diabetes tipo 2, enfermedades cardíacas y MASLD, precisamente las enfermedades que las autoridades sanitarias trataban de prevenir al retirar la leche entera de la dieta infantil. Bienvenidos a la generación rota.

## La salud poblacional desde 1977: vaya...

Antes de mostrar cómo pasamos de mal a peor, conviene señalar que esto no ocurrió por malas intenciones. Desde el senador McGovern en 1977 hasta la AAP en 2008, los esfuerzos por abordar los problemas emergentes de salud se basaron en aplicar el mejor conocimiento disponible en su momento. La alternativa –no hacer nada hasta contar con todos los estudios concluyentes posibles y el consenso de todas las partes– podría haber conducido a resultados aún peores en el contexto de una crisis de salud pública.

No obstante, con casi cincuenta años transcurridos desde la publicación de los objetivos dietéticos de 1977, resulta urgente revisar qué avances se han logrado con respecto a la intención original de las recomendaciones formuladas en 1977 y 1990. Si no se ha producido un progreso positivo –o si la situación ha empeorado–, entonces es necesario reevaluar los datos disponibles y corregir el rumbo de dichas recomendaciones. Veamos, pues, cómo han ido las cosas, empezando por los objetivos dietéticos de 1977.

Uno de los mensajes principales de esas directrices era que todos los estadounidenses debían reducir su ingesta de grasas saturadas, con el objetivo de disminuir la prevalencia de enfermedades cardíacas, obesidad y diabetes tipo 2 en el país.

**Pregunta 1: ¿La población redujo realmente su ingesta de grasas saturadas?** Sí, *la redujo*. Según una revisión de más de 170 estudios, la ingesta de grasas saturadas en Estados Unidos se redujo aproximadamente un 6 % al comparar los primeros años de la década de 1950 con 1984.[14] La cantidad de grasa saturada en la dieta diaria de los adultos se mantuvo estable entre 1999 y 2012.[15] Sin embargo, al analizar los alimentos que se servían en las escuelas entre 2003 y 2018, se observa que el consumo de grasas saturadas continuó disminuyendo entre los niños.[16] Como ya hemos comentado en este capítulo, los estadounidenses abandonaron la leche entera con bastante rapidez y cada generación posterior se ha ido alejando progresivamente del consumo de leche de vaca en general.

**Pregunta 2: ¿Disminuyeron las tasas de enfermedades cardíacas?** Sí, *aunque en los últimos años han vuelto a aumentar*. Tal como se expone en este capítulo y en el capítulo 7, la cardiopatía coronaria mostró una tendencia descendente entre 1968 y 2010. Esta reducción, junto con la menor ingesta de leche entera, parecía respaldar que los objetivos dietéticos de 1977 eran acertados. Sin embargo, desde 2011, las tasas de enfermedades cardíacas han dejado de disminuir. Esto se debe a que, aunque las cardiopatías han seguido reduciéndose de forma moderada entre las personas mayores de 65 años, su incidencia *ha*

---

14. Stephen A. M., *et al.*: «Trends in Individual Consumption of Dietary Fat in the United States, 1920-1984», *American Journal of Clinical Nutrition*, vol. 52, n.º 3 (septiembre de 1990), pp. 457-469. Doi: 10.1093/ajcn/52.3.457.

15. Rehm, C. D., *et al.*: «Dietary Intake Among U.S. Adults, 1999-2012», *JAMA*, vol. 315, n.º 23 (21 de junio de 2016), pp. 2542-2553. Doi: 10.1001/jama.2016.7491.

16. Liu, J., *et al.*: «Trends in Food Sources and Diet Quality among US Children and Adults, 2003-2018», *JAMA Network Open*, vol. 4, n.º 4 (1 de abril de 2021), e215262. Doi: 10.1001/jamanetworkopen.2021.5262.

*aumentado* entre aquellas que tienen entre 18 y 44 años.[17] Para quienes estén siguiendo los datos, ese grupo en el que las enfermedades cardíacas están aumentando corresponde a personas nacidas entre 1974 y 2000, es decir, desde la publicación de los objetivos dietéticos de 1977.

**Pregunta 3: ¿Disminuyó la obesidad?** No, *las tasas de obesidad han aumentado*. De hecho, la prevalencia de obesidad en Estados Unidos se ha triplicado en los últimos cuarenta años. Sí, triplicado. Mientras que entre las décadas de 1960 y 1980 se estimaba que entre el 13 y el 15 % de la población estadounidense era obesa, esa cifra aumentó al 23 % entre 1988 y 1994, subió al 35 % en 2005 y se estimaba en un 43 % en 2023.[18] Este problema está muy extendido y sigue empeorando. De hecho, entre 2011 y 2021 la obesidad continuó aumentando de forma pronunciada en los cincuenta estados. Aunque las cifras de obesidad se mantuvieron bajas entre 1960 y 1980, se dispararon a partir de mediados de la década de 1980 y no han dejado de crecer desde entonces. Básicamente, la obesidad ha ido en aumento de forma exponencial desde la publicación de las guías dietéticas de 1977.

**Pregunta 4: ¿Ha disminuido el número de personas con diabetes tipo 2?** No, *las tasas de diabetes tipo 2 también han aumentado*. Entre las décadas de 1970 y 1990, la prevalencia de la diabetes tipo 2 se duplicó entre los adultos de mediana edad en Estados Unidos.[19] Esta tendencia continuó, y entre 1999 y 2014 la prevalencia de la diabetes tipo 2 en el país aumentó del 9 al 12 %.[20] El aumento es aún más

---

17. Lee, Y.-T. H., *et al.*: «Prevalence and Trends of Coronary Heart Disease in the United States, 2011 to 2018», *JAMA Cardiology*, vol. 7, n.º 4 (1 de abril de 2022), pp. 459-462. Doi: 10.1001/jamacardio.2021.5613.

18. «US Obesity Rates Have Tripled over the Last 60 Years», *USA Facts.org* (21 de marzo de 2023). Disponible en: https://usafacts.org/articles/obesity-rate-nearly-triples-united-states-over-last-50-years.

19. Fox, C. S., *et al.*: «Trends in the Incidence of Type 2 Diabetes Mellitus from the 1970s to the 1990s: The Framingham Heart Study», *Circulation*, vol. 113, n.º 25 (27 de junio de 2006), pp. 2914-2918. Doi: 10.1161/CIRCULATIONAHA.106.613828.

20. Caspard, H., *et al.*: «Recent Trends in the Prevalence of Type 2 Diabetes and the Association with Abdominal Obesity Lead to Growing Health

preocupante si nos fijamos en la población menor de veinte años: entre 2001 y 2017, las tasas de diabetes tipo 2 se duplicaron, pasando de 0,34 a 0,67 por cada mil jóvenes.[21] Aunque estas cifras puedan parecer pequeñas a primera vista, conviene recordar que, hasta hace no tanto, la diabetes tipo 2 se consideraba una «diabetes del adulto». Como hemos explicado en el capítulo 7, estudios recientes han demostrado que la diabetes tipo 2 diagnosticada en niños es especialmente agresiva y presenta tasas de mortalidad y complicaciones que incluso superan a las de la diabetes tipo 1 (la cual también aumentó entre 2001 y 2017).[22] Como se indica en el capítulo 7, se prevé que el número de jóvenes con diabetes tipo 2 aumente un 673 % en los próximos cuarenta años.[23]

**Pregunta 5: En una carta dirigida al Comité del Senado con motivo de las guías dietéticas iniciales de 1977, la Asociación Médica Estadounidense advirtió que aplicar tales generalizaciones a toda la población podía conllevar el riesgo de «empeorar las cosas». Aparte de la obesidad y la diabetes tipo 2, ¿hay pruebas de que otras cosas empeoraron?** Vaya, ésta es una pregunta tendencio-

---

Disparities in the USA: An Analysis of the NHANES Surveys from 1999 to 2014», *Diabetes, Obesity and Metabolism*, vol. 20, n.º 3 (marzo de 2018), pp. 667-671. Doi: 10.1111/dom.13143.

21. Lawrence, J. M., *et al*.: «Trends in Prevalence of Type 1 and Type 2 Diabetes in Children and Adolescents in the US, 2001-2017», *JAMA*, vol. 326, n.º 8 (24 de agosto de 2021), pp. 717-727. Doi: 10.1001/jama.2021.11165.

22. Perng, W., *et al*.: «Youth-Onset Type 2 Diabetes: The Epidemiology of an Awakening Epidemic», *Diabetes Care*, vol. 46, n.º 3 (1 de marzo de 2023), pp. 490-499. Doi: 10.2337/dci22-0046.; Constantino, M. I., *et al*.: «Long-Term Complications and Mortality in Young-Onset Diabetes: Type 2 Diabetes Is More Hazardous and Lethal than Type 1 Diabetes», *Diabetes Care*, vol. 36, n.º 12 (diciembre de 2013), pp. 3863-3869. Doi: 10.2337/dc12-2455.

23. Tönnies, T., *et al*.: «Projections of Type 1 and Type 2 Diabetes Burden in the U.S. Population Aged < 20 Years through 2060: The SEARCH for Diabetes in Youth Study», *Diabetes Care*, vol. 46, n.º 2 (1 de febrero de 2023), pp. 313-320. Doi: 10.2337/dc22-0945.

sa. Pero, aun así, la respuesta es: sí, otras cosas empeoraron. Tal como hemos explicado en el capítulo 6, en 1980 apareció una enfermedad completamente nueva, denominada *esteatohepatitis no alcohólica* (más conocida como NASH, por sus siglas en inglés). En sólo cuarenta años, esta agresiva enfermedad hepática metabólica –que está camino de convertirse en la principal causa de cáncer de hígado y de trasplante hepático– ha aumentado a un ritmo alarmante. Su fase inicial, denominada MASLD, afecta hoy a una de cada tres personas en todo el mundo. La estrecha relación de la enfermedad hepática grasa con la diabetes tipo 2 y las enfermedades cardiovasculares deja claro que el aumento de estas tres afecciones, especialmente entre personas jóvenes, está sin duda relacionado. Y dicho aumento se aceleró tras la publicación de las guías dietéticas de 1977.

Además, como hemos explicado en los capítulos 6 y 8, en 2012 se identificaron dos afecciones adicionales relacionadas con alteraciones metabólicas, concretamente con la resistencia a la insulina y el metabolismo del hierro: el *síndrome dismetabólico por sobrecarga de hierro* (DIOS, por sus siglas en inglés), descrito en 1999, y un nuevo tipo de muerte celular denominado *ferroptosis*.[24] Tanto el DIOS como la ferroptosis se han vinculado con el aumento de la NASH, las enfermedades cardiovasculares y la diabetes tipo 2. Conclusión: estamos ante una gran tormenta metabólica que no ha dejado de ganar fuerza desde la publicación de los objetivos dietéticos de 1977.

Teniendo en cuenta que (1) el C15:0 cumple los criterios para ser considerado un ácido graso esencial que nuestro organismo necesita para mantener una salud básica; (2) los niveles poblacionales de C15:0 han ido disminuyendo, y muchas personas probablemente estén hoy por debajo del umbral necesario de 5 µg/ml (o el 0,2 % de los ácidos grasos totales) para conservar la integridad óptima de las membranas celulares (es decir, para prevenir la ferroptosis); (3) las personas con niveles

---

24. Rovati, A., *et al.*: «The Dysmetabolic Iron Overload Syndrome Is Clinically and Genetically Distinct from HFE-Related Genetic Hemochromatosis», *Haematologica*, vol. 84, n.º 2 (febrero de 1999), pp. 182-183.

bajos de C15:0 tienen más probabilidades de padecer diabetes tipo 2, enfermedades cardíacas, enfermedad hepática grasa y ciertos tipos de cáncer, y (4) se ha demostrado que la suplementación con C15:0 eleva estos niveles y revierte todos los componentes clave de la ferroptosis, así como aspectos relacionados con la diabetes tipo 2, las enfermedades cardíacas, el DIOS y la enfermedad hepática grasa, cabe plantear una pregunta fundamental:

> ¿La disminución del C15:0 en la dieta −ocurrida como resultado directo de los objetivos dietéticos de 1977 en Estados Unidos y de las recomendaciones nutricionales globales posteriores− ha contribuido a la ferroptosis y al aumento correlativo de casos de diabetes tipo 2, enfermedad hepática grasa, DIOS, enfermedades cardíacas y ciertos tipos de cáncer, especialmente entre la población más joven?

Incluso si se argumentara que el descenso del C15:0 no tiene relación alguna con el deterioro de nuestra salud, resulta difícil sostener que las guías dietéticas, las recomendaciones de la OMS o las pautas de la Academia Estadounidense de Pediatría hayan contribuido a mejorarla. Tal vez ha llegado el momento de dejar de insistir en que la grasa saturada y la leche entera son las principales responsables de estos problemas y buscar una vía distinta para mejorar la salud pública. Muchas cosas han cambiado desde 1977 que podrían explicar el deterioro global de la salud y la esperanza de vida: el sedentarismo, los plásticos, el azúcar, los alimentos ultraprocesados... Y, por supuesto, ningún factor de riesgo por sí solo puede explicar el problema en su totalidad.

## Recuerdas a los delfines, ¿verdad?

No dejo de pensar en aquellos delfines de la Marina y en cómo la resistencia a la insulina, el DIOS y la enfermedad hepática grasa también se manifiestan en su mundo. Aunque se pasan el día nadando, no consumen azúcar ni, por supuesto, alimentos ultraprocesados recalentados en bandejas de plástico, hubo un cambio inesperado en su dieta que provocó una disminución prolongada de los niveles de C15:0.

Antes de mediados de la década de 1990, el pescado graso favorito de la Marina para alimentar a los delfines era el eulacon. Este pez, presente en la costa más septentrional del Pacífico de América del Norte, es tan rico en grasa (incluido el C15:0) que en inglés se le conoce como *candlefish*, es decir, «pez vela», porque literalmente puede secarse, colocársele una mecha y utilizarse como vela. De verdad. Sin embargo, a mediados de esa década colapsaron las poblaciones de eulacon. El descenso fue tan acusado que la especie se incluyó en la lista de especies amenazadas conforme a la Ley de Especies en Peligro (Endangered Species Act). Como consecuencia, el eulacon dejó de estar disponible para los delfines y la Marina lo sustituyó por capelán, un pez de bajo contenido graso procedente de Islandia. Un par de décadas más tarde descubriríamos lo siguiente: (1) el capelán apenas contiene C15:0; (2) los delfines con niveles bajos de C15:0 presentaban un mayor riesgo de síndrome metabólico, anemia, DIOS y enfermedad hepática grasa, y (3) restablecer sus niveles de C15:0 con peces más ricos en este ácido graso permitió revertir estas enfermedades crónicas.

Así, por casualidad, compartimos con los delfines un período de varias décadas con una menor ingesta de grasa dietética, en particular de C15:0. Y, como consecuencia, unos niveles reducidos de C15:0 y un conjunto común de afecciones metabólicas han dado lugar a lo que podría definirse como un síndrome de deficiencia nutricional de C15:0, caracterizado por resistencia a la insulina, DIOS y enfermedad hepática grasa. Aunque es razonable mantener cierto escepticismo ante cualquier teoría, la abrumadora cantidad de datos científicos –epidemiológicos, experimentales y revisados por pares–, junto con el fenómeno paralelo observado en los delfines, también longevos y de gran cerebro, respaldan que el C15:0 desempeña algún papel en todo esto. Ya no es posible descartar el C15:0 a la ligera.

Ahora bien, si todo esto es cierto –si las deficiencias nutricionales de C15:0 están contribuyendo al aumento de la diabetes tipo 2, las enfermedades cardíacas y la MASLD–, *¿realmente podemos permitirnos esperar?* Considerémoslo una llamada a la acción: la necesidad urgente de emprender una investigación profunda, a escala mundial, para ver si podemos reencauzar la salud global haciendo algo tan sencillo como esto: reconocer que ciertos aspectos de los objetivos dietéticos de 1977 –que siguen vigentes hoy en día– podrían haber estado equivocados. Evaluar si debemos dejar de recomendar a toda la población –incluidos lactantes y niños– que reduzca el consumo de todas las grasas saturadas. Porque una de esas grasas saturadas está emergiendo como esencial para protegernos frente a múltiples enfermedades crónicas y, sin ella, podríamos estar perjudicando gravemente a las generaciones más jóvenes. Como mostrará el siguiente capítulo, esto podría afectar no sólo a nuestra salud física, sino también a nuestra salud mental.

# Capítulo 10

# Cómo puede proteger nuestra salud mental el C15:0

Puede que no sea una gran sorpresa, pero muchas personas pasan por episodios breves o períodos prolongados de depresión. Estas afecciones pueden ser leves o graves, aparecer y desaparecer en oleadas, y suelen coexistir con problemas como la ansiedad o el insomnio. Si en la última década no has experimentado ninguno de estos trastornos –ni siquiera durante una pandemia mundial–, bueno, puede que seas un robot. Para comprobarlo, visiona el videoclip de «Happy», de Pharrell Williams. Anda, adelante, yo seguiré esperándote aquí. Si no ha despertado en lo más profundo de tu alma una oleada de felicidad desinhibida, definitivamente eres un robot.

Bien, volvamos a salvar el mundo. La Organización Mundial de la Salud publica una lista con las principales afecciones que más contribuyen a la discapacidad. ¿Adivinas cuál ocupa el primer lugar? La depresión. En parte, porque trescientos millones de personas (es decir, el 4,4 % de la población mundial) la padecen.[1] Si buscas en la bibliografía

---

1. Organización Mundial de la Salud: *Depression and Other Common Mental Disorders: Global Health Estimates*. Organización Mundial de la Salud, Ginebra, 2017.

científica revisiones sobre la depresión, encontrarás páginas y páginas de estudios titulados «Prevalencia mundial de la depresión en personas con _____», donde el espacio en blanco se llena con todo tipo de enfermedades: cardiopatías, antecedentes de infarto, insuficiencia cardíaca, cánceres digestivos, alopecia areata, esclerosis múltiple, miastenia grave, artritis reumatoide, pancreatitis crónica, fibrosis quística, síndrome de ovario poliquístico, demencia o enfermedad de Alzheimer. Ya te haces una idea: todos estos estudios muestran que la depresión va de la mano de muchas enfermedades físicas crónicas.

En algunos casos, el desgaste que provocan enfermedades crónicas como la diabetes, las cardiopatías, el cáncer, las enfermedades autoinmunes o la demencia puede llevarnos, simplemente, a la depresión. Sin embargo, lo que la ciencia y la medicina comprenden cada vez mejor es que las alteraciones moleculares que afectan a nuestra salud física también pueden atravesar la barrera hematoencefálica y perjudicar nuestra salud mental. Es decir, no sólo estamos deprimidos porque tenemos diabetes; puede que estemos deprimidos porque los mismos mecanismos moleculares que provocan la diabetes también pueden provocar depresión. ¿Te interesa?

## Vínculos entre la salud metabólica y la salud mental

Un buen ejemplo de esta conexión entre mecanismos moleculares compartidos en una enfermedad física crónica y un trastorno del estado de ánimo es el del síndrome metabólico y su relación con el trastorno depresivo mayor (también llamado TDM). Como explicamos al comienzo del libro, el síndrome metabólico afecta a aproximadamente una de cada cuatro personas en el mundo y consiste en un conjunto de alteraciones que incluyen resistencia a la insulina, exceso de grasa abdominal, hipertensión arterial y dislipidemia (es decir, niveles elevados de colesterol y triglicéridos).[2] A su vez, el síndrome metabólico

---

2. Wang, H. H., *et al.*: «Novel Insights into the Pathogenesis and Management of the Metabolic Syndrome», *Pediatric Gastroenterology Hepatology Nutri-*

aumenta en gran medida el riesgo de desarrollar diabetes tipo 2, enfermedades cardiovasculares, enfermedad hepática grasa y accidentes cerebrovasculares. Curiosamente, muchos estudios han vinculado el síndrome metabólico con una peor salud mental, incluida la depresión. Sobre todo con el TDM. Según informan los Institutos Nacionales de Salud de Estados Unidos, si has experimentado lo siguiente has pasado por un episodio de TDM:[3]

- Estado de ánimo depresivo o pérdida de interés o placer en las actividades cotidianas
- Problemas de sueño, de alimentación, de energía, de concentración o de autoestima
- Estos síntomas deben mantenerse durante al menos dos semanas

Entre 2010 y 2018, el número de adultos estadounidenses con TDM aumentó en torno a un 13 %, hasta alcanzar los 17,5 millones de personas.[4] Este incremento es aún mayor si se observan los grupos de edad más jóvenes, concretamente los de entre 18 y 34 años. Mientras que en 2010 este grupo representaba el 35 % de las personas con TDM, en 2018 había pasado a representar el 48 % en comparación con otros grupos de edad. Es decir, no sólo hay más casos de TDM entre los jóvenes, sino que esta franja está experimentando un aumento más rápido que el resto de la población. Si esta historia te suena, es porque encaja con el patrón señalado ya en los capítulos 6 y 7: los adultos jóvenes no sólo están desarrollando enfermedades propias de eda-

---

*tion*, vol. 23, n.º 3 (8 de mayo de 2020), pp. 189-230. Doi: 10.5223/pghn.2020.23.3.189.

3. Institutos Nacionales de Salud Mental: «Major Depression». Disponible en: www.nimh.nih.gov/health/statistics/major-depression (consultado el 25 de febrero de 2024).

4. Greenberg, P. E., *et al.*: «The Economic Burden of Adults with Major Depressive Disorder in the United States (2010 and 2018)», *PharmacoEconomics*, vol. 39, n.º 6 (junio de 2021), pp. 653-665. Doi: 10.1007/s40273-021-01019-4.

des avanzadas, como el síndrome metabólico, sino que también presentan tasas crecientes de depresión.

Para comprender mejor la relación entre el TDM y el síndrome metabólico, se realizó un metaanálisis que incluyó cuarenta y nueve estudios con cerca de 400 000 personas.[5] Este estudio confirmó que, en efecto, aquellas personas que padecen depresión tienen un mayor riesgo de presentar síndrome metabólico. En el artículo, los autores propusieron varias explicaciones y señalaron lo siguiente:

* Las personas con depresión tienden a ser menos activas físicamente, a consumir más alcohol y a llevar una dieta poco saludable. Estos factores de riesgo, a su vez, favorecen el aumento de peso y el desarrollo del síndrome metabólico.
* Las personas con depresión suelen tener más dificultades para seguir tratamientos farmacológicos de forma constante, incluidos aquellos relacionados con el síndrome metabólico.
* Muchas personas con depresión reciben tratamiento con antidepresivos que, a menudo, tienen efectos secundarios no deseados como el aumento de peso, la hipertensión arterial y unos niveles más altos de triglicéridos (es decir, síndrome metabólico).

Aunque estas conclusiones tienen sentido, no acaban de resultar del todo convincentes, ¿verdad? Al fin y al cabo, el síndrome metabólico, la diabetes tipo 2, las enfermedades cardíacas, la enfermedad hepática y el TDM están en aumento, especialmente entre la población más joven. Aquí está ocurriendo algo más profundo, y cada vez hay más estudios que demuestran que el incremento tanto de las enfermedades metabólicas como de los trastornos del estado de ánimo –incluida la depresión– no se debe tan solo a malos hábitos. Existen factores comunes que actúan a nivel molecular.

---

5. Moradi, Y., *et al.*: «The Relationship between Depression and Risk of Metabolic Syndrome: A Meta-Analysis of Observational Studies», *Clinical Diabetes and Endocrinology*, vol. 7, n.º 1 (2 de marzo de 2021), p. 4. Doi: 10.1186/s40842-021-00117-8.

Por eso, los científicos están investigando causas biológicas más profundas y significativas que afectan tanto a la salud física como a la salud mental. Esta línea de investigación se aleja de la «culpabilización del comportamiento» (es como decir estás deprimido, así que comes demasiado) y busca mecanismos comunes que alteran directamente tanto nuestro metabolismo como nuestro estado de ánimo. La esperanza que ofrece este enfoque es que los tratamientos para la diabetes tipo 2, las enfermedades cardíacas o la enfermedad hepática grasa también puedan servir para tratar la depresión. O viceversa.[6]

Una revisión científica reciente, titulada de forma provocativa «The Wicked Relationship Between Depression and Metabolic Syndrome» («La compleja relación entre la depresión y el síndrome metabólico»), destacó los factores que afectan tanto a la salud metabólica como a la mental.[7] Dos de los riesgos compartidos más importantes son la inflamación y el estrés oxidativo, esos conocidos «villanos» que han aparecido reiteradamente a lo largo de este libro. Por ello, analicemos con más detalle cómo la inflamación y el estrés oxidativo –que dañan nuestras células, aceleran el envejecimiento y provocan enfermedades asociadas a la edad– también pueden desencadenar y agravar el TDM.

## Inflamación y salud mental

Hemos tratado en profundidad cómo la inflamación crónica de bajo grado contribuye al envejecimiento y a enfermedades crónicas como las cardiopatías, la diabetes tipo 2 y la enfermedad hepática grasa. Cada vez hay más evidencia científica sólida que respalda la idea de que la depre-

---

6. Jellinger, K. A.: «Pathomechanisms of Vascular Depression in Older Adults», *International Journal of Molecular Science*, vol. 23, n.º 1 (28 de diciembre de 2021), p. 308. Doi: 10.3390/ijms23010308; *erratum in:* Jellinger, K. A.: «Pathomechanisms of Vascular Depression in Older Adults», *International Journal of Molecular Science*, vol. 23, n.º 21 (26 de octubre de 2022), 12949. Doi: 10.3390/ijms232112949.

7. Marazziti, D., *et al.*: «The Wicked Relationship between Depression and Metabolic Syndrome», *Clinical Neuropsychiatry*, vol. 20, n.º 2 (abril de 2023), pp. 100-108. Doi: 10.36131/cnfioritieditore20230202.

sión también puede ser una enfermedad impulsada por la inflamación. Mientras los científicos avanzan en la comprensión de la conexión entre nuestro sistema inmunitario y el cerebro, un equipo multidisciplinar de la Universidad de Texas, la Universidad Baylor y la Universidad de Pelotas (Brasil) ha recopilado la evidencia actual, que resulta muy coherente. ¿Y sabes qué? Cada vez que has tenido un resfriado fuerte, has experimentado una depresión inducida por inflamación.[8]

Piensa en la última vez que estuviste enfermo. Además de la nariz congestionada y el dolor de garganta, probablemente también te sentías agotado, sin apetito y sin ganas de relacionarte con nadie. Todo eso se parece bastante a los síntomas de la depresión. Esta relación entre los estados inflamatorios agudos (como un resfriado) y los síntomas depresivos ya se puso de relieve en el año 2000.[9]

Para comprobar la hipótesis de que la inflamación inducida por patógenos puede causar depresión, un equipo de investigadores administró lipopolisacárido a seres humanos para simular una infección estacional. El lipopolisacárido está presente de forma natural en la membrana externa de ciertas bacterias y es el responsable de nuestras respuestas inflamatorias sistémicas frente a infecciones bacterianas. Así pues, el equipo utilizó lipopolisacárido para inducir inflamación en personas, lo que provocó un aumento de citoquinas proinflamatorias, una sensación general de malestar y síntomas genuinos de depresión. Sorprendente, ¿no?

Del mismo modo, estos investigadores demostraron que los roedores expuestos a lipopolisacárido también presentaban un aumento de citoquinas proinflamatorias y un «síndrome depresivo» aparente. Y aquí viene lo más interesante: cuando se trataron con antidepresivos (imipramina o fluoxetina), no sólo disminuyeron los síntomas de de-

---

8. Dantzer, R., *et al.*: «Inflammation and Depression: Is Immunometabolism the Missing Link?», en Berk, M., *et al.* (eds.): *Immuno-Psychiatry: Facts and Prospects*. Springer Nature, Cham, Suiza, 2021. pp. 259-287.

9. Yirmiya, R., *et al.*: «Illness, Cytokines, and Depression», *Annals of the New York Academy of Sciences*, vol. 917 (2000), pp. 478-487. Doi: 10.1111/j.1749-6632.2000.tb05412.x.

presión y aumentaron los niveles saludables de serotonina, sino que estos medicamentos también redujeron las citoquinas inducidas por el lipopolisacárido, incluyendo el TNFα. Esto sugiere que los antidepresivos podrían actuar, al menos en parte, mediante la reducción de la inflamación.

Entonces, ¿qué pasa si no se trata de un episodio inflamatorio puntual, como un resfriado que dura entre tres y cinco días, sino de una afección crónica con inflamación persistente durante décadas? En ese caso, esas citoquinas proinflamatorias (especialmente la IL-6, el TNFα y la MCP-1) se convierten en objetivos clave no sólo para tratar la diabetes tipo 2, las enfermedades cardíacas o la enfermedad hepática grasa, sino también la depresión. Afortunadamente, en este campo se están produciendo avances científicos importantes, empezando por comprender cómo los niveles elevados de citoquinas pueden provocar depresión.

Bien, si la inflamación puede afectar tanto a nuestra salud física como mental, ¿dónde comienza toda esta cascada inflamatoria? La mayoría de los estudios coinciden en que todo este proceso caótico empieza en nuestro propio cuerpo.[10] Concretamente, en nuestras células. Como hemos visto en el capítulo 2, la inflamación sistémica crónica y de bajo grado puede activarse por varios factores, entre ellos: (1) cuando las membranas celulares contienen demasiados ácidos grasos frágiles, lo que incrementa el estrés oxidativo; (2) cuando las células senescentes (o «zombis») deterioran los tejidos, y (3) cuando los sistemas de señalización celular se desregulan y activan de forma inadecuada las respuestas inmunitarias en todo el organismo. En todos estos casos, la inflamación se desencadena por esas molestas citoquinas proinflamatorias que le gritan a nuestro sistema inmunitario: «¡Sube el volumen!».

Cuando hay un exceso de citoquinas proinflamatorias circulando sin control por nuestros vasos sanguíneos, estas moléculas pueden

---

10. Dantzer, R., *et al.*: «Inflammation and Depression: Is Immunometabolism the Missing Link?», en Berk, M., *et al.* (eds.): *Immuno-Psychiatry: Facts and Prospects*. Springer Nature, Cham, Suiza, 2021. pp. 259-287.

atravesar la barrera hematoencefálica y activar respuestas inmunitarias en el cerebro. Más concretamente, en el cerebro contamos con unas células inmunitarias especiales llamadas «microglía». La microglía actúa como un cuerpo de soldados destinados a proteger un país muy seguro. Lo más probable es que esos soldados nunca tengan que defender el país de una invasión. De forma similar, el cerebro ya cuenta con una barrera protectora, y lo más habitual es que la microglía no tenga que enfrentarse a una infección bacteriana. Pero está ahí, por si acaso.

El problema es que, cuando las citoquinas proinflamatorias del cuerpo logran acceder al cerebro, activan a la microglía y la engañan, haciéndole creer que el cerebro está siendo atacado. En respuesta, la microglía entra en acción y empieza a producir su propia oleada de citoquinas, lo que desencadena una reacción en cadena y un aumento progresivo de la inflamación cerebral. Como puedes imaginar, una vez activada, la microglía puede causar toda clase de problemas, entre ellos el TDM.[11]

Los estudios en seres humanos han demostrado que, cuanto más activada está la microglía, más graves son los episodios y más prolongada la duración del TDM. Aunque este fenómeno no se ha observado de forma consistente en todos los tipos de depresión, el TDM se ha caracterizado como un trastorno asociado a la microglía (es decir, asociado a la inflamación).[12] Una vez que se dispone de una explicación sólida sobre las causas de una enfermedad, se abren nuevas vías para su tratamiento. (Volveremos a este tema pronto, pero antes pasemos de la inflamación al estrés oxidativo como otro factor de riesgo para nuestra salud mental).

---

11. Wang, H., *et al.*: «Microglia in Depression: An Overview of Microglia in the Pathogenesis and Treatment of Depression», *Journal of Neuroinflammation*, vol. 19, n.º 1 (6 de junio de 2022), p. 132. Doi: 10.1186/s12974-022-02492-0.

12. Yirmiya, R., *et al.*: «Depression as a Microglial Disease», *Trends in Neuroscience*, vol. 38, n.º 10 (octubre de 2015), pp. 637-658. Doi: 10.1016/j.tins.2015.08.001.

## Estrés oxidativo y salud mental

Junto con la inflamación, el estrés oxidativo puede causar y agravar el deterioro asociado al envejecimiento, la diabetes tipo 2, las enfermedades cardíacas y la enfermedad hepática grasa. En este contexto, probablemente no sea sorprendente saber que el estrés oxidativo también es un factor relevante en el TDM, así como en los trastornos cognitivos.[13] Por desgracia, nuestros cerebros son especialmente susceptibles al daño provocado por el estrés oxidativo, y aquí explico por qué. El cerebro depende del oxígeno para funcionar y contiene niveles muy elevados de lípidos (es decir, grasas),[14] lo cual es beneficioso. Sin embargo, cuando los radicales libres de oxígeno se combinan con ácidos grasos frágiles, el cerebro se convierte en un foco vulnerable para el estrés oxidativo y los daños asociados, especialmente con el envejecimiento. Este daño continuo, impulsado por el estrés oxidativo, puede contribuir no sólo al desarrollo y empeoramiento de trastornos mentales, sino también de enfermedades neurodegenerativas, como la enfermedad de Alzheimer, la de Parkinson y otros tipos de demencia.[15]

Entonces, aparte del oxígeno, ¿qué aumenta el riesgo de estrés oxidativo en nuestro cerebro? Esta pregunta es en especial importante, ya que «disminuir el oxígeno» no es realmente una opción para el cerebro. Sin embargo, si no contamos con cantidades adecuadas de antioxidantes en todo nuestro sistema nervioso central, no podremos prevenir, contrarrestar ni neutralizar el daño causado por el estrés

---

13. Marazziti, D., *et al*.: «The Wicked Relationship between Depression and Metabolic Syndrome», *Clinical Neuropsychiatry*, vol. 20, n.º 2 (abril de 2023), pp. 100-108. Doi: 10.36131/cnfioritieditore20230202.

14. Bhatt, S., *et al*.: «Role of Oxidative Stress in Depression», *Drug Discovery Today*, vol. 25, n.º 7 (julio de 2020), pp. 1270-1276. Doi: 10.1016/j.drudis.2020.05.001.

15. Abdelhamid, R. F., *et al*.: «Crosstalk between Oxidative Stress and Aging in Neurodegeneration Disorders», *Cells*, vol. 12, n.º 5 (27 de febrero de 2023), p. 753. Doi: 10.3390/cells12050753.

oxidativo.[16] Esto tiene sentido. Además, como ya hemos visto, las mitocondrias que funcionan de forma deficiente pueden producir especies reactivas de oxígeno (ERO) dañinas. Este fenómeno ocurre no sólo en el cuerpo, sino también en el cerebro. Por ello, las moléculas antioxidantes y promotoras de la salud mitocondrial deberían ayudar a proteger nuestra salud cognitiva y mental, e incluso contribuir al tratamiento del TDM.

## Tratamiento del TDM con antiinflamatorios y antioxidantes

Aunque el trastorno depresivo mayor (TDM) se ha relacionado con la inflamación y el estrés oxidativo, la verdadera prueba consiste en determinar si las moléculas que tratan la inflamación o reducen el estrés oxidativo pueden aliviar el TDM. De hecho, se han llevado a cabo numerosos ensayos clínicos aleatorizados para evaluar los efectos de los antiinflamatorios y antioxidantes sobre la depresión. En un gran metaanálisis que reunió treinta y seis ensayos clínicos aleatorizados con alrededor de diez mil pacientes, los investigadores concluyeron que los fármacos antiinflamatorios pueden ayudar a controlar la depresión.[17] Por ejemplo, este metaanálisis mostró que las personas que tomaron antiinflamatorios no esteroideos (AINE) o inhibidores de citocinas tenían mayor probabilidad de experimentar una reducción del 50 % en los síntomas de depresión −como sentimientos de tristeza, pérdida de interés en actividades habituales, alteraciones del sueño y ansiedad− en comparación con los controles no tratados. Esto es bastante impresionante.

Los ensayos clínicos han demostrado que, más allá de los fármacos, los antioxidantes naturales también pueden contribuir a reducir los

---

16. Lee, K. H., *et al.*: «Neuroprotective Effect of Antioxidants in the Brain», *International Journal of Molecular Sciences*, vol. 21, n.º 19 (28 de septiembre de 2020), p. 7152. Doi: 10.3390/ijms21197152.

17. Köhler-Forsberg, O., *et al.*: «Efficacy of Anti-Inflammatory Treatment on Major Depressive Disorder or Depressive Symptoms», *Acta Psychiatrica Scandinavica*, vol. 139, n.º 5 (mayo de 2019), pp. 404-419. Doi: 10.1111/acps.13016.

síntomas de la depresión.[18] Por ejemplo, un metaanálisis que incluyó doce estudios mostró que el azafrán —esa especia tan cara en el supermercado— puede mejorar los síntomas depresivos, un efecto atribuido a sus propiedades antioxidantes.[19] Así, comprendemos mejor no sólo cómo la inflamación y el estrés oxidativo afectan negativamente a nuestra salud física y mental, sino también cómo los tratamientos que disminuyen estos dos factores problemáticos pueden ayudar a sanar cuerpo y mente. ¿Y qué otras moléculas son capaces de reducir tanto la inflamación como el estrés oxidativo?

## Relevancia del C15:0 para la salud mental como antiinflamatorio y antioxidante

Ya sabes hacia dónde va todo esto. El C15:0 es un nutriente antiinflamatorio que reduce más de dieciocho citocinas proinflamatorias diferentes. Este ácido graso esencial también disminuye el estrés oxidativo. Se trata de una molécula resistente, presente en las membranas celulares, que soporta muy bien dicho estrés. Además, se ha observado que repara las mitocondrias y reduce las especies reactivas de oxígeno. Teniendo todo esto en cuenta, ¿podría el C15:0 no solo apoyar la salud metabólica, cardíaca y hepática, sino también proteger nuestra salud mental?

Con cautela para abordar esta cuestión, investigadores de la Universidad de Duke, del Brigham and Women's Hospital y de la Escuela de Medicina de Harvard realizaron un estudio para evaluar los niveles

---

18. Riveros, M. E., et al.: «Antioxidant Biomolecules and Their Potential for the Treatment of Difficult-to-Treat Depression and Conventional Treatment-Resistant Depression», *Antioxidants*, vol. 11, n.º 3 (11 de marzo de 2022), p. 540. Doi: 10.3390/antiox11030540.

19. Dai, L., et al.: «Safety and Efficacy of Saffron (*Crocus sativus L.*) for Treating Mild to Moderate Depression: A Systematic Review and Meta-Analysis», *Journal of Nervous and Mental Disorders*, vol. 208, n.º 4 (abril de 2020), pp. 269-276. Doi: 10.1097/NMD.0000000000001118.

sanguíneos de más de cien moléculas (denominadas metabolitos) en 158 personas diagnosticadas con TDM, clasificadas según diferentes *dimensiones clínicas*.[20] (Aunque el TDM es un único diagnóstico, este trastorno presenta diversas manifestaciones, conocidas como dimensiones clínicas). Estas manifestaciones son tan diferentes que algunos han propuesto considerar el TDM no como un único trastorno con una causa común, sino como distintas enfermedades con etiologías diversas. Esto implicaría que el tratamiento para el TDM podría variar según la dimensión clínica de cada persona, lo que también podría explicar la dificultad para tratar este trastorno.

Las tres dimensiones clínicas definidas en este estudio fueron melancolía, angustia ansiosa e inmunometabólica. En general:

- El TDM con melancolía incluye sentimientos de culpa y dificultad para conciliar el sueño, así como pérdida de apetito y peso corporal.
- El TDM con angustia ansiosa se caracteriza por sentimientos de preocupación y angustia, con días tensos e inquietos. Este tipo de TDM suele ser más difícil de tratar.
- El TDM inmunometabólico, también llamado depresión atípica, se asocia con un aumento de la inflamación y se manifiesta con más hambre, un aumento de peso, un sueño deficiente y escasa energía.

Los participantes en el estudio tenían una edad media de aproximadamente treinta y nueve años, con predominio femenino (65 %) y diversidad racial. A cada persona se le asignó una puntuación para cada una de las tres dimensiones clínicas. Posteriormente, se evaluaron los niveles sanguíneos de metabolitos para identificar correlaciones significativas con dichas puntuaciones.

---

20. Brydges, C. R., *et al.*: «Metabolomic and Inflammatory Signatures of Symptom Dimensions in Major Depression», *Brain Behavior and Immunology*, vol. 102 (mayo de 2022), pp. 42-52. Doi: 10.1016/j.bbi.2022.02.003.

En apoyo a la hipótesis de que el TDM no es una única enfermedad, este estudio mostró diferencias claras y definidas en los perfiles sanguíneos de metabolitos para cada una de las tres dimensiones clínicas, especialmente al aplicar un criterio más estricto de significación estadística (valor $p < 0,01$). Por ejemplo, las puntuaciones en la dimensión inmunometabólica apenas se vieron influenciadas por los metabolitos (sólo tres metabolitos se asociaron con esta dimensión clínica). En cambio, las puntuaciones de melancolía se asociaron significativamente con once metabolitos diferentes, y las de angustia ansiosa con diecisiete metabolitos. Entre éstos, las personas con mayores puntuaciones en angustia ansiosa presentaron niveles sanguíneos más bajos de C15:0, lo cual resulta relevante.

Con la excepción de una molécula, no hubo solapamiento en los metabolitos vinculados a las puntuaciones de melancolía, angustia ansiosa o dimensión inmunometabólica. Esto refuerza la idea de que el TDM no es un único trastorno con síntomas diversos, sino al menos tres trastornos distintos que probablemente requieran enfoques y tratamientos diferenciados. Aunque este estudio establece asociaciones y no causalidad, demostró que niveles sanguíneos bajos de C15:0 se relacionan con el fenotipo de angustia ansiosa del TDM. Y dado que se sabe que el C15:0 puede reducir la inflamación y el estrés oxidativo, es plausible que niveles elevados de C15:0 puedan disminuir el riesgo de desarrollar TDM. Una hipótesis algo tenue, pero plausible. Por último, mientras se investigaban las actividades antiinflamatorias del C15:0 y su posible utilidad en condiciones como la inflamación crónica y las enfermedades cardíacas, ocurrió algo inesperado.

## El giro sorprendente del potencial del C15:0 para proteger nuestro cerebro

Estábamos revisando los resultados recién publicados de un estudio que identificaba coincidencias entre el perfil de actividad del C15:0 y otros fármacos conocidos. Como se ha descrito en el capítulo 7, este perfil incluía los efectos dependientes de la dosis del C15:0 sobre

148 biomarcadores diferentes, muchos relacionados con actividades antiinflamatorias. A continuación, este perfil se comparó con los de más de 4500 fármacos conocidos.

Como recordarás, el estudio reveló que las actividades del C15:0 a altas concentraciones ($50\,\mu M$) coincidían estrechamente con las de dos fármacos líderes en el tratamiento del cáncer: gemcitabina y pacli-taxel. Lo más relevante es que esta correspondencia se confirmó en estudios posteriores, en los que el C15:0 redujo la proliferación celu-lar en siete tipos distintos de cáncer, así como el tamaño de los tumo-res en ratones. Por eso nos sorprendió bastante descubrir que, a bajas concentraciones ($2,2\,\mu M$), el C15:0 mostraba un perfil de actividad muy similar al de uno de los antidepresivos más usados, un fármaco llamado bupropión. Fue sorprendente.

Curiosamente, el bupropión es un caso atípico dentro de la familia de antidepresivos. No sólo se administra para reducir la ansiedad, sino también para tratar el trastorno afectivo estacional (conocido como TAE), esa depresión que aparece durante los períodos más largos y oscuros del invierno. Además, el bupropión puede ayudar a las perso-nas a superar adicciones, especialmente a la nicotina del tabaco. Y todo ello proporcionando estos beneficios de forma segura, sin los efectos secundarios típicos de los antidepresivos, como el aumento de peso.

El bupropión actúa aumentando los neurotransmisores relaciona-dos con el estado de alerta y el bienestar (específicamente la noradre-nalina y la dopamina). Sin embargo, también se ha comprobado que sus actividades antidepresivas incluyen la capacidad de reducir las ci-tocinas proinflamatorias.[21] De algún modo, esto se asemeja mucho a las actividades antiinflamatorias del C15:0. Así que, de repente, la ca-pacidad del C15:0 para ayudar a proteger nuestra salud mental se vuelve mucho más plausible.

21. Huang, C.-C., *et al.*: «Bupropion Associated Immunomodulatory Effects on Peripheral Cytokines in Males with Major Depressive Disorder», *Jour-nal of Medical Science*, vol. 44, n.º 2 (marzo-abril de 2024), pp. 66-73. Doi: 10.4103/jmedsci.jmedsci_124_23.

De acuerdo, sabemos que el C15:0, como nutriente antiinflamatorio y antioxidante, tiene el potencial de reducir la inflamación y el estrés oxidativo en el cerebro, lo que podría ayudar a disminuir la depresión y la ansiedad. Además, un amplio perfil basado en estudios celulares predice que el C15:0 se comportará de manera similar al bupropión, uno de los antidepresivos más recetados. Estas evidencias mecanicistas coinciden con el estudio poblacional que mostró que las personas con niveles más altos de C15:0 tienen menos probabilidades de experimentar ansiedad y malestar. Aunque se necesitan más estudios para evaluar en profundidad los beneficios antiinflamatorios y antioxidantes del C15:0 en la salud mental, apareció otro hallazgo sorprendente. Quizás el más emocionante para nuestras necesidades urgentes a corto plazo: se demostró que el C15:0 puede mejorar considerablemente la calidad de vida, incluyendo un mejor sueño, menos dolor y un estado de ánimo más calmado. Como diría nuestro hijo, «¿Pero qué demonios?».

## Otro gran avance (gracias, delfines)

Corría el año 2018 y yo estaba entusiasmada con nuestros estudios en curso sobre el C15:0. Habíamos descubierto el primer ácido graso esencial en casi un siglo capaz de abordar numerosas enfermedades crónicas y, bueno, de salvar al mundo. Por suerte, el ámbito militar tiene su propia fuerza gravitacional que ayuda a mantener con los pies en la tierra a cualquiera que se las dé de importante. No puedes ayudar a tus compañeros en el terreno si estás en las nubes. Para mí, uno de esos momentos clave ocurrió mientras estaba sentada en la austera oficina del doctor Eric Jensen, veterinario jefe de la Marina.

A pesar de formar parte de la cúpula directiva del Programa de Mamíferos Marinos de la Marina, el Dr. Jensen eligió una oficina en la planta baja, junto al resto del personal encargado del cuidado de los animales. En lugar de un elegante escritorio de madera prensada color caoba, el de Eric era uno de esos viejos escritorios metálicos que él mismo rescató de un montón de mobiliario gubernamental desechado. No es broma. Sus numerosos premios se apilaban precariamente sobre un archivador gris abollado. Y mientras cuatro personas discutían en el pasillo cómo solucionar un problema, Eric agarraba un rollo de cinta americana y lo arreglaba.

Todo esto para decir que el Dr. Eric Jensen va directo al grano en cada asunto clínico, sin rodeos ni pérdidas de tiempo. Su enfoque y sus prioridades son, y siguen siendo, ofrecer la mejor atención posible a los delfines de la Marina. No cabe la menor duda. Gracias a él, estos delfines disfrutan de unas vidas largas y saludables.

—Seguro que hay más moléculas aparte del C15:0, ¿no? —preguntó Eric—. Quiero decir, ¿qué probabilidades hay de que ésta sea la única molécula beneficiosa?

—Claro, seguro que hay muchas más —le respondí algo desanimada.

—¡Genial! —replicó Eric, mientras giraba la silla para volver a su ordenador—. Ve a buscar más moléculas para ayudarnos a cuidar aún mejor a esos delfines.

Así que volví a sumergirme en miles de datos: metabolómica, datos de salud, el estudio con la dieta modificada de peces... Como una manta cálida en un día frío de invierno, debo admitir que fue realmente reconfortante volver a sumergirme en hojas de cálculo, números y códigos. Buscar patrones, hacer nuevos descubrimientos.

De entre más de 450 moléculas candidatas, aproximadamente un centenar mostraban un perfil prometedor. Se consideraba «prometedora» aquella molécula cuyos niveles más elevados se correlacionaban con delfines en mejor estado de salud. Por «mejor estado de salud» se entendía la ausencia de cualquiera de los siguientes problemas (ya sea de forma individual o combinada): bajos niveles de inflamación, colesterol, glucosa, enzimas hepáticas, triglicéridos o insulina. Posteriormente, se seleccionaron alrededor de cincuenta moléculas para una evaluación más minuciosa, considerando su simplicidad, novedad y la posibilidad de adquirirlas en su forma pura. Estas cincuenta moléculas fueron, a continuación, evaluadas en el sistema BioMAP para determinar sus actividades directas y beneficiosas.

En efecto, el Dr. Jensen tenía razón. Había más moléculas con actividades prometedoras, además de nuestra querida C15:0. De hecho, de las cincuenta moléculas adicionales que analizamos –incluyendo aminoácidos, péptidos, nucleótidos y lípidos–, más del 90 % mostró actividades estadísticamente significativas y clínicamente relevantes. De éstas, se seleccionaron las cinco principales para un análisis más profundo, sobre todo porque eso era lo que permitía el presupuesto de investigación. Aunque cuatro moléculas presentaban actividades adicionales interesantes, una brillaba con luz propia por su asombroso potencial. Me complace presentar la *pentadecanoilcarnitina*. Y, como no se desea tener que leer ese nombre una y otra vez, y yo prefiero no tener que escribirlo repetidamente, le pusimos el apodo PDC.

Y aquí es donde el C15:0 vuelve a entrar en nuestra historia. La PDC es lo que se llama una *acilcarnitina*, que es tan solo una molécula que nuestro cuerpo fabrica combinando un ácido graso con carnitina. La carnitina es una molécula que el cuerpo produce para ayudar a convertir esos ácidos grasos en energía. Así que, a pesar de volver al profundo pozo de las cien moléculas prometedoras que nos regalaron los delfines y encontrar una gran cantidad de moléculas naturales que podrían ayudarnos a envejecer de forma más saludable, esto también significaba que nuestra próxima estrella en ascenso estaba fabricada por nuestro propio cuerpo... usando C15:0.

Como una hermana pequeña con una hermana mayor famosa, la PDC tiene su propia (y muy) distinta personalidad que apenas se parece a la del C15:0. De hecho, una vez que conozcas los descubrimientos que hicimos sobre lo que hace la PDC, algunos de vosotros podríais preferir a la hermana pequeña. He aquí por qué: mientras que el C15:0 hace el trabajo pesado de fortalecer nuestras membranas celulares, reparar las mitocondrias y activar los receptores que apoyan cuánto tiempo vivimos, la PDC parece desempeñar un papel importante en otras cosas que a la gente realmente le importan, como dormir toda la noche, sentirse más tranquilo y feliz, y tener menos dolor. Lo más probable es que ya estés listo para convertirte en un superfan de la PDC.

Entre muchas pruebas, evaluamos los efectos de la PDC en cuarenta y siete receptores diferentes para entender cómo esta molécula podría aportar una variedad de beneficios para la salud. Estas pruebas basadas en receptores son utilizadas de manera rutinaria por las empresas farmacéuticas para determinar cómo la molécula $X$ afecta al receptor $Y$ para producir el efecto $Z$. Por ejemplo, antes hemos mencionado que el C15:0 activa la AMPK para mejorar el control de la glucosa. Piensa en estos receptores como un gigantesco panel de interruptores biológicos que a nuestros médicos les importan. Las moléculas activas pueden subir algunas palancas biológicas (es decir, activar un receptor), mientras que otras las bajan (es decir, inhibir un receptor). ¿El resultado? Una mejor comprensión de la seguridad de la molécula, cómo funciona y cuán bien lo hace en comparación con otras moléculas.

Cuando evaluamos la PDC en esos cuarenta y siete receptores diferentes, nos sorprendimos y alegramos al mismo tiempo. Sorprendidos porque la PDC apuntaba a un conjunto completamente distinto de receptores terapéuticos al que lo hacía el C15:0. Alegres porque dos de estos receptores activados por la PDC son conocidos por mejorar el estado de ánimo, hacer más profundo el sueño y disminuir el dolor. Eso sería una gran ventaja para nuestra salud mental. Y luego nos sorprendimos de nuevo al darnos cuenta de que nuestro último descubrimiento –la PDC como endocannabinoide de acción completa (que definiremos a continuación)– fue sólo la segunda vez en la historia que este tipo de molécula se encontraba de forma natural en nuestro propio cuerpo.[22] Para desentrañar mejor este gran hallazgo, es hora de ponernos cómodos y hablar sobre el cánnabis.

## Llegar a la raíz del cánnabis

Aunque los seres humanos han utilizado el cánnabis, o marihuana, por sus efectos placenteros durante más de doce mil años, no fue hasta 1964 cuando los científicos descubrieron con precisión qué componentes de esta planta eran responsables de sus principales efectos sobre

---

22. Venn-Watson, S., *et al*.: «Pentadecanoylcarnitine Is a Newly Discovered Endocannabinoid with Pleiotropic Activities Relevant to Supporting Physical and Mental Health», *Scientific Reports*, vol. 12, n.º 1 (23 de agosto de 2022), p. 13717. Doi: 10.1038/s41598-022-18266-w.

el estado de ánimo y el alivio del dolor.[23] Las dos moléculas activas principales del cánnabis son el *tetrahidrocannabinol* (THC) y el *cannabidiol* (CBD). De manera sorprendente, no fue hasta principios de la década de 1990 cuando los científicos determinaron exactamente cómo actuaban estas moléculas derivadas del cánnabis. Hoy sabemos que lo hacen activando dos receptores presentes en el cerebro y en el cuerpo, llamados de un modo conveniente *receptor cannabinoide tipo 1* (CB1) y *receptor cannabinoide tipo 2* (CB2).[24]

Esto es lo que debes saber sobre el cánnabis y sus moléculas activas. Para muchas personas, pueden tener efectos que mejoran la calidad de vida, como una mayor tolerancia al dolor y menos «malestar», mejor sueño y alivio de las molestias causadas por enfermedades como la enfermedad inflamatoria intestinal, la esclerosis múltiple y el cáncer. Pero el cánnabis, para el que nuestro cuerpo no está naturalmente preparado, también puede provocar efectos secundarios. Por eso, aunque algunas personas empiecen a consumir cánnabis para reducir la ansiedad y mejorar su salud mental, puede que no sea una solución a largo plazo.[25]

Imagina que estás caminando por un tramo rocoso en el desierto con las plantas de los pies quemadas por el sol cuando te encuentras un coche con la llave puesta en el contacto. Eso está muy bien. Pero al coche le falta una rueda. Entonces, encuentras una rueda de repuesto en el maletero y la colocas. Si necesitas usar ese vehículo para salir del desierto y llegar a la carretera a unos kilómetros de distancia, funcionaría. Pero si tienes que usar esa rueda de repuesto para conducir por la autopista ciento veinte mil kilómetros y luego pasársela a tu hijo

23. Crocq, M.-A.: «History of Cannabis and the Endocannabinoid System», *Dialogues in Clinical Neuroscience*, vol. 22, n.º 3 (septiembre de 2020), pp. 223-228. Doi: 10.31887/DCNS.2020.22.3/mcrocq.

24. Pertwee, R. G.: «Cannabinoid Pharmacology: The First 66 Years», *British Journal of Pharmacology*, vol. 147, suplemento 1 (enero de 2006), pp. S163-S171. Doi: 10.1038/sj.bjp.0706406.

25. Solmi, M., *et al.*: «Balancing Risks and Benefits of Cannabis Use: Umbrella Review of Meta-Analyses of Randomised Controlled Trials and Observational Studies», *BMJ*, vol. 382 (30 de agosto de 2023), e072348. Doi: 10.1136/bmj-2022-072348.

adolescente, definitivamente no serviría. Porque los coches necesitan cuatro ruedas sólidas pensadas para ese vehículo, no ruedas de repuesto que sólo sirvan para sacarte de un apuro.

De manera similar, el cánnabis y sus moléculas activas son como esas ruedas de repuesto. Pueden encajar en nuestros receptores CB1 y CB2, pero el cánnabis no es la razón por la que contamos con estos receptores a largo plazo. Para reforzar este punto, muchos otros mamíferos –incluidos ratones, cerdos y perros– también tienen receptores CB1 y CB2. Esto deja claro que los mamíferos no evolucionaron durante millones de años sólo para que los humanos usaran marihuana. Estos receptores están diseñados para otra cosa: moléculas reales producidas por nuestro cuerpo, hechas a medida para nosotros. Y si logramos encontrar esas moléculas especialmente adaptadas, no tendremos que recurrir a una solución temporal con numerosos efectos secundarios y que no perdura; tendremos un organismo ajustado que puede recorrer más de ciento veinte mil kilómetros.

## Un metabolito «Ohm» del C15:0

Una vez descubiertos los receptores CB1 y CB2, comenzó la búsqueda de moléculas producidas por el cuerpo que activaran de forma natural estos receptores «de la felicidad». Estas moléculas endógenas se llaman *endocannabinoides* (en contraste con las moléculas vegetales, denominadas *fitocannabinoides*). Sorprendentemente, sólo se tardaron dos años en empezar a encontrar endocannabinoides. Hoy sabemos que el sistema endocannabinoide incluye los receptores CB1 y CB2, junto con las moléculas producidas por el cuerpo que los activan. ¿El resultado? Este sistema, que podríamos llamar «la madre de todos los sistemas», mantiene nuestro cuerpo y mente felices, descansados y equilibrados, con menos dolor.[26] Por eso, nos importa mucho

---

26. Rezende, B., *et al*.: «Endocannabinoid System: Chemical Characteristics and Biological Activity», *Pharmaceuticals*, vol. 16, n.º 2 (19 de enero de 2023), p. 148. Doi: 10.3390/ph16020148.

cómo aprovechar el sistema endocannabinoide para apoyar nuestra salud mental a largo plazo.

Aunque se han descubierto muchos endocannabinoides, hasta ahora sólo uno, llamado *2-arachidonilglicerol* (2-AG), activaba plenamente tanto los receptores CB1 como CB2. Nuestro cuerpo produce 2-AG utilizando un ácido graso.[27] En concreto, emplea un ácido graso omega-6 llamado *ácido araquidónico* para sintetizar 2-AG. Por tanto, quizá no sea tan sorprendente que hayamos descubierto que otro ácido graso (el C15:0) es utilizado por nuestro organismo para producir PDC, el segundo endocannabinoide de acción completa descubierto hasta la fecha. No, me retracto; sigue siendo bastante asombroso saber que estamos diseñados para usar este ácido graso saturado de cadena impar esencial para ayudar a mantener el equilibrio de mente y cuerpo.

Ahora que sabemos que el C15:0 ayuda a nuestro cuerpo a fabricar PDC, que activa por completo nuestro sistema endocannabinoide, profundicemos un poco más en lo que sabemos sobre este sistema y cómo contribuye tanto a nuestra salud mental como a nuestra salud general (ese tipo de salud a largo plazo que funciona con ruedas normales y no con ruedas de repuesto).[28]

Los receptores CB1 se encuentran en mayor abundancia en nuestro cerebro, en especial en las neuronas, aunque también están presentes en todo el cuerpo, incluyendo el hígado, el tejido adiposo y la piel. Por su parte, los receptores CB2 suelen asociarse con células inmunitarias, incluidas las células microgliales que hemos mencionado anteriormente en este capítulo.[29] En conjunto, el sistema endocannabinoi-

27. Pertwee, R. G.: «Cannabinoid Pharmacology: The First 66 Years», *British Journal of Pharmacology*, vol. 147, suplemento 1 (enero de 2006), pp. S163-S171. Doi: 10.1038/sj.bjp.0706406.

28. Lu, H.-C., *et al.*: «Review of the Endocannabinoid System», *Biological Psychiatry: Cognitive Neuroscience and Neuroimaging*, vol. 6, n.º 6 (junio de 2021), pp. 607-615. Doi: 10.1016/j.bpsc.2020.07.016.

29. Tanaka, M., *et al.*: «Endocannabinoid Modulation of Microglial Phenotypes in Neuropathology», *Frontiers in Neurology*, vol. 11 (14 de febrero de 2020), p. 87. Doi: 10.3389/fneur.2020.00087.

de nos ayuda a controlar el dolor, reducir la inflamación y proteger nuestro cerebro frente a trastornos del estado de ánimo y neurodegeneración.[30] Nuestro sistema endocannabinoide se debilita con la edad, lo que podría explicar por qué el sueño, el estado de ánimo y la salud cognitiva tienden a deteriorarse conforme envejecemos.[31] Por otro lado, esto también implica que restaurar nuestro sistema endocannabinoide podría ayudar a prolongar la garantía de nuestra salud mental y general.

Entonces, ¿existe en realidad una diferencia entre los endocannabinoides y el cánnabis? Dicho de otro modo, ¿cómo pueden los endocannabinoides (como el 2-AG y la PDC) ser promotores definitivos del bienestar, demostrablemente mejores y más seguros que el cánnabis? De manera fascinante, a diferencia de inhalar o ingerir una infusión directa de moléculas derivadas del cánnabis en nuestro torrente sanguíneo, nuestros cuerpos son orquestadores finamente sintonizados que producen endocannabinoides bajo demanda. ¿No es fascinante?

Resulta que nuestros cuerpos recurren a los ácidos grasos presentes en las membranas celulares –como el ácido araquidónico para el 2-AG y el C15:0 para la PDC– para sintetizar endocannabinoides capaces de reducir la ansiedad, mejorar el sueño y disminuir la percepción del dolor cuando es necesario. Esto es importante porque implica que, en ausencia de una necesidad concreta, estos compuestos no circulan sin control por el organismo. El problema es que necesitamos contar con una cantidad suficiente de C15:0 en nuestras membranas celulares para poder producir PDC cuando sea preciso. Siguiendo esta lógi-

30. Kamaruzzaman, M. A., *et al.*: «Regulatory Role of the Endocannabinoid System on Glial Cells toward Cognitive Function in Alzheimer's Disease: A Systematic Review and Meta-Analysis of Animal Studies», *Frontiers in Pharmacology*, vol. 14 (3 de marzo de 2023), p. 1053680. Doi: 10.3389/fphar.2023.1053680.

31. Tudorancea, I. M., *et al.*: «The Therapeutic Potential of the Endocannabinoid System in Age-Related Diseases», *Biomedicines*, vol. 10, n.º 10 (6 de octubre de 2022), p. 2492. Doi: 10.3390/biomedicines10102492.

ca, si no hay suficiente C15:0 disponible, nuestro cuerpo no puede responder adecuadamente al estrés, al sueño deficiente o al dolor, lo que dificulta aún más la protección de nuestra salud mental. Parece que los delfines nos han ayudado a descubrir otra buena razón para asegurarnos una ingesta adecuada de C15:0.

En resumen, con el descubrimiento de que (1) un metabolito del C15:0 (también conocido como PDC) activa por completo nuestro sistema endocannabinoide, (2) el C15:0 presenta propiedades antioxidantes directas y actividades antiinflamatorias muy similares a las del bupropión, y (3) un amplio estudio epidemiológico ha vinculado niveles más altos de C15:0 con una menor ansiedad, cada vez resulta más sólida la evidencia del efecto positivo del C15:0 sobre nuestra salud mental.

Además de contribuir a prolongar nuestra vida saludable y longevidad, prevenir la enfermedad del hígado graso y otras enfermedades crónicas asociadas al envejecimiento, e incluso aportar indicios de mejora en la salud mental, hubo otro conjunto de resultados en los estudios sobre el C15:0 que nos sorprendió. Y éste fue especialmente personal.

# Capítulo 11

# Otra picazón que el C15:0 podría aliviar (sí, hablamos de alergias y autoinmunidad)

Hubo otro grupo de resultados repetidos a lo largo de los años que nos llamó la atención. Tenían que ver con la capacidad de calmar las alergias y los trastornos autoinmunes. Como alguien que ha vivido toda la vida con eccemas, prurito y erupciones, además de una colección de inhaladores azules y rosas para el asma, estos hallazgos me resultaron especialmente personales.

Hace unos quince años, además del repertorio completo de alergias al mundo exterior que ya tenía, empecé a reaccionar a cada vez más alimentos. Primero fue la sandía. Luego se sumaron las naranjas y todos los alimentos y bebidas con base cítrica. Después, todos los frutos secos. Y las verduras crudas. Y las frutas. Básicamente, todo lo saludable. No tenía problemas con los donuts, las hamburguesas ni el helado... salvo que llevaran frutos secos, lechuga o fresas. Mi lista de alimentos permitidos se estaba reduciendo a la dieta de una fiesta de cumpleaños infantil.

Pero no sólo estaba aumentando la cantidad de alimentos a los que reaccionaba –una auténtica barra libre de comida sana–, sino también la intensidad de las respuestas de mi cuerpo. Tres de los cinco dedos de mi mano izquierda estaban en un estado constante de enrojecimiento, picor y eccema, y cada vez más a menudo necesitaba envolverlos en gasas, como si de una momia se tratara. El cuero cabelludo también se veía afectado por placas, y se me caía el pelo. Tenía cada vez más «zonas calientes» bajo los ojos, alrededor de la boca, en el brazo derecho y en el torso. Sí, definitivamente iba a peor.

Así que fui a una clínica de alergias para averiguar qué estaba pasando. Una de las primeras pruebas que hacen los médicos para comprobar si en realidad eres hipersensible al mundo (o al menos a parte de él) es la prueba cutánea por escarificación, también conocida como prueba de punción cutánea. Tal como suena, una persona muy amable con bata te hace un pequeña punción o un rasguño en la piel. Luego aplica una gota de un alérgeno concreto (por ejemplo, extracto concentrado de nuez) sobre esa pequeña herida. Si esa zona se inflama y enrojece más que otra en la que sólo se ha puesto una gota de suero fisiológico (el control), entonces tienes hipersensibilidad al alérgeno en cuestión. Estas pruebas suelen hacerse en la espalda, ya que ofrece una superficie amplia para probar muchos alérgenos a la vez.

Mientras yacía boca abajo sobre una camilla cubierta de papel y plástico, me hicieron una cuadrícula de pequeños rasguños en la espalda y las piernas, de unas cinco columnas por seis filas, para ver qué alérgenos provocaban una reacción inflamada y enrojecida. Aparte del control con suero, reaccioné prácticamente a todo. Lo que, en mi mente, significaba que había sacado un sobresaliente. Tal vez incluso matrícula de honor. Las reacciones fueron tan intensas, y mi vida se había visto tan afectada por estas hipersensibilidades, que el médico decidió que valía la pena probar una terapia de desensibilización.

Y así continuaron las mini torturas. Así es como funciona la «desensibilización»: si el cuerpo de una persona reacciona de forma exagerada a las nueces, uno de los tratamientos consiste en exponer repetidamente su sistema inmunitario a las nueces hasta que el cuerpo diga: «Ah, tú eres de los habituales, no hace falta que intente matarte». Déjame enfatizar esto: no intentes hacerlo por tu cuenta, porque podrías morir. En serio. Este tipo de terapia debe llevarse a cabo de forma controlada y bajo la estricta supervisión de profesionales sanitarios cualificados. Parece un poco siniestro, ¿verdad?

En estas clínicas de alergias te inyectan microdosis del alérgeno correspondiente. Y luego te dicen que esperes allí, en la sala, durante treinta minutos. Rodeado de otras personas que también han sido inyectadas con cosas que podrían matarlas. Si durante ese tiempo experimentas algún signo de reacción grave (como inflamación en la garganta), te llevan de inmediato a una sala privada, donde tres personas te toman la presión (que suele bajar durante una reacción anafiláctica grave), preparan una inyección de emergencia de adrenalina y te administran tres medicamentos antialérgicos más. Si sobrevives a esa primera sesión, vuelves dos semanas después para recibir una dosis mayor del alérgeno. Y repites este proceso cada dos semanas durante dos o tres años. En serio.

Así que mis alérgenos más potentes acabaron en viales que me inyectaban cada dos semanas durante dos años, con la esperanza de desensibilizar mi sistema inmunitario frente a lo que, en realidad, debería ser naturaleza inocente y deliciosa. Aunque sólo una vez me llevaron corriendo a la sala privada y, al cabo de un año, empecé a notar cierto alivio de base (más allá de que me clavaran cuatro agujas cada dos semanas), seguía mostrando todos los signos de dermatitis atópica activa en las manos, el cuello y la cara cada vez que comía algo saludable. Entendiendo que este tipo de terapia no funciona en todo el mundo, y con el visto bueno de mi equipo médico, al final me rendí y empecé a pedir el whisky solo, en lugar de cócteles con zumo de piña.

Cuando se trata de tener un sistema inmunitario que me trata como si yo fuera el enemigo, no estoy ni mucho menos sola. A estas alturas del libro, probablemente no te sorprenda que, junto con el aumento global de tantas otras enfermedades crónicas, también esté creciendo el número de sistemas inmunitarios sobreactivos, incluyendo tanto las alergias como las enfermedades autoinmunes. Empecemos por las alergias y por lo que algunos ya han llamado un posible «tsunami de enfermedades alérgicas», especialmente entre la gente joven.[1]

---

1. Prescott, S., *et al.*: «Food Allergy: Riding the Second Wave of the Allergy Epidemic», *Pediatric Allergy and Immunology*, vol. 22, n.º 2 (marzo de 2011), pp. 155-160. Doi: 10.1111/j.1399-3038.2011.01145.x.

# El auge de las alergias

El preocupante aumento de las alergias se ha producido en dos oleadas.[2] La primera consistió en un incremento del asma y la rinitis alérgica, que comenzó a notarse a finales de la década de 1960 y hoy en día afecta a más del 10 % de la población en los países desarrollados, incluidos Estados Unidos.[3] (Si esta historia te suena, es por lo que hemos explicado en los capítulos 5 y 7). La segunda oleada, que comenzó entre 1995 y 2000, ha sido un aumento de las alergias alimentarias. A nivel global, entre el 20 y el 30 % de la población tiene algún tipo de alergia, y alrededor del 5 % padece alergias alimentarias, siendo las más comunes las alergias al cacahuete, a los lácteos y al huevo.[4] Como ocurre con muchas otras enfermedades crónicas, el incremento ha sido especialmente acusado entre los jóvenes de los países occidentales.

Para que te hagas una idea más clara: en Australia, más del 10 % de los lactantes tiene alergias alimentarias.[5] Uno de cada diez. A pesar de décadas de aumento continuo y de los constantes señalamientos a la contaminación, los pesticidas, el cambio climático y los alimentos ultraprocesados, nadie sabe realmente qué está pasando.

Lo que sí parece evidente es que nuestras distintas hipersensibilidades están confluyendo en una especie de gran hipermercado de las alergias. Las personas con asma y eccema tienen más probabilidades de desarrollar también alergias alimentarias, en parte debido a un fe-

---

2. *Ibid.*

3. Anandan, C., *et al.*: «Is the Prevalence of Asthma Declining? Systematic Review of Epidemiological Studies», *Allergy*, vol. 65, n.º 2 (febrero de 2010), pp. 152-167. Doi: 10.1111/j.1398-9995.2009.02244.x.

4. Feng, H., *et al.*: «Prevalence and Influencing Factors of Food Allergy in Global Context: A Meta-Analysis», *International Archives of Allergy and Immunology*, vol. 184, n.º 4 (2023), pp. 320-352. Doi: 10.1159/000527870.

5. Osborne, N. J., *et al.*: «Prevalence of Challenge-Proven IgEMediated Food Allergy Using Population-Based Sampling and Predetermined Challenge Criteria in Infants», *Journal of Allergy and Clinical Immunology*, vol. 127, n.º 3 (marzo de 2011), pp. 668-676.e1-2. Doi: 10.1016/j.jaci.2011.01.039.

nómeno llamado *síndrome de alergia polen-alimentos.*[6] En este síndrome, todo empieza con mucosidad y asma por culpa del polen. Pero luego el cuerpo empieza a asociar «polen» con «planta», y el sistema inmunitario decide atacar cada vez que respiramos o ingerimos productos vegetales, sobre todo fruta. Por eso empecé con fiebre del heno de niña, y eso acabó evolucionando hasta evitar los platos de fruta. Y ahora que hemos hecho sonar todas las alarmas sobre las alergias, pasemos a hablar de su hermana: las enfermedades autoinmunes.

## También están aumentando algunas enfermedades autoinmunes

Así pues, ¿cuál es exactamente la diferencia entre las alergias y las enfermedades autoinmunes? Pues bien, las alergias ocurren cuando nuestro cuerpo reacciona de forma inadecuada ante estímulos *externos*, como el polen o las nueces. En cambio, las enfermedades autoinmunes se producen cuando el sistema inmunitario ataca nuestro propio cuerpo, *aparentemente sin motivo alguno.* En ambos casos, el sistema inmune entra en modo de guerra total y puede acabar dañando nuestro organismo –e incluso el cerebro– de forma grave. Al igual que las alergias, las enfermedades autoinmunes van en aumento, y se han hecho llamamientos urgentes para comprenderlas mejor, prevenirlas y tratarlas.[7] Como veremos más adelante, hay indicios de que el C15:0 podría ayudar a calmar las respuestas inmuni-

---

6. Feng, H., *et al.*: «Prevalence and Influencing Factors of Food Allergy in Global Context: A Meta-Analysis», *International Archives of Allergy and Immunology*, vol. 184, n.º 4 (2023), pp. 320-352. Doi: 10.1159/000527870; Poncet, P., *et al.*: «Update on Pollen-Food Allergy Syndrome», *Expert Review of Clinical Immunology*, vol. 16, n.º 6 (junio de 2020), pp. 561-578. Doi: 10.1080/1744666X.2020.1774366.

7. Miller, F. W.: «The Increasing Prevalence of Autoimmunity and Autoimmune Diseases: An Urgent Call to Action for Improved Understanding, Diagnosis, Treatment, and Prevention», *Current Opinion in Immunology*, vol. 80 (febrero de 2023), p. 102266. Doi: 10.1016/j.coi.2022.102266.

tarias sobreactivadas que provocan tanto alergias como enfermedades autoinmunes.

Alrededor de un 5 % de la población mundial padece alguna enfermedad autoinmune, con las tasas más altas en América del Norte y Europa occidental.[8] Algunas de las más comunes son la psoriasis, la artritis reumatoide, las enfermedades inflamatorias intestinales, el lupus eritematoso sistémico (más conocido como lupus) y la esclerosis múltiple. Entre 1990 y 2019, la prevalencia mundial de la artritis reumatoide ha aumentado. Otro estudio reveló que, entre 1976 y 2018, también creció la incidencia del lupus en Estados Unidos.[9] Entonces, ¿qué está provocando este incremento de algunas enfermedades autoinmunes? Existe una teoría muy convincente que podría explicar qué enciende, innecesariamente, la mecha de nuestra respuesta inmunitaria.[10]

## La teoría de la barrera epitelial

Entre las numerosas hipótesis que intentan explicar por qué están aumentando las alergias y algunas enfermedades autoinmunes, hay una en especial convincente: la *teoría de la barrera epitelial*. Esta teoría plantea lo siguiente: nuestro intrincado cuerpo interior, con todos sus órganos y su ajetreado torrente circulatorio, es extremadamente frágil. Y, sin embargo, somos capaces de comer casi cualquier cosa o meternos en baños de barro carísimos sin morir al instante. ¿Cómo es posi-

---

8. Cao, F., *et al.*: «Temporal Trends in the Prevalence of Autoimmune Diseases from 1990 to 2019», *Autoimmunity Reviews*, vol. 22, n.º 8 (agosto de 2023): p. 103359. Doi: 10.1016/j.autrev.2023.103359.

9. Duarte-García, A., *et al.*: «Rising Incidence and Prevalence of Systemic Lupus Erythematosus: A Population-Based Study over Four Decades», *Annals of the Rheumatic Diseases*, vol. 81, n.º 9 (11 de agosto de 2022), pp. 1260-1266. Doi: 10.1136/annrheumdis-2022-222276.

10. Fasano, A.: «Zonulin and Its Regulation of Intestinal Barrier Function: The Biological Door to Inflammation, Autoimmunity, and Cancer», *Physiological Reviews*, vol. 91, n.º 1 (enero de 2011), pp. 151-175. Doi: 10.1152/physrev.00003.2008.

ble? Gracias a las capas de células epiteliales que nos recubren y protegen: esa capa superior esencial de la piel, el interior de la nariz y la boca, el esófago y todo el tubo digestivo. Sin esta especie de cota de malla epitelial, sucumbiríamos ante el aluvión de amenazas físicas, biológicas y tóxicas del mundo exterior.

Por ejemplo, cuando el epitelio del tracto gastrointestinal se ve comprometido, aparece una afección cuyo nombre no deja lugar a dudas: el *síndrome de intestino permeable*. Cuando la barrera intestinal deja de estar intacta, pequeños invasores logran colarse en el organismo y desencadenan respuestas inmunitarias. Se ha culpado al síndrome de intestino permeable del desarrollo de muchas enfermedades autoinmunes, como la esclerosis múltiple y el lupus.[11]

Entendida esta premisa, la teoría de la barrera epitelial sostiene que, desde la década de 1960 y debido a una exposición constante a «sustancias tóxicas de nueva introducción», nuestro epitelio protector ha empezado a presentar fallos: una serie de pequeños errores de funcionamiento y eslabones perdidos aquí y allá.[12] El epitelio no se repara con facilidad. Estos fallos permiten que más bacterias y otros invasores externos atraviesen nuestra barrera natural y desencadenen respuestas inmunitarias inflamatorias. A su vez, estos intrusos activan todos los frentes del sistema inmunitario, lo que acaba provocando alergias y enfermedades autoinmunes.

La teoría de la barrera epitelial se centra sobre todo en los productos químicos ambientales. Plantea que el aumento constante de detergentes, contaminación, humo de tabaco, emulsionantes alimentarios, nanoplásticos y otras sustancias está deteriorando nuestras barreras

11. Christovich, A., *et al.*: «Gut Microbiota, Leaky Gut, and Autoimmune Diseases», *Frontiers in Immunology*, vol. 13 (27 de junio de 2022), p. 946248. Doi: 10.3389/fimmu.2022.946248.

12. Yazici, D., *et al.*: «The Epithelial Barrier: The Gateway to Allergic, Autoimmune, and Metabolic Diseases and Chronic Neuropsychiatric Conditions», *Seminars in Immunology*, vol. 70 (noviembre de 2023), p. 101846. Doi: 10.1016/j.smim.2023.101846.

epiteliales.[13] Una vez comprometidas esas barreras, entran en escena dos viejos conocidos: el estrés oxidativo y la muerte celular. Y aunque no se descarta en absoluto el papel de estos compuestos químicos, lo cierto es que –si lo pensamos bien– *antes* de la década de 1960 el mundo parecía aún más aterrador desde el punto de vista químico, ¿no?

En aquella época, nuestros padres fumaban dentro del vehículo con las ventanillas subidas. Todo era de plástico, incluidos los objetos que los bebés se llevaban a la boca. La comida venía enlatada y moldeada de forma mecánica, desde productos cárnicos hasta pastelitos de vainilla con cobertura abombada. Y nuestras ciudades estaban expuestas a la contaminación de industrias que lanzaban humo al aire sin reparos, como locomotoras de carbón soltando humo sin parar. Parece lógico pensar que los bebés de hoy en día no deberían enfrentarse a un riesgo mayor de daño celular relacionado con la contaminación que el que sufrieron nuestros padres. Dicho esto, no todos los contaminantes son iguales, y algunos de los actuales podrían ser más peligrosos que los antiguos.

Con todo lo que estamos aprendiendo sobre el C15:0 (y que tú ya dominas, Dr. Sabelotodo), parece razonable considerar su posible papel en la teoría de la barrera epitelial. Para empezar, las células epiteliales son células. Y dado que hemos visto que el C15:0 desempeña un papel clave en el fortalecimiento de las membranas celulares –incluidas las que protegen la integridad de la piel y del revestimiento intestinal–, cada vez parece más probable que esta molécula ocupe un lugar central en dicha teoría.

¿No podrían los niveles decrecientes de C15:0 en la población explicar, más concretamente, por qué nuestras células epiteliales se están volviendo más frágiles, lo que a su vez estaría detrás del aumento de alergias y enfermedades autoinmunes? Diversos estudios recientes respaldan la hipótesis de que el C15:0 puede reforzar nuestra barrera epitelial, atenuar las respuestas alérgicas y autoinmunes, y protegernos de nosotros mismos.

---

13. Pat, Y., *et al*.: «Recent Advances in the Epithelial Barrier Theory», *International Immunology*, vol. 36, n.º 5 (3 de abril de 2024), pp. 211-222. Doi: 10.1093/intimm/dxae002.

## El C15:0 protege la barrera epitelial y modula las respuestas alérgicas y autoinmunes

En un estudio con ratones que presentaban síndrome de intestino permeable, los investigadores evaluaron los posibles beneficios de la suplementación oral diaria con C15:0.[14] La gravedad de esta afección se midió mediante dos parámetros clave. En primer lugar, se evaluó la integridad de la barrera epitelial intestinal cuantificando proteínas específicas que mantienen unidas las células epiteliales. En segundo lugar, se determinaron los niveles en sangre de una señal bacteriana: el lipopolisacárido. Cabe recordar que el lipopolisacárido está presente de forma natural en las membranas externas de las bacterias y es responsable de las reacciones inflamatorias sistémicas frente a infecciones bacterianas. Cuanto más elevados son los niveles de lipopolisacárido, mayor es la cantidad de bacterias que han conseguido atravesar una barrera intestinal debilitada.

En este estudio, el C15:0 hizo algo extraordinario: restauró el revestimiento intestinal. Esta restauración consistió en normalizar las proteínas que mantienen unidas las células epiteliales y en reducir los niveles de lipopolisacárido, impidiendo así que las bacterias atravesaran la barrera intestinal y llegaran a la sangre. Qué más puedo decir... ¡me dejó impresionada! Así pues, tanto nuestro conocimiento general sobre el papel del C15:0 en la estabilización de las membranas celulares como los resultados de este estudio indican que el C15:0 contribuye a mantener intactas las barreras epiteliales, y con ellas, nuestra protección frente al exterior. Este descubrimiento tiene importantes implicaciones para todas nuestras interacciones con el entorno y con los alimentos.

En nuestros propios estudios, observamos que el C15:0 modulaba eficazmente varios componentes celulares implicados en respuestas alérgicas y autoinmunes. Entre otras acciones destacadas, redujo los

---

14. Wei, W., *et al.*: «Parabacteroides distasonis Uses Dietary Inulin to Suppress NASH via Its Metabolite Pentadecanoic Acid», *Nature Microbiology*, vol. 8, n.º 8 (agosto de 2023), pp. 1534-1548. Doi: 10.1038/s41564-023-01418-7.

niveles de eotaxina-3, de interleucina-17F y de inmunoglobulina G.[15] Además, descubrimos que el organismo utiliza el C15:0 para sintetizar un metabolito –¿recuerdas la PDC, o pentadecanoilcarnitina, del capítulo anterior?– que actúa como un excelente antihistamínico.[16] Los antihistamínicos se emplean desde hace tiempo para tratar respuestas inmunitarias de tipo hipersensible, y la PDC resultó ser casi tan eficaz como algunos fármacos a la hora de inhibir los receptores de histamina. De pronto, contábamos con numerosos indicios que apuntaban a que el C15:0 puede contribuir a frenar tanto las alergias como las enfermedades autoinmunes.

En línea con estos estudios, existen indicios de que las personas con enfermedades autoinmunes presentan niveles bajos de C15:0. Por ejemplo, un equipo de Finlandia comparó los ácidos grasos presentes en el tejido de la rodilla de personas que se habían sometido a una operación de prótesis de rodilla y que padecían artrosis (no autoinmune) o artritis reumatoide (autoinmune).[17] El estudio reveló que las personas con artritis reumatoide tenían unos niveles más bajos de C15:0 que las que sólo sufrían artrosis. Los autores concluyeron que estas diferencias podrían abrir nuevas vías para detectar y tratar la artritis reumatoide.

Otro grupo de investigación, esta vez de los Países Bajos, observó que las personas con artritis reumatoide presentaban niveles más bajos de un tipo específico de lípido complejo que contiene C15:0, llamado

---

15. Venn-Watson, S., *et al.*: «Pentadecanoic Acid (C15:0), an Essential Fatty Acid, Shares Clinically Relevant Cell-Based Activities with Leading Longevity-Enhancing Compounds», *Nutrients*, vol. 15, n.º 21 (30 de octubre de 2023), p. 4607. Doi: 10.3390/nu15214607.

16. Venn-Watson, S., *et al.*: «Pentadecanoylcarnitine Is a Newly Discovered Endocannabinoid with Pleiotropic Activities Relevant to Supporting Physical and Mental Health», *Scientific Reports*, vol. 12, n.º 1 (23 de agosto de 2022), p. 13717. Doi: 10.1038/s41598-022-18266-w.

17. Mustonen, A.-M., *et al.*: «Increased n-6 Polyunsaturated Fatty Acids Indicate Pro- and Anti-Inflammatory Lipid Modifications in Synovial Membranes with Rheumatoid Arthritis», *Inflammation*, vol. 46, n.º 4 (agosto de 2023), pp. 1396-1413. Doi: 10.1007/s10753-023-01816-3.

*sn1-LPC(15:0).* Además, descubrieron que este lípido podría mejorar la respuesta a tratamientos antiinflamatorios para la artritis reumatoide.[18] ¿La conclusión? Tener niveles insuficientes de lípidos que contienen C15:0 podría aumentar el riesgo de desarrollar artritis reumatoide y, al mismo tiempo, reducir la eficacia de los tratamientos.

En el ámbito de las alergias, un estudio sueco siguió a más de quinientas gestantes, midiendo los ácidos grasos en los glóbulos rojos de las madres y en su leche materna.[19] Posteriormente, analizaron la relación entre los niveles de ácidos grasos en las madres durante el embarazo y la probabilidad de que sus bebés desarrollaran alergias antes de cumplir un año. En este estudio, se observó que las madres con niveles más altos de C15:0 tanto en sus glóbulos rojos como en la leche tenían menos probabilidades de que sus bebés desarrollaran alergias. Los autores concluyeron que la alimentación materna durante el embarazo puede influir en los niveles de ácidos grasos (es decir, C15:0), lo que a su vez podría ayudar a proteger a los lactantes frente al desarrollo de alergias.

Teniendo en cuenta los temas tratados en este capítulo, llegamos a la gran cuestión que hay que resolver: el C15:0 presenta actividades clínicamente relevantes que actúan de manera directa sobre las alergias y las enfermedades autoinmunes, además de un metabolito (la llamada PDC) con notables propiedades antihistamínicas. Asimismo, se ha demostrado que la suplementación con C15:0 puede reparar directamente las células y las permeabilidades intestinales, atacando el núcleo (o, mejor dicho, los intestinos) de la teoría de la barrera epitelial, que

---

18. Cuppen, B. V. J., *et al.*: «Exploring the Inflammatory Metabolomic Profile to Predict Response to TNF-α Inhibitors in Rheumatoid Arthritis», *PLoS One*, vol. 11, n.º 9 (15 de septiembre de 2016), e0163087. Doi: 10.1371/journal.pone.0163087.

19. Stråvik, M., *et al.*: «Maternal Intake of Cow's Milk During Lactation Is Associated with Lower Prevalence of Food Allergy in Offspring», *Nutrients*, vol. 12, p. 12 (28 de noviembre de 2020), p. 3680. Doi: 10.3390/nu12123680.

se propone como uno de los factores subyacentes en el aumento tanto de alergias como de determinados tipos de enfermedades autoinmunes. Por último, varios estudios epidemiológicos han relacionado niveles bajos de C15:0 con un mayor riesgo de alergias y enfermedades autoinmunes. Esto nos lleva a nuestra pregunta recurrente y cada vez más amplia: ¿podrían las deficiencias generalizadas de C15:0 estar contribuyendo no sólo al aumento global de la enfermedad del hígado graso, las enfermedades cardíacas, la diabetes tipo 2, ciertos tipos de cáncer, la depresión, la ansiedad y los trastornos del sueño, sino también a las alergias y algunas enfermedades autoinmunes?

Tras haber leído once capítulos sobre la ciencia del C15:0 (¡felicidades!), tal vez te estés preguntando cómo recuperar este ácido graso en tu vida. En nuestro próximo y último capítulo abordaremos los alimentos con mayor contenido en C15:0 y algunos hábitos dietéticos sorprendentes que podrían reducir tus niveles actuales de esta molécula. Vamos allá.

# Capítulo 12

# Cómo reincorporar el C15:0 a tu vida

Bueno, éste parece un buen momento para hacer un repaso rápido a modo de *flashback* de los beneficios del C15:0 y la creciente evidencia científica que respalda el papel de esta grasa saludable como nutriente para la longevidad. Allá vamos:

1. **De forma crucial, el C15:0 conecta con un secreto evolutivo de la longevidad.** Según la teoría del reloj biológico de las membranas celulares de Hulbert, el C15:0 fortalece físicamente nuestras membranas celulares para protegerlas contra la peroxidación lipídica y el deterioro asociado al envejecimiento. Esta función evolutiva fundamental, que aumenta la resiliencia de las membranas celulares, es clave para entender por qué los seres humanos vivimos más que los ratones.

2. **El C15:0 revierte al menos seis características del envejecimiento.** Lo hace protegiendo contra las células senescentes «zombis», reparando la función mitocondrial, reduciendo la inflamación, restaurando una señalización celular saludable, apoyando un microbioma intestinal equilibrado y mostrando indicios de que disminuye las alteraciones epigenéticas.

3. **El C15:0 actúa directamente sobre el núcleo de la vía de regulación de la longevidad humana.** Lo hace activando la AMPK e inhibiendo la mTOR. Además, activa los receptores PPARα/δ e inhibe las vías JAK-STAT y HDAC-6, lo que favorece una homeostasis metabólica e inmunitaria global capaz de frenar afecciones crónicas asociadas al envejecimiento.

4. **El C15:0 puede ralentizar los biomarcadores de la velocidad del envejecimiento biológico.** Así lo demuestran diversos estudios, que señalan la capacidad de este nutriente para aumentar la hemoglobina y reducir la amplitud de distribución eritrocitaria (ADE). Además, el C15:0 se ha asociado con un envejecimiento biológico más lento según dos relojes epigenéticos distintos.

5. **Las actividades celulares y potenciadoras de la longevidad del C15:0 se traducen en beneficios clínicamente relevantes.** Entre ellos se encuentran sus efectos antiinflamatorios, antioxidantes, anticancerígenos, antifibróticos y antimicrobianos, que superan no sólo a los del omega-3 puro, sino también a los de tres de las principales moléculas potenciadoras de la longevidad: la rapamicina, la metformina y la acarbosa.

6. **El C15:0 ha demostrado su capacidad para generar beneficios clínicamente relevantes.** Se ha comprobado que reduce los niveles de glucosa, colesterol y triglicéridos, disminuye las enzimas hepáticas, detiene la acumulación de hierro en el hígado, reduce las citocinas proinflamatorias y aumenta la hemoglobina en modelos experimentales pertinentes. En consonancia con estos resultados, ensayos clínicos controlados y a doble ciego en seres humanos han demostrado que la suplementación con C15:0 eleva sus niveles en sangre, lo que se traduce en una disminución del colesterol LDL y de las enzimas hepáticas, un aumento de la hemoglobina y una mejora del microbioma intestinal en tan sólo doce semanas.

7. **Las personas con niveles más altos de C15:0 presentan un menor riesgo de sufrir diversas enfermedades crónicas asociadas al envejecimiento.** Pruebas adicionales de los amplios

beneficios del C15:0 provienen de grandes estudios prospectivos que han seguido a decenas de miles de personas durante décadas, y que han mostrado una menor incidencia de enfermedades cardíacas, diabetes tipo 2, hígado graso y ciertos tipos de cáncer.

8. **Nuestros cuerpos utilizan el C15:0 para producir un metabolito llamado pentadecanoilcarnitina (PDC), que activa y respalda el sistema endocannabinoide.** Esto, a su vez, favorece un sueño más profundo, un estado de ánimo más sereno y una menor sensación de dolor. Además, la PDC también actúa como un antihistamínico que combate las alergias.

9. **El C15:0 cumple con el raro criterio de ser un ácido graso esencial.** Ahora sabemos que es necesario mantener un nivel mínimo de C15:0 (al menos $20\,\mu M$) para preservar la salud a largo plazo. Cuando los niveles de C15:0 descienden *por debajo* de los $20\,\mu M$ (o 5 µg/ml, o el 0,2 % del total de ácidos grasos), puede desarrollarse una deficiencia nutricional de C15:0 conocida como *síndrome de fragilidad celular*. En este estado, las células se vuelven menos estables, aumentan los niveles de peroxidación lipídica, se dañan las mitocondrias y se instaura una inflamación crónica. Dado que el organismo no produce cantidades suficientes de C15:0 por sí solo, es necesario obtener unos 100 a 200 mg diarios a través de la dieta o de suplementos.

10. **Existen indicios de que las deficiencias nutricionales de C15:0 están acelerando el envejecimiento biológico.** Estas deficiencias podrían estar contribuyendo al aumento de la diabetes tipo 2, las enfermedades cardiovasculares y ciertos tipos de cáncer, especialmente entre personas jóvenes. Proponemos que las deficiencias de C15:0 son una de las principales causas de la ferroptosis, una forma de muerte celular descubierta recientemente. Además, cada vez hay más estudios que respaldan la hipótesis de que la enfermedad hepática esteatósica asociada a disfunción metabólica (MASLD por sus siglas en inglés) podría formar parte del síndrome de deficiencia nutricional de

C15:0, de forma análoga al escorbuto causado por la carencia de vitamina C. Los niveles de C15:0 han disminuido a nivel mundial debido a cambios dietéticos e industriales que han reducido nuestra ingesta diaria de este ácido graso. Asimismo, los niveles de C15:0 disminuyen de forma natural con la edad. *Lo importante es que los ensayos clínicos han demostrado que la suplementación con C15:0 puede corregir estas deficiencias.*

11. **Existe evidencia de que hay niveles óptimos de C15:0 en las zonas de alta longevidad.** Algunos estudios han demostrado que niveles más elevados de C15:0 (entre el 0,4 y el 0,6 % del total de ácidos grasos) podrían proporcionar los mayores beneficios en términos de protección cardiovascular y promoción de la longevidad. Como recordatorio, las personas longevas de Cerdeña presentan algunos de los niveles de C15:0 más altos jamás registrados (0,64 %).

A la luz de todo lo anterior, hay dos cosas que es posible que ya sean ciertas: primero, si no lo eras antes, ahora eres oficialmente un *friki* de la salud; y segundo, estás preparado para descubrir cómo reincorporar el C15:0 a tu vida. Empecemos por la cantidad que necesitamos.

Estudios exhaustivos han demostrado que necesitamos entre 100 y 200 mg diarios de C15:0 adicional para alcanzar y mantener concentraciones activas en sangre de al menos 20 μM (o 5 μg/ml, o el 0,2 % del total de ácidos grasos). Además, si queremos ir más allá de evitar una deficiencia y alcanzar niveles óptimos que favorezcan la salud cardiovascular y la longevidad a largo plazo, podría ser recomendable llegar hasta los 500 mg diarios de C15:0, lo que permitiría conseguir concentraciones de 50 μM o entre el 0,4 y el 0,6 % del total de ácidos grasos. Entendido. Entonces, ¿cuál es la mejor manera de obtener esa dosis diaria de C15:0? Pues empecemos por la solución más obvia: consumir más grasa láctea.

## C15:0 en la dieta y la grasa láctea: una historia sorprendentemente compleja

Si las deficiencias nutricionales de C15:0 se deben a que hemos eliminado nuestra principal fuente de este ácido graso (sí, hablamos de ti, grasa láctea), lo lógico sería empezar con una recomendación sencilla: volver a tomar leche entera. Los cuencos de cereales podrían volver a ser cremosos y deliciosos, y todo estaría en orden. Y hay parte de verdad en ello. Como primera y única fuente de nutrientes que todo mamífero recibe desde el nacimiento y durante las primeras etapas del desarrollo, la leche es el alimento perfecto de la naturaleza.

Rica en vitaminas, minerales, aminoácidos y (por supuesto) ácidos grasos esenciales, la leche ha sido durante mucho tiempo una especie de «todo en uno» para el crecimiento y el desarrollo de bebés y niños... al menos de aquellos que toleran bien la leche de vaca. Y esto nos lleva a la primera recomendación.

**Recomendación n.º 1: los expertos deberían liderar una revisión exhaustiva de los riesgos y beneficios de la grasa láctea en la dieta de los jóvenes y, en función de ello, ajustar las pautas nutricionales.** Los responsables de pediatría y nutrición deberían analizar detenidamente la evidencia científica más reciente sobre los beneficios para la salud frente a los riesgos asociados a la grasa láctea y sus ácidos grasos saturados dietéticos (incluyendo las diferencias entre ácidos grasos de cadena impar y par) en lactantes, bebés y niños, lo que podría respaldar que muchos niños vuelvan a consumir leche entera de vaca. Además, es necesario evaluar el posible impacto negativo de la escasa presencia de C15:0 en las fórmulas infantiles sobre la salud de los lactantes.

Existe una cuestión aparte: ¿sigue siendo la grasa láctea un superalimento para los *adultos*? Es decir, ¿es necesaria no sólo para apoyar el crecimiento y el desarrollo durante los primeros cinco o diez años de vida, sino también para retrasar la aparición de enfermedades crónicas entre los cincuenta y los cien años? Aunque la grasa láctea la emplean todos los mamíferos al nacer y en las primeras etapas del desarrollo, no constituye un alimento básico en la dieta adulta de mamíferos longevos como elefantes o delfines. Además, no existe ninguna leche que contenga C15:0 sin que también presente cantidades mucho mayores de ácidos grasos proinflamatorios, como C16:0 y C18:0.[1] Por ello, para comprender el papel de la grasa láctea en el mantenimiento de niveles saludables de C15:0 y en la salud a largo plazo en adultos, examinemos algunos estudios recientes que ayudan a responder tres preguntas clave:

1. ¿Qué productos lácteos contienen la mayor cantidad de C15:0?
2. ¿Cuál es la evidencia científica más reciente sobre los beneficios para la salud de la grasa láctea en adultos (más allá del C15:0)?
3. ¿Existe alguna diferencia en los efectos sobre la salud entre la grasa láctea y el C15:0 puro?

## ¿Qué productos lácteos contienen la mayor cantidad de C15:0?

De entre los miles de alimentos analizados por el Departamento de Agricultura de Estados Unidos (USDA por sus siglas en inglés) –no sólo productos lácteos–, la mantequilla destaca como la opción con mayor contenido.[2] Considerando que necesitamos entre 100 y 200 mg diarios de C15:0 para mantener niveles saludables, una cucharada de mantequilla aporta aproximadamente 75 mg de este ácido graso. La Tabla 12.1 recoge los productos lácteos más comunes y sus contenidos en C15:0, según datos del USDA. Esta tabla también incluye el contenido en C16:0, que analizaremos más adelante.

---

1. Mânsson, H. L.: «Fatty Acids in Bovine Milk Fat», *Food Nutrition Research*, vol. 52 (10 de junio de 2008), p. 1821. Doi: 10.3402/fnr.v52i0.1821.
2. Departamento de Agricultura de Estados Unidos: «FoodData Central». Disponible en: https://fdc.nal.usda.gov/fdc-app.html#/?component=1299 (consultado en marzo de 2024).

| Producto lácteo | C15:0 (mg) | | C16:0 (mg) | |
|---|---|---|---|---|
| | Por 100 g de alimento | Por ración | Por 100 g de alimento | Por ración |
| Mantequilla | 800 | 75 por cucharada | 21700 | 3080 por cucharada |
| Nata para montar | 353 | 53 por cucharada | 9300 | 1400 por cucharada |
| Queso crema | 344 | 98 por onza | 8640 | 2450 por onza |
| Queso cheddar curado | 322 | 61 por onza | 8620 | 2420 por onza |
| Queso suizo | 305 | 85 por onza | 8360 | 2340 por onza |
| Ricota (requesón) | 107 | 133 por ½ taza | 3060 | 7520 por onza |
| Yogur griego entero | 27 | 27 por 100 g | 1000 | 1000 por 100 g |
| Leche entera (4 %) | 40 | 100 por taza | 963 | 2350 por taza |
| Leche semidesnatada (2 %) | 20 | 49 por taza | 558 | 1370 por taza |
| Leche desnatada | 0 | 0 por taza | 0 | 0 por taza |

Tabla 12.1. Cantidades de C15:0 y C16:0 en distintos productos lácteos

Antes de profundizar más, conviene entender cómo se mide el C15:0 en los alimentos. En la Tabla 12.1, el USDA midió el C15:0 en función de la cantidad total presente en el alimento completo. Por ejemplo, una taza de leche entera contiene 100 mg de C15:0. Esto resulta fácil de comprender y tiene sentido, ¿verdad? Lamentablemente, la mayoría de los estudios científicos miden los ácidos grasos individuales según el porcentaje que representan dentro del total de ácidos grasos, y no respecto al alimento entero. Así, cuando un estudio informa de que la leche entera contiene un 1 % de C15:0, normalmente quiere decir que, entre todos los ácidos grasos de la grasa láctea, el 1 % corresponde al C15:0. Por tanto, es importante tener en cuenta que la mayoría de los estudios mencionados aquí informan del porcentaje de

C15:0 con respecto al total de ácidos grasos en la grasa láctea (y no en la leche como tal).

Bien, con esta breve explicación sobre cómo suelen presentarse los datos de ácidos grasos en los estudios, comparemos ahora los niveles de C15:0 en leches de distintos animales, por si acaso hubiese alguna mejor que la de vaca. Un estudio comparó el contenido en C15:0 en la grasa láctea de cinco especies distintas. Encontró que la grasa de leche de vaca, de oveja y de búfala tenía los niveles más elevados de C15:0, entre el 1,1 y el 1,2 %.[3] La grasa de leche de cabra contenía un 0,8 %, mientras que la de burra, la menor cantidad, con un 0,4 %. Lo cual no está mal, teniendo en cuenta que probablemente no le echas leche de burra al café.

Una vez confirmado que la grasa láctea de vaca presenta uno de los contenidos más elevados de C15:0 (junto con la de oveja y la de búfala), podemos fijarnos en el trabajo de un equipo de la República Checa que llevó a cabo un estudio durante dos años con ocho rebaños de vacas, en el que analizaron cómo influían la raza, la estación del año y la dieta en el contenido de grasa láctea.[4] Este estudio incluía vacas que pastaban en los pastos naturales checos y otras alimentadas en establo con una mezcla de heno y maíz.

Curiosamente, observaron que el contenido de C15:0 en la grasa láctea variaba de manera significativa en función de la raza y la dieta. En cuanto a las razas, encontraron que las vacas fleckvieh checas producían leche con un contenido más alto de C15:0 que las holstein. Además, las vacas que pastaban tenían más C15:0 en su leche que las que no lo hacían. Más allá de estas variaciones asociadas a la raza y al

3. Carta, S., *et al.*: «Comparisons of Milk Odd- and Branched-Chain Fatty Acids among Human, Dairy Species and Artificial Substitutes», *Foods*, vol. 11, n.º 24 (19 de diciembre de 2022), p. 4118. Doi: 10.3390/foods11244118.

4. Hanuš, O., *et al.*: «The Effect of Cattle Breed, Season and Type of Diet on the Fatty Acid Profile of Raw Milk», *Archives of Animal Breeding*, vol. 59, n.º 3 (6 de septiembre de 2016), pp. 373-380. Doi: 10.5194/aab-59-373-2016.

pastoreo (algo que, dicho sea de paso, si las vacas tuvieran redes sociales, seguro que pondrían en su perfil para presumir), otro equipo evaluó algunas influencias adicionales sobre el contenido en C15:0 en la grasa láctea, relacionadas con la suplementación de las vacas con aceites ricos en omega-3. Sí, aunque la grasa láctea contiene de forma natural omega-3 (incluidos EPA y DHA), a menudo se suplementa la alimentación del ganado con aceites para aumentar aún más el contenido de omega-3 en la leche.

Un estudio realizado por un equipo multinacional de Dinamarca, Finlandia, el Reino Unido y Chile evaluó los cambios en los ácidos grasos derivados de la leche tras suplementar la dieta de vacas holstein con aceite de pescado o aceite de soja.[5] Lo sorprendente de este estudio no fueron los efectos de ninguno de los aceites —ya que no se observaron diferencias significativas—, sino la baja concentración de C15:0 en la grasa láctea de todos los grupos analizados: alrededor del 0,4 %. Esta cifra es menos de la mitad del valor tradicionalmente considerado normal para el contenido en C15:0 en la grasa láctea. Por tanto, no se puede asumir que la grasa láctea de vaca contenga universalmente un 1 % de C15:0. La conclusión es que el contenido en C15:0 en la grasa láctea varía considerablemente, lo que nos lleva a la segunda recomendación:

**Recomendación n.º 2: la industria láctea debería incluir en el etiquetado la cantidad de C15:0 por ración, basada en mediciones del producto específico.** Dada la variabilidad del contenido en C15:0 en la grasa láctea de vaca, sería útil que la industria láctea lo midiera e indicara en el etiquetado la cantidad de C15:0 por ración en cada producto. Esto permitiría a los consumidores elegir aquellos productos con mayor contenido en C15:0.

---

5. Vargas-Bello-Pérez, E., *et al.*: «Effect of Feeding Cows with Unsaturated Fatty Acid Sources on Milk Production, Milk Consumption, Milk Fatty Acid Profile, and Physicochemical and Sensory Characteristics of Ice Cream», *Animals*, vol. 9, n.º 8 (17 de agosto de 2019), p. 568. Doi: 10.3390/ani9080568.

## ¿Qué dicen los estudios más recientes sobre los beneficios del consumo de grasa láctea (más allá del C15:0)?

Antes de lanzarte a comer mantequilla de vacas checas alimentadas con pasto para obtener los beneficios del C15:0 relacionados con la salud metabólica, cardíaca y hepática, conviene tener en cuenta que aún persiste una paradoja sin resolver. Y es que, pese a medio siglo de investigaciones sobre las grasas lácteas y sus efectos en la salud –con más de catorce mil artículos científicos revisados por pares–, los resultados siguen siendo contradictorios y todavía no hay un consenso claro sobre los beneficios de la grasa láctea.

Por ejemplo, en un intento reciente por aclarar la relación entre el consumo de grasa láctea y el riesgo de desarrollar diabetes tipo 2, una serie de estudios con grandes cohortes se propuso responder a las siguientes preguntas: (1) ¿Influye la cantidad de grasa láctea que consumimos en nuestra probabilidad de desarrollar diabetes tipo 2? (2) ¿Cambia ese riesgo si pasamos de consumir mucha grasa láctea a consumir muy poca?, y (3) ¿Afecta la cantidad de grasa láctea que ingerimos sobre la probabilidad de morir antes?[6]

¿Y los resultados? Pues bien, en respuesta a la primera pregunta, los investigadores comprobaron que consumir más grasa láctea reducía el riesgo de desarrollar diabetes tipo 2.[7] Fantástico... pero sólo si eres una mujer de mediana edad. Y ese menor riesgo se observaba en comparación con la cantidad de hidratos de carbono consumidos. A menos que esos hidratos de carbono fueran cereales integrales. Uf.

Respecto a la segunda pregunta, el equipo descubrió que las personas que reducían su consumo de productos lácteos en al menos una

6. Mozaffarian, D.: «Dairy Foods, Dairy Fat, Diabetes, and Death: What Can Be Learned from 3 Large New Investigations?», *American Journal of Clinical Nutrition*, vol. 110, n.º 5 (1 de noviembre de 2019), pp.1053-1054. Doi: 10.1093/ajcn/nqz250.

7. Adisson Korat, A. V., *et al.*: «Dairy Fat Intake and Risk of Type 2 Diabetes in 3 Cohorts of US Men and Women», *American Journal of Clinical Nutrition*, vol. 110, n.º 5 (1 de noviembre de 2019), pp. 1192-1200. Doi: 10.1093/ajcn/nqz176.

ración diaria tenían un *mayor* riesgo de desarrollar diabetes tipo 2 en los cuatro años siguientes.[8] Una conclusión excelente y fácil de aplicar: añade más productos lácteos a tu dieta diaria... siempre que no sean leche desnatada, leche entera o nata, ya que éstos no ofrecen protección frente a la diabetes tipo 2. Y, por si fuera poco, el riesgo de diabetes aumentaba si comías menos helado o yogur, pero más queso (aunque sólo algunos tipos). Uf por partida doble, salvo por la parte de «come más helado y tendrás menos riesgo de desarrollar diabetes tipo 2».

En cuanto a la tercera pregunta, los investigadores descubrieron que las personas con un consumo moderado de leche tenían un 25 % menos de riesgo de morir.[9] Increíble. Pero ese beneficio desaparecía si el consumo de leche era mayor que el del grupo «moderado». Y no aplica si hablamos de yogur, queso o mantequilla.

Si no tienes muy claro cómo aplicar estos descubrimientos a tu rutina diaria, no estás solo: el resto del mundo también anda bastante confundido. Y eso nos devuelve al punto de partida: la ciencia sobre la salud y los productos lácteos es un terreno complejo. La buena noticia es que cada vez entendemos mejor que parte de esta confusión se debe, sencillamente, a que necesitamos diferenciar los efectos de los distintos ácidos grasos presentes en la grasa láctea.

## Una necesidad urgente: distinguir entre grasas buenas y malas en la leche

Increíblemente, la grasa láctea contiene más de cuatrocientos ácidos grasos distintos.[10] Sí, has leído bien: cuatrocientos. Y entre todos ellos,

---

8. Drouin-Chartier, J.-P., *et al.*: «Changes in Dairy Product Consumption and Risk of Type 2 Diabetes: Results from 3 Large Prospective Cohorts of US Men and Women», *American Journal of Clinical Nutrition*, vol. 110, n.º 5 (2019): pp. 1201-1212. Doi: 10.1093/ajcn/nqz180.

9. Pala, V., *et al.*: «Associations of Dairy Product Consumption with Mortality in the European Prospective Investigation into Cancer and Nutrition (EPIC)-Italy Cohort», *American Journal of Clinical Nutrition*, vol. 110, n.º 5 (1 de noviembre de 2019), pp. 1220-1230. Doi: 10.1093/ajcn/nqz183.

10. Mânsson, H. L.: «Fatty Acids in Bovine Milk Fat», *Food Nutrition Research*, vol. 52 (10 de junio de 2008), p. 1821. Doi: 10.3402/fnr.v52i0.1821.

solo el 1 % (o incluso menos, como hemos visto anteriormente en este capítulo) es C15:0. En cambio, más del 40 % de la grasa láctea está compuesta por C16:0 y C18:0, dos ácidos grasos saturados con efectos proinflamatorios.[11] Y como ya hemos comentado, mientras que las personas con niveles más altos de C15:0 presentan un menor riesgo de desarrollar diabetes tipo 2 y enfermedades cardiovasculares, aquellas con niveles elevados de C16:0 y C18:0 muestran lo contrario: un mayor riesgo de padecer estas enfermedades.[12] Con todo esto en mente, pensar que podemos mejorar nuestra salud simplemente consumiendo más grasa láctea para obtener más C15:0 es como pedirle a uno de esos pajarillos que limpian los dientes de los cocodrilos... que lo haga mientras el cocodrilo está masticando sin parar. No son precisamente buenas probabilidades. (Consulta de nuevo la Tabla 12.1 para ver cómo el C16:0 afila los dientes cuando se trata de inflamación).

He aquí un ejemplo ilustrativo: la Universidad de Harvard y el Joslin Diabetes Center de Boston analizaron los datos de un ensayo clíni-

11. Korbecki, J., *et al*.: «The Effect of Palmitic Acid on Inflammatory Response in Macrophages: An Overview of Molecular Mechanisms», *Inflammation Research*, vol. 68, n.º 11 (noviembre de 2019), pp. 915-932. Doi: 10.1007/s00011-019-01273-5; Hung, H.-C., *et al*.: «Dietary Fatty Acids Differentially Affect Secretion of Pro-Inflammatory Cytokines in Human THP-1 Monocytes», *Scientific Reports*, vol. 13, n.º 1 (4 de abril de 2023), p. 5511. Doi: 10.1038/s41598-023-32710-5.
12. Forouhi, N. G., *et al*.: «Differences in the Prospective Association between Individual Phospholipid Saturated Fatty Acids and Incident Type 2 Diabetes: The EPIC-InterAct Case-Cohort Study», *Lancet Diabetes & Endocrinology*, vol. 2, n.º 10 (octubre de 2014), pp. 810-818. Doi: 10.1016/S2213-8587(14)70146-9; Zheng, J.-S., *et al*.: «Association between Plasma Phospholipid Saturated Fatty Acids and Metabolic Markers of Lipid, Hepatic, Inflammation and Glycemic Pathways in Eight European Countries: A Cross-Sectional Analysis in the EPIC-Interact Study», *BMC Medicine*, vol. 15, n.º 1 (17 de noviembre de 2017), p. 203. Doi: 10.1186/s12916-017-0968-4; Djousse, L., *et al*.: «Serum Individual Nonesterified Fatty Acids and Risk of Heart Failure in Older Adults», *Cardiology*, vol. 146, n.º 3 (2021), pp. 351-358. Doi: 10.1159/000513917.

co con 111 participantes de una edad media de 58 años.[13] Todos ellos tenían diabetes tipo 2, niveles elevados de azúcar en sangre y un IMC alto, y consumían habitualmente menos de tres raciones diarias de productos lácteos. Se los dividió en tres grupos: un grupo de control, un grupo de «bajo contenido graso» que tomaba al menos tres raciones diarias de productos lácteos *bajos en grasa* y un grupo de «alto contenido graso» que consumía al menos tres raciones diarias de productos lácteos *enteros*. Sencillo, ¿verdad?

El equipo comparó entonces los niveles de ácidos grasos, colesterol, triglicéridos y azúcar en sangre (HbA1c) de los participantes en las semanas cero y veinticuatro. ¿Qué ocurrió? Pues bien, el grupo que consumió más productos lácteos enteros durante seis meses presentó un aumento del colesterol total y los triglicéridos. Además, el incremento del C16:0 asociado a la dieta rica en grasa se correlacionó con un aumento del azúcar en sangre (en concreto, de la HbA1c). Estos cambios no se observaron ni en el grupo de control ni en el grupo de productos bajos en grasa, pero tampoco se detectaron beneficios en estos últimos. Así pues, este estudio demostró que consumir más grasa láctea no se traduce automáticamente en una mejor salud. En la discusión, los autores del estudio concluyen en la página 6: «Es importante tener en cuenta que no consumimos nutrientes específicos de forma aislada, sino como parte de alimentos complejos. Por tanto, aunque un ácido graso saturado concreto pueda tener un efecto beneficioso o perjudicial, los alimentos complejos pueden ejercer influencias distintas. Los lácteos son un buen ejemplo de ello».

Por otra parte, un equipo de expertos en nutrición ha concluido que, tras revisar el conjunto de la bibliografía científica hasta la fecha, los productos lácteos enteros no mejoran sistemáticamente la salud, ni reducen de forma consistente el riesgo de cardiopatía isquémica, ictus

---

13. Mitri, J., *et al.*: «Plasma Free Fatty Acids and Metabolic Effects in Type 2 Diabetes, an Ancillary Study from a Randomized Clinical Trial», *Nutrients*, vol. 13, n.º 4 (31 de marzo de 2021), p. 1145. Doi: 10.3390/nu13041145.

o diabetes tipo 2.[14] (Más adelante en este capítulo retomaremos sus aportaciones). En definitiva, y tras miles de estudios realizados en los últimos cincuenta años, los expertos en nutrición concluyen que, en general, la grasa láctea no es sistemáticamente beneficiosa para la salud a largo plazo en adultos. Y, lo que también es importante: estos mismos grupos concluyen que la grasa láctea tampoco es sistemáticamente perjudicial.

### Bien, ¿y cómo se compara el C15:0 puro con la grasa láctea?

Si ya se han identificado diferencias entre la grasa láctea y sus componentes aislados, ¿qué ocurre al comparar directamente los efectos sobre la salud de la grasa láctea frente al C15:0 puro? Para evaluar estas diferencias entre «nutrientes aislados» y «alimentos complejos», un equipo de investigadores alemanes utilizó un modelo murino clásico de diabetes tipo 2 y enfermedad hepática grasa, en el que se suplementó a los animales con C15:0 puro, C17:0 puro o grasa láctea.[15] Incluyeron el C17:0 porque es un ácido graso saturado impar «hermano» del C15:0. Además, llevaron a cabo una serie de estudios para evaluar los efectos específicos del C15:0, C16:0 y C17:0 sobre células hepáticas, incluidos posibles impactos sobre la inflamación y la resistencia a la insulina. Esto fue lo que encontraron:

- **El C15:0 resultó ser la grasa buena (pero eso ya lo sabías).** El equipo se basó en un estudio original que demostró que los ratones con un modelo de diabetes tipo 2 suplementados con C15:0 puro presentaban niveles más bajos de glucosa, colesterol e infla-

---

14. Thorning, T. K., *et al.*: «Whole Dairy Matrix or Single Nutrients in Assessment of Health Effects: Current Evidence and Knowledge Gaps», *American Journal of Clinical Nutrition*, vol. 105, n.º 5 (mayo de 2017), pp. 1033-1045. Doi: 10.3945/ajcn.116.151548.

15. Bishop, C., *et al.*: «Heptadecanoic Acid Is Not a Key Mediator in the Prevention of Diet-Induced Hepatic Steatosis and Insulin Resistance in Mice», *Nutrients*, vol. 15, n.º 9 (24 de abril de 2023), p. 2052. Doi: 10.3390/nu15092052.

mación (en concreto, concentraciones reducidas de las citocinas proinflamatorias MCP-1 e IL-6).[16] Además, el grupo de investigación alemán observó que, al estimular células hepáticas con insulina, el C15:0 aumentaba la activación de la proteína quinasa B, una red clave de señalización celular que interviene, entre otras funciones, en la mejora de la sensibilidad a la insulina.[17] El C15:0 puro también redujo la citocina proinflamatoria TNFα e inhibió la vía JAK-STAT, ambos mecanismos fundamentales en los procesos de inflamación crónica. En conjunto, el C15:0 mostró múltiples beneficios clínicamente relevantes para revertir la diabetes tipo 2, la resistencia a la insulina y la inflamación crónica. Esta historia debería empezar a parecerte familiar.

- **El C17:0 fue una grasa sin beneficios claros.** No es que el C17:0 fuera perjudicial, simplemente no ofreció los mismos beneficios que el C15:0. En concreto, el equipo alemán observó que el C17:0 puro también redujo los niveles de TNFα e inhibió la vía JAK-STAT. Sin embargo, no mejoró la sensibilidad a la insulina ni otros parámetros relacionados con la diabetes tipo 2.

- **La grasa láctea resultó perjudicial (probablemente por el C16:0).** A diferencia del C15:0 y el C17:0 puros, los ratones suplementados con grasa láctea presentaron un aumento en la acumulación de grasa hepática, niveles más elevados de colesterol y glucosa, y una mayor resistencia a la insulina. Además, mostraron biomarcadores más elevados de inflamación hepática y fibrosis (es decir, cicatrización del hígado) en comparación con los

16. Venn-Watson, S., *et al.*: «Efficacy of Dietary Odd-Chain Saturated Fatty Acid Pentadecanoic Acid Parallels Broad Associated Health Benefits in Humans: Could It Be Essential?», *Scientific Reports*, vol. 10, n.º 1 (18 de mayo de 2020), p. 8161. Doi: 10.1038/s41598-020-64960-y.

17. Bishop, C., *et al.*: «Heptadecanoic Acid Is Not a Key Mediator in the Prevention of Diet-Induced Hepatic Steatosis and Insulin Resistance in Mice», *Nutrients*, vol. 15, n.º 9 (24 de abril de 2023), p. 2052. Doi: 10.3390/nu15092052; Manning, B. D., *et al.*: «AKT/PKB Signaling: Navigating the Network», *Cell*, vol. 169, n.º 3 (20 de abril de 2017), pp. 381-405. Doi: 10.1016/j.cell.2017.04.001.

controles. Estos efectos negativos de la grasa láctea sobre la salud metabólica y hepática se atribuyeron a los efectos proinflamatorios del C16:0, demostrados directamente, como el aumento en la activación del TNFα y de la vía JAK-STAT.

Existe otra línea de investigación interesante que refuerza aún más la idea de que obtener C15:0 a través de fuentes dietéticas ricas en grasa no es lo ideal. El primer conjunto de estudios mostró que, cuanto mayor era el contenido total de grasa en la dieta de los ratones, más bajos eran sus niveles de C15:0.[18] A medida que sus dietas pasaban de un 5 a un 35 % y luego a un 70 % de grasa total, los niveles de C15:0 descendían de forma escalonada. Este resultado es contraintuitivo, ya que las dietas ricas en grasa incluyen pequeñas cantidades de C15:0, lo que, en principio, debería haber provocado un aumento de sus niveles al incrementarse el consumo de grasa. Como decía, interesante.

Unos cuatro años después de ese estudio, otro equipo de investigación repitió los descubrimientos: los ratones alimentados con dietas ricas en grasa no sólo presentaban niveles más bajos de C15:0 en sangre, sino también en el hígado.[19] Al profundizar, observaron además que estos ratones mostraban una disminución en la abundancia de bacterias intestinales productoras de C3:0, así como una menor expresión de una enzima llamada ELOVL6. Desgranemos esta última frase: como se ha explicado antes, ciertas bacterias beneficiosas del intestino pueden producir tanto C3:0 como, en cierta medida, C15:0. Por tanto, si una dieta rica en grasa reduce las bacterias intestinales que fabrican C15:0, eso podría explicar el descenso en los niveles de este ácido graso.

18. Jenkins, B. J., *et al.*: «The Dietary Total-Fat Content Affects the In Vivo Circulating C15:0 and C17:0 Fatty Acid Levels Independently», *Nutrients*, vol. 10, n.º 11 (3 de noviembre de 2018), p. 1646. Doi: 10.3390/nu10111646.

19. Ampong, I., *et al.*: «Odd Chain Fatty Acid Metabolism in Mice after a High Fat Diet», *International Journal of Biochemistry & Cell Biology*, vol. 143 (febrero de 2022), p. 106135. Doi: 10.1016/j.biocel.2021.106135.

En conjunto, las piezas emergentes de este rompecabezas sugieren que consumir alimentos ricos en grasa no sólo podría anular los beneficios del C15:0 para la salud debido al mayor contenido en grasas proinflamatorias, sino también reducir la ya limitada capacidad del organismo para producir C15:0. Lo cual nos lleva a la tercera recomendación:

**Recomendación n.º 3: considerar el establecimiento de guías dietéticas basadas en la proporción C16:0/C15:0.** Deberían llevarse a cabo estudios para determinar proporciones tolerables de C16:0 total frente a C15:0 que puedan alcanzarse razonablemente a través de la dieta, de manera que se favorezcan los beneficios del C15:0 y se minimicen los efectos proinflamatorios y otros efectos competitivos del C16:0 (y de otros ácidos grasos saturados de cadena par). Este enfoque sería similar al uso habitual de la proporción omega-6/omega-3, que sirve para orientar dietas con un menor contenido en omega-6 proinflamatorios y un mayor aporte de omega-3 antiinflamatorios.

En resumen, estudios bien controlados están demostrando que el C15:0 puro, un ácido graso presente en trazas en la grasa láctea, muestra mejores beneficios cuando no está eclipsado por grasas proinflamatorias como el C16:0 y otros ácidos grasos con efectos similares. Así que, aquí va un repaso científico para responder a la pregunta: ¿no deberíamos simplemente volver a tomar leche entera? La respuesta podría ser que sí... para los niños que pueden beber leche, ya que la leche, en todos los mamíferos, está destinada a ayudar al crecimiento y el desarrollo de las crías. Pero en el caso de los adultos, ya hemos visto varias razones respaldadas por la ciencia que indican que volver a consumir grasa láctea no es la mejor estrategia para optimizar los beneficios a largo plazo del C15:0. Entre ellas, se encuentran las siguientes:

1. Existe demasiada variabilidad en el contenido de C15:0 entre distintos productos lácteos, incluso los enteros, como para saber con fiabilidad cuánto estamos ingiriendo realmente.

2. Faltan estudios que demuestren de forma consistente beneficios específicos del C15:0 tan solo por consumir grasa láctea.

3. Esta limitación de la grasa láctea se debe probablemente a su elevado contenido en ácidos grasos proinflamatorios, como el C16:0, que pueden interferir con los efectos beneficiosos del C15:0.

4. Aunque los estudios experimentales muestran que el C15:0 puro mejora parámetros clave de salud, la grasa láctea hizo justo lo contrario: empeoró distintos estados patológicos.

Aunque esto pueda parecer desalentador, existe una pista importante que proviene del estudio sobre la Zona de Alta Longevidad de Cerdeña mencionado anteriormente.[20] Esta isla italiana no sólo es una de las cinco zonas de alta longevidad en el mundo, sino que su población presenta el mayor porcentaje de hombres con mayor esperanza de vida. Los estudios han demostrado que la longevidad entre los sardos se debe principalmente a su capacidad para evitar muertes por enfermedades cardíacas.[21] Dado que las enfermedades cardíacas siguen siendo la principal causa de muerte a nivel mundial, este hallazgo resulta muy relevante y significativo. Si además consideramos lo explicado en el capítulo 7 sobre cómo el C15:0 protege frente a las enfermedades cardíacas, en especial cuando sus niveles superan el 0,4 % del total de ácidos grasos, el asunto adquiere aún mayor importancia.[22]

---

20. Manca, C., *et al.*: «Circulating Fatty Acids and Endocannabinoidome-Related Mediator Profiles Associated to Human Longevity», *GeroScience*, vol. 43, n.º 4 (agosto de 2021), pp. 1783-1798. Doi: 10.1007/s11357-021-00342-0.

21. Caselli, G., *et al.*: «Survival Differences among the Oldest Old in Sardinia: Who, What, Where, and Why?», *Demographic Research*, vol. 14, n.º 13 (29 de marzo de 2006), pp. 267-294. Doi: 10.4054/DemRes.2006.14.13.

22. Trieu, K., *et al.*: «Biomarkers of Dairy Fat Intake, Incident Cardiovascular Disease, and All-Cause Mortality: A Cohort Study, Systematic Review, and Meta-Analysis», *PLoS Medicine*, vol. 18, n.º 9 (21 de septiembre de 2021), e1003763. Doi: 10.1371/journal.pmed.1003763.

Como recordatorio, los sardos presentan niveles de C15:0 tres veces superiores a los del resto del mundo, al menos en estudios realizados desde la década de 1990. Mientras la mayoría de nosotros presenta niveles de C15:0 alrededor del 0,2 % del total de ácidos grasos, los sardos alcanzan un promedio del 0,64 %. No es sorprendente saber que logran estos niveles elevados de C15:0 mediante una dieta rica en lácteos, que puede representar hasta un 26 % de su ingesta calórica diaria.[23] Entonces, ¿cómo consiguen los sardos alcanzar niveles tan elevados de C15:0 asociados a su longevidad sin que su salud se vea comprometida por las grasas saturadas proinflamatorias presentes en la grasa láctea?

1. **Los productos lácteos de los sardos provienen de sus propias ovejas y cabras locales.** Un estudio sobre quesos disponibles en el mercado mostró que los elaborados con leche de vaca presentaban un contenido en C15:0 más elevado (1,20 % del total de ácidos grasos) que los de cabra y oveja (1,18 y 1,11 %, respectivamente).[24] Esto sugiere que la «magia» del C15:0 en Cerdeña no se debe necesariamente a la cría de cabras y ovejas en lugar de vacas.

2. **Las ovejas y cabras sardas pastan libremente en los terrenos montañosos de la isla.** Esta pista resulta prometedora, ya que, como se ha comentado en este capítulo, los animales que pastan producen leches con mayor contenido en C15:0 que aquellos que no lo hacen. Además, estudios realizados en otras regiones de gran altitud han demostrado que no sólo importa el pastoreo, sino también la altitud y el tipo de hierba de montaña, factores

23. «Sardinia, Italy: Home to the World's Longest-Living Men», BlueZones. com. Disponible en: www.bluezones.com/explorations/sardinia-italy (consultado el 17 de junio de 2024).

24. Paszczyk, B., *et al.*: «The Comparison of Fatty Acid Composition and Lipid Quality Indices in Hard Cow, Sheep, and Goat Cheeses», *Foods*, vol. 9, n.º 11 (15 de noviembre de 2020), p. 1667. Doi: 10.3390/foods9111667.

que pueden influir en los niveles de C15:0 en la leche.[25] Por ejemplo, las vacas que pastan *Trifolium alpinum* en los Alpes producen grasa láctea con un 1,78 % de C15:0 (en relación con el total de ácidos grasos). Ahora sí estamos hablando de cifras destacables. Así pues, tenemos el queso procedente de animales que pastan en pastos de alta montaña. Primera pista confirmada.

3. **La cultura alimentaria sarda se basa en la supervivencia en épocas difíciles, lo que significa que muchos de sus alimentos –a veces denominados «alimentos de hambruna»– están concebidos para conservarse durante largos períodos.**[26] Entre ellos se encuentra un queso llamado caggiu de crabittu, elaborado con leche cruda de cabra y curado durante al menos treinta días. Aunque un estudio sobre los ácidos grasos presentes en este queso no incluyó el C15:0, sí indicó que este queso presentaba cantidades considerablemente más altas de ácidos grasos libres en comparación con los quesos de cabra que no se curan durante al menos treinta días.[27]

He aquí por qué este hallazgo es importante. Normalmente, en los alimentos, el C15:0 forma parte sobre todo de lípidos complejos llamados *triacilglicéridos*, los cuales no pueden ser absorbidos directamente por nuestro intestino. Por eso necesitamos enzimas digestivas que liberen el C15:0 en forma de ácido graso libre, que sí puede ser absorbido. Según explicaban los investigadores en el estudio mencionado, el proceso de fermenta-

25. Falchero, L., *et al.*: «Variation in Fatty Acid Composition of Milk and Cheese from Cows Grazed on Two Alpine Pastures», *Dairy Science Technology*, vol. 90 (septiembre de 2010), pp. 657-672. Doi: 10.1051/dst/2010035.

26. Wang, C., *et al.*: «Sardinian Dietary Analysis for Longevity: A Review of the Literature», *Journal of Ethnic Foods*, vol. 9 (2 de septiembre de 2022), p. 33. Doi: 10.1186/s42779-022-00152-5.

27. Murgia, M. A., *et al.*: «Preliminary Microbiological and Chemical Characterization of Edible Goat's Rennet, a Unique Product of Sardinian Food Tradition», *Italian Journal of Animal Science*, vol. 18, n.º 1 (septiembre de 2019), pp. 1327-1334. Doi: 10.1080/1828051X.2019.1640641.

ción de al menos treinta días provoca una «lipólisis», que descompone un mayor número de ácidos grasos en su forma libre. ¡Ahí está la clave! Esto, a su vez, daría lugar a una mayor cantidad de C15:0 fácilmente absorbible en este tipo de queso. Es decir, queso curado con más C15:0 biodisponible. Segunda pista confirmada.

El pecorino, un queso local elaborado con leche de oveja, forma parte habitual de la dieta sarda. En distintos estudios realizados en granjas, el pecorino presentaba un contenido en C15:0 más alto que otros productos lácteos.[28] En concreto, contiene un 1,44 % de C15:0 (respecto al total de ácidos grasos). Otro queso con un contenido de C15:0 superior al habitual. Tercera pista confirmada.

4. **Los sardos consumen muy poca carne.** Ésta suele reservarse para los domingos y las ocasiones especiales, lo que reduce su ingesta media a tan sólo un 5 % del total de calorías diarias. Esto equivale a un consumo dos o tres veces menor que el de las dietas europeas y estadounidenses. A la luz de los estudios comentados anteriormente sobre la absorción competitiva de otras grasas que desplazan al C15:0, una dieta baja en carne podría disminuir esa competencia y favorecer una mayor absorción de C15:0. Cuarta pista confirmada.

5. **La ingesta calórica diaria de los sardos se mantiene en torno a las 2.000 kcal.** Esto significa que, aunque su dieta incluye una cantidad relativamente alta de productos lácteos, el volumen total de calorías está limitado. Esto podría contribuir, una vez más, a reducir la presencia de grasas «malas» competidoras, así como la ingesta calórica total, mientras se maximiza el consumo de alimentos con mayor contenido en C15:0. Quinta pista confirmada.

28. Serrapica, F., *et al.*: «Seasonal Variation and Chemical Composition, Fatty Acid Profile, and Sensory Properties of a Mountain Pecorino Cheese», *Foods*, vol. 9, n.º 8 (10 de agosto de 2020), p. 1091. Doi: 10.3390/foods9081091.

Aunque todos estos puntos respaldan la idea de que los seres humanos pueden alcanzar niveles «longevos» de C15:0 del 0,64%, no basta con llenar el carrito de la compra con cualquier producto lácteo. La calidad de esos lácteos, junto con una ingesta diaria total de calorías moderada y un consumo reducido de carne, es fundamental. Además, los pastores sardos caminan un promedio de ocho kilómetros al día, y este ejercicio puede ayudar a aumentar los niveles circulantes de C15:0 al liberar el C15:0 almacenado en las reservas grasas.[29] Esto nos lleva a la recomendación n.º 4:

**Recomendación n.º 4: sigue la dieta para aumentar el C15:0 de la Zona de Alta Longevidad de Cerdeña.** La dieta sarda favorece niveles elevados de C15:0 en esta población con alta longevidad a través de varios factores: (1) mantener una ingesta diaria aproximada de dos mil kilocalorías; (2) un bajo consumo de carne (5% del total de calorías); (3) un mayor consumo de quesos ricos en C15:0 y curados para aportar cantidades superiores del ácido graso libre biodisponible, y (4) quesos elaborados a partir de animales locales alimentados con pastos de montaña a gran altitud.

Dado que el acceso a quesos curados durante treinta días, elaborados con leche de animales alimentados con pastos de montaña a gran altitud, es limitado en gran parte del mundo, debemos considerar cómo los suplementos de C15:0 pueden ayudarnos a parecernos más a los sardos. Pero antes de abordar este tema, conviene hablar de los alimentos no lácteos que también contienen C15:0, ya que es una pregunta que me hacen con frecuencia (y que yo también me planteé).

---

29. Liu, X., *et al.*: «Physical Activity and Individual Plasma Phospholipid SFAs in Pregnancy: A Longitudinal Study in a Multiracial/Multiethnic Cohort in the United States», *American Journal of Clinical Nutrition*, vol. 116, n.º 6 (19 de diciembre de 2022), pp. 1729-1737. Doi: 10.1093/ajcn/nqac250.

## Fuentes alimentarias no lácteas de C15:0

Veamos ahora más de cerca las fuentes alimentarias no lácteas de C15:0. Podemos empezar con la siguiente pregunta: ¿qué pasa si vamos directamente a la vaca?

«He oído que la carne contiene C15:0. Eso incluye las hamburguesas, ¿verdad?».

Para los carnívoros, es una pregunta válida. En efecto, los mismos animales que nos proporcionan leche y queso también tienen C15:0 en su grasa. Esto significa que la carne de vacuno y de cordero contiene una cantidad apreciable de este ácido graso. Según el Departamento de Agricultura de Estados Unidos (USDA), una onza (28 gramos) de carne de cordero fresco importado de Australia contiene 133 mg de C15:0, la concentración más alta entre los distintos tipos de carne.[30] La carne de vacuno australiana alimentada con pasto ocupa el segundo lugar, con 102 mg por cada 28 gramos. Debe de ser cosa del pasto australiano, que por sí solo merecería un estudio aparte.

Aunque el cordero y la ternera contienen C15:0, parece que el ya delicado equilibrio entre los ácidos grasos de cadena impar, con efectos antiinflamatorios (como el C15:0), y los de cadena par, con efectos proinflamatorios, se rompe por completo en el caso de la carne. En un amplio estudio prospectivo de cohortes que incluyó a más de treinta y cinco mil personas, se observó que el consumo de grasas procedentes de *productos lácteos* no aumentaba el riesgo de cardiopatía coronaria, mientras que el consumo de grasas provenientes de la carne sí lo hacía.[31] Aunque ambos tipos de alimentos presentan porcentajes relativos similares de la mayoría de los ácidos grasos saturados, la grasa de la carne contiene

---

30. Departamento de Agricultura de Estados Unidos: «FoodData Central». Disponible en: https://fdc.nal.usda.gov/fdc-app.html#/?component=1299 (consultado en marzo de 2024).
31. Vissers, L., *et al.*: «Fatty Acids from Dairy and Meat and Their Association with Risk of Coronary Heart Disease», *European Journal of Nutrition*, vol. 58, n.º 7 (octubre de 2019), pp. 2639-2647. Doi: 10.1007/s00394-018-1811-1.

menos C15:0 y C17:0, y más C18:0 y C20:0, en comparación con la grasa láctea. Si consultamos la Tabla 12.2, veremos un patrón recurrente: una cantidad aceptable de C15:0 (hasta 475 mg por cada 100 g) y una cantidad altísima de C16:0 (hasta 16.393 mg por cada 100 g).

| Tipo de carne | C15:0 (mg) | | C16:0 (mg) | |
|---|---|---|---|---|
| | Por 100 g de alimento | Por ración | Por 100 g de alimento | Por ración |
| Cordero, Australia | 470 | 133 | 16 200 | 4590 |
| Vacuno, Australia (alimentado con pasto) | 362 | 102 | 13 700 | 3875 |
| Vacuno, costillas | 176 | 50 | 10 500 | 2970 |
| Pollo | 50 | 14 | 8010 | 2270 |
| Cerdo | 43 | 12 | 13 600 | 3860 |

Tabla 12.2. Cantidades de C15:0 y C16:0 en distintas carnes de origen animal

Por desgracia, los datos actuales indican que consumir carne no sólo no permite aprovechar los beneficios del C15:0 para la salud a largo plazo, sino que incluso puede aumentar el riesgo de padecer algunas enfermedades crónicas, probablemente debido a esos malditos ácidos grasos saturados de cadena par con efectos proinflamatorios. Así que tirémonos al agua.

## A la pesca del C15:0

Como se ha explicado en el capítulo 1, uno de los grandes momentos de revelación llegó cuando descubrimos que los delfines que envejecen con mejor salud presentaban niveles más altos de C15:0. Y esos delfines no obtenían el C15:0 de la grasa láctea ni de la carne de animales terrestres, sino del pescado. Y no de cualquier pescado, sino de especies concretas como los mújoles y los *pinfish*, una especie de sargo del Atlántico occidental. Además, al revisar la bibliografía científica, encontramos numerosos estudios que muestran que las personas que consumen más pescado también envejecen con mayor salud. Que se aparten la leche y la carne de vacuno; bienvenido, sushi.

Independientemente de que el consumo de pescado logre o no aumentar nuestros niveles de C15:0, existe una sólida base científica que respalda los beneficios de incluir pescado en la dieta habitual.[32] En la actualidad, la Asociación Estadounidense del Corazón recomienda consumir al menos dos raciones de pescado a la semana, especialmente pescados grasos como anchoas, arenques, caballas, bacalao negro, salmones, sardinas, atunes rojos, pescados blancos, lubinas rayadas y cobias, con el fin de prevenir enfermedades cardiovasculares.[33] La única advertencia es el riesgo de una exposición excesiva al mercurio, que puede acumularse en el pescado y resultar perjudicial durante el embarazo. Por eso, la FDA elaboró una práctica guía que indica qué pescados están en la lista «buena» (sí, hablamos de vosotros, salmones, arenques, sardinas y truchas) y cuáles conviene evitar durante el embarazo (como marlines, peces espada y atunes de ojos grandes).[34]

El pescado es una fuente nutricional fundamental para poblaciones de todo el mundo y, mientras logremos gestionar de forma sostenible las pesquerías, seguirá siendo un recurso clave para nuestra alimentación. Sabemos que incorporar al menos dos raciones de pescado a la semana en nuestra dieta es beneficioso para la mayoría de las per-

32. Chen, J., *et al*.: «A Critical Review on the Health Benefits of Fish Consumption and Its Bioactive Constituents», *Food Chemistry*, vol. 369 (1 de febrero de 2022), p. 130874. Doi: 10.1016/j.foodchem.2021.130874.

33. Asociación Estadounidense del Corazón: «Fish and Omega-3 Fatty Acids». Disponible en: www.heart.org/en/healthy-living/healthy-eating/eat-smart/ fats/fish-and-omega-3-fatty-acids (consultado el 27 de marzo de 2024).

34. Administración de Alimentos y Medicamentos de Estados Unidos: «Advice about Eating Fish». Disponible en: www.fda.gov/food/consumers/advice-about-eating-fish (consultado el 27 de marzo de 2024).

sonas, así que veamos qué significa esto en términos de C15:0. Empezaremos con algunos estudios que analizan la variabilidad del contenido de C15:0 en distintas especies de peces. Pongamos rumbo, pues, a Nigeria, Egipto, Tailandia y Alaska.

Entre los peces de agua dulce capturados por pescadores en la presa del lago Kainji, en Nigeria, se identificó C15:0 en siete de las once especies analizadas.[35] En Egipto, otro grupo estudió tanto especies marinas como de agua dulce y descubrió que la grasa de pescado –de forma similar a la grasa láctea– contenía entre un 0,4 y un 1,2 % de C15:0 respecto al total de ácidos grasos.[36] Las especies con mayor contenido en C15:0 fueron las lisas –tanto de agua dulce como marinas– (entre un 0,9 y un 1,2 %), los siluros (0,9 %) y la lubina (0,8 %). Algunos de los valores más altos registrados de C15:0 en peces proceden de un estudio realizado en Tailandia, en el que se analizaron treinta y tres especies acuáticas diferentes, incluidos peces, calamares y gambas.[37] Este estudio mostró que once de las veintisiete especies de peces (41 %) y cinco de las seis especies de calamares y gambas (83 %) no contenían cantidades detectables de C15:0. La buena noticia es que dos especies de peces presentaban un contenido de C15:0 incluso superior al de la grasa láctea: *Anodontostoma chacunda* (1,9 %) y *Selar crumenophthalmus* (1,6 %). La conclusión es que, al igual que observamos en nuestros primeros estudios con delfines, el contenido en C15:0 en los peces presenta una gran variabilidad.

Aunque estos estudios resultan interesantes, veamos ahora los pescados que solemos consumir. La Tabla 12.3 resume las especies más

35. Ugoala, C., *et al.*: «Comparison of Fatty Acids Profile of Some Freshwater and Marine Fishes», *International Journal of Food Safety*, vol. 10 (enero de 2008), pp. 9-17.

36. Abdouel-Yazeed, A. M.: «Fatty Acids Profile of Some Marine Water and Freshwater Fish», *Journal of the Arabian Aquaculture Society*, vol. 8, n.º 2 (junio de 2013), pp. 283-292.

37. Chedoloh, R., *et al.*: «Fatty Acid Composition of Important Aquatic Animals in Southern Thailand», *International Food Research Journal*, vol. 18 (enero de 2011), pp. 783-790. Doi: 10.1155/2017/5718125.

comunes con mayor contenido de C15:0, según datos del USDA. Si bien conviene tener en cuenta que muchos de estos datos proceden de un número limitado de muestras y no reflejan la variabilidad que puede producirse con el tiempo, el pescado blanco seco de Alaska presentaba la mayor concentración de C15:0, con niveles comparables a los de la leche entera de vaca. El salmón fresco también aparece de forma recurrente en la lista de pescados que contienen C15:0, con concentraciones de aproximadamente la mitad que las de la leche entera.

| Tipo de pescado | C15:0 (mg) | | C16:0 (mg) | |
|---|---|---|---|---|
| | Por 100 g de alimento | Por ración | Por 100 g de alimento | Por ración |
| Pescado blanco seco | 90 | 90 por 100 g | 1900 | 1900 por 100 g |
| Eperlano seco | 60 | 60 por 100 g | 2250 | 2250 por 100 g |
| Salmón rojo | 50 | 54 por filete | 1760 | 1900 por filete |
| Salmón del Atlántico (piscifactoría) | 46 | 46 por 100 g | 1880 | 1.880 por 100 g |
| Pez espada (cocinado) | 33 | 33 por 100 g | 1210 | 1280 por pieza |

Tabla 12.3. Cantidades de C15:0 y C16:0 en distintas especies de pescado

Aunque algunos pescados contienen C15:0, la siguiente pregunta lógica es: ¿podemos aumentar de forma significativa nuestros niveles de C15:0 comiendo más pescado? Dos estudios intentaron responder a esta cuestión y ambos llegaron a la misma conclusión: mientras que la ingesta de grasa láctea guarda una relación directa con los niveles de C15:0, el consumo de pescado por sí solo no produce el mismo efecto.[38]

---

38. Pranger, I. G., *et al.*: «Potential Biomarkers for Fat from Dairy and Fish and Their Association with Cardiovascular Risk Factors: Cross-Sectional Data from the LifeLines BioBank and Cohort Study», *Nutrients*, vol. 11, n.º 5

Esto se debe probablemente a que, como ya hemos visto, existe demasiada variabilidad en el contenido de C15:0 entre las distintas especies.

## La prometedora experiencia de la dieta japonesa

Pese a las limitaciones mencionadas, sigue existiendo la posibilidad de aumentar eficazmente los niveles de C15:0 mediante una dieta basada en pescado que, además, reduzca los ácidos grasos saturados de cadena par con efectos proinflamatorios. Un estudio prometedor empleó la dieta japonesa, que consiste en aumentar el consumo de pescado, soja y productos derivados, verduras, algas, *konjac* (una raíz asiática), setas y cereales integrales, al tiempo que se reduce la ingesta de grasas animales, dulces, postres, aperitivos y bebidas alcohólicas.[39] Desde la década de 1970, la población japonesa ha ido abandonando progresivamente su dieta tradicional –rica en pescado y baja en grasas animales terrestres– en favor de una dieta occidental. Esto ha provocado un aumento en la ingesta de grasas dietéticas: del 10 % de las calorías totales en la década de 1960 a más del 30 % en 2016. Como era de esperar, este cambio dietético ha derivado en un incremento de casos de obesidad, dislipidemia y diabetes tipo 2.

El equipo responsable de este estudio ya había llevado a cabo un estudio piloto con hombres de mediana edad, en el que se demostró que la dieta japonesa reducía eficazmente los niveles de colesterol LDL y triglicéridos, al tiempo que mantenía niveles saludables de colesterol HDL.[40] Dado que las grasas dietéticas de la dieta japonesa proceden

---

(17 de mayo de 2019), p. 1099. Doi: 10.3390/nu11051099; Azab, S. M., *et al.*: «Serum Nonesterified Fatty Acids Have Utility as Dietary Biomarkers of Fat Intake from Fish, Fish Oil, and Dairy in Women», *Journal of Lipid Research*, vol. 61, n.º 6 (junio de 2020), pp. 933-944. Doi: 10.1194/jlr.D120000630.

39. Shijo, Y., *et al.*: «Japan Diet Intake Changes Serum Phospholipid Fatty Acid Compositions in Middle-Aged Men: A Pilot Study», *Journal of Atherosclerosis and Thrombosis*, vol. 26, n.º 1 (1 de enero de 2019), pp. 3-13. Doi: 10.5551/jat.43448.

40. Maruyama, C., *et al.*: «Effects of a Japan Diet Intake Program on Metabolic Parameters in Middle-Aged Men», *Journal of Atherosclerosis and Throm-*

principalmente del pescado y de fuentes vegetales, y no de animales terrestres, el objetivo del estudio de seguimiento fue evaluar los cambios en los ácidos grasos circulantes tras la transición de treinta y tres hombres –de entre treinta y cuarenta y nueve años– de una dieta occidental a la dieta japonesa. Su hipótesis era que esta dieta reduciría los niveles circulantes de ácidos grasos saturados, lo que explicaría la disminución observada del colesterol LDL.

Al inicio del estudio de seguimiento, los participantes recibieron formación sobre la dieta japonesa. A continuación, durante seis semanas, llevaron un diario alimentario en el que registraron todo lo que comían cada día. Mientras seguían esta dieta, aumentaron su ingesta diaria de pescado de 49 a 98 g, y la de soja de 40 a 87 g. Al mismo tiempo, redujeron el consumo diario de carne y aves de corral de 134 a 95 g. De media, los participantes comían pescado, soja y algas una vez al día, y carne grasa y aves una vez cada tres días. Este cambio alimentario redujo eficazmente la ingesta de ácidos grasos saturados de cadena par (C12:0, C14:0, C16:0 y C18:0). También disminuyó la ingesta de C15:0, que pasó de $165 \pm 85$ mg/día a $135 \pm 104$ mg/día.

Sin embargo, cuando el equipo analizó los cambios en los niveles de ácidos grasos circulantes tras las seis semanas en que los participantes siguieron la dieta japonesa, observó que los niveles totales de ácidos grasos saturados disminuyeron (como era de esperar), pero los niveles circulantes totales de C15:0 aumentaron (del $0,09 \pm 0,02\,\%$ al $0,10 \pm 0,05\,\%$; valor de $p = 0,04$).

Aunque se trata de un único estudio y los cambios fueron sutiles, estos resultados sugieren que reducir la ingesta de ácidos grasos saturados de cadena par procedentes de carnes terrestres puede disminuir los lípidos proinflamatorios en el organismo y, al mismo tiempo, aumentar ligeramente los niveles de C15:0.

En concreto, el estudio sobre la dieta japonesa respalda las investigaciones presentadas en las secciones anteriores de este capítulo, que mostraban que las dietas ricas en grasas saturadas –en especial las pro-

_____

*bosis*, vol. 24, n.º 4 (3 de abril de 2017), pp. 393-401. Doi: 10.5551/jat.36780.

cedentes de carnes de mamíferos terrestres– pueden reducir los niveles circulantes de C15:0. Y en este caso se trató de un estudio realizado en seres humanos. Por tanto, hay evidencia de que nuestros niveles de C15:0 pueden aumentar de forma significativa (aunque modesta) si sustituimos las grasas procedentes de carnes terrestres por grasas provenientes del pescado, la soja y las algas. Con esta conclusión, pasemos ahora a las fuentes vegetales de C15:0.

## Fuentes vegetales de C15:0

Ha llegado el momento de hablar de las fuentes vegetales de C15:0, ¿no crees? Especialmente para quienes siguen una dieta vegetariana o vegana. Dado que tanto la grasa láctea como la de vacuno contienen niveles relativamente elevados de C15:0, dos buenos puntos de partida en el mundo vegetal podrían ser las leches y las carnes de origen vegetal.

### Leches y carnes vegetales

A pesar de compartir los términos «leche» y «carne», los productos vegetales y animales tienen poco en común, incluidos los niveles de C15:0. Un estudio que comparó cinco tipos de leche vegetal (arroz, soja, coco, avena y almendra) mostró lo siguiente:[41]

- Las leches de soja, coco, avena y almendra no contienen C15:0 detectable.
- Sólo la leche de arroz presenta C15:0, y en una proporción muy baja: apenas un 0,05 % del total de ácidos grasos. Con esto, llegamos a la quinta recomendación.

---

41. Moore, S. S., *et al.*: «How Animal Milk and Plant-Based Alternatives Diverge in Terms of Fatty Acid, Amino Acid, and Mineral Composition», *NPJ Science of Food*, vol. 7, n.º 1 (16 de septiembre de 2023), p. 50. Doi: 10.1038/s41538-023-00227-w.

**Recomendación n.º 5: no recurras a las leches vegetales para cubrir tus necesidades diarias de C15:0, ya que su contenido en este ácido graso es prácticamente nulo.**

En cuanto a las carnes vegetales, se observa un patrón similar. Un equipo de la Universidad de Duke comparó carne de vacuno alimentado con pasto y carnes vegetales, y demostró que la carne de vacuno contenía cantidades significativamente mayores de C15:0 que las alternativas vegetales.[42] Por tanto, a la hora de sustituir las fuentes de C15:0 presentes en la grasa láctea y en la carne de vacuno, las leches y carnes vegetales no están a la altura. Pasemos ahora a las semillas y a los aceites derivados de ellas.

### ¿Y qué pasa con las semillas y los aceites derivados de ellas?

Al revisar la base de datos de ingredientes del USDA para alimentos vegetales en general (incluidas frutas y verduras) que contengan cantidades significativas de C15:0, los resultados son escasos. Entre los alimentos vegetales que sí contienen C15:0, la mayoría resultan ser semillas y aceites derivados de semillas.[43] Y entre estos aceites, hay una auténtica revelación: sorprendentemente, el USDA señala que el aceite de girasol alto oleico presenta un contenido en C15:0 notablemente elevado. Como se muestra en la Tabla 12.4, la cantidad de C15:0 en este aceite es comparable a la de la mantequilla, lo cual es, sin duda, impresionante. Además, la proporción entre C15:0 y C16:0 en el aceite de girasol alto oleico (0,22 %) es relativamente alta en comparación con la de la mantequilla (0,04 %).

---

42. van Vliet, S., *et al*.: «A Metabolomic Comparison of Plant-Based Meat and Grass-Fed Meat Indicates Large Nutritional Differences Despite Comparable Nutrition Facts Panels», *Scientific Reports*, vol. 11, n.º 1 (5 de julio de 2021), p. 13828. Doi: 10.1038/s41598-021-93100-3.

43. Departamento de Agricultura de Estados Unidos: «FoodData Central». Disponible en: https://fdc.nal.usda.gov/fdc-app.html#/?component=1299 (consultado en marzo de 2024).

Otras fuentes vegetales de C15:0, como hierbas, frutos secos y semillas, presentan niveles muy bajos. Por ejemplo, serían necesarias 25 cucharadas (casi dos tazas) de romero seco para alcanzar los 100 mg diarios mínimos de C15:0, o dos tazas de cacahuetes... todos los días. También se requeriría más de una taza de semillas de chía, lo cual es una cantidad considerable. Una vez más, nos encontramos con el mismo problema en semillas y frutos secos, incluido el aceite de girasol: contienen niveles significativamente más altos de ácidos grasos saturados de cadena par proinflamatorios, como el C16:0 (*véase* la Tabla 12.4).

| Tipo de fuente vegetal | C15:0 (mg) | | C16:0 (mg) | |
|---|---|---|---|---|
| | Por 100 g de alimento | Por ración | Por 100 g de alimento | Por ración |
| Aceite de girasol alto oleico | 800 | 112 por cucharada | 3680 | 515 por cucharada |
| Romero seco | 131 | 4 por cucharada | 4990 | 165 por cucharada |
| Aceite de colza industrial | 47 | 6 por cucharada | 4190 | 571 por cucharada |
| Cacahuetes | 38 | 55 por taza | 5050 | 5041 por 100 g |
| Aceite de soja | 37 | 5 por cucharada | 14100 | 1906 por cucharada |
| Semillas de chía secas | 30 | 31,5 por 100 g | 2170 | 2169 por 100 g |
| Aceite de coco | 15 | 2 por cucharada | 8640 | 389 por cucharada |
| Semillas de calabaza | 8 | 9 por taza | 5360 | 6920 por taza |
| Semillas de girasol | 8 | 8 por taza | 4220 | 5690 por taza |

Tabla 12.4. Cantidades de C15:0 y C16:0 en distintos productos de origen vegetal

Además, como hemos visto en el capítulo 4, si una grasa está en forma de aceite a temperatura ambiente, eso significa que está mezclada con ácidos grasos insaturados. Y aunque el C15:0 es una grasa saturada estable y saludable, sólida a temperatura ambiente y altamente resistente al ataque del oxígeno (es decir, a la peroxidación lipídica), los aceites con grasas insaturadas son muy susceptibles a esta oxidación dañina, lo que puede dificultar que el C15:0 cumpla su función.

Este punto queda patente en un ensayo clínico aleatorizado y doble ciego realizado en la India entre personas con cardiopatía coronaria estable.[44] En este estudio, cien participantes cocinaron durante dos años utilizando aceite de coco o aceite de girasol como grasa principal. Se recopilaron datos al inicio, a los tres meses, al año y a los dos años sobre el peso corporal, los lípidos circulantes, los niveles de antioxidantes, los marcadores inflamatorios, el control glucémico y los eventos cardiovasculares mayores. ¿Y qué encontraron? Desafortunadamente, casi nada. De las veintinueve variables de salud evaluadas, no se observaron diferencias significativas entre ambos grupos que se mantuvieran durante los dos años. Este estudio parece indicar que el uso de aceite de coco o de aceite de girasol para cocinar ni beneficia ni perjudica la salud cardiovascular. Aunque un primer objetivo razonable es evitar causar perjuicio, los resultados sugieren que el aceite de girasol –a pesar de tener un contenido relativamente alto de C15:0 en comparación con el aceite de coco– no aporta los beneficios esperados para la salud asociados a este ácido graso.

## Plantas que activan las fábricas de C15:0 en nuestro intestino

Aunque es difícil obtener cantidades adecuadas de C15:0 directamente de las plantas, puede existir una vía indirecta que permita aprovechar asimismo una dieta basada en alimentos vegetales. Aquí entra en juego el microbioma intestinal. Como hemos comentado en el capítu-

---

44. Vijayakumar, M., *et al*.: «A Randomized Study of Coconut Oil versus Sunflower Oil on Cardiovascular Risk Factors in Patients with Stable Coronary Heart Disease», *Indian Heart Journal*, vol. 68, n.º 4 (julio-agosto de 2016), pp. 498-506. Doi: 10.1016/j.ihj.2015.10.384.

lo 4, el intestino puede utilizar componentes vegetales para producir C15:0, empezando por un tipo de fibra llamada *inulina* (que no debe confundirse con la insulina). Estudios en ratones han demostrado que una bacteria intestinal beneficiosa, *Parabacteroides distasonis*, utiliza la inulina para sintetizar C15:0.[45] A su vez, el C15:0 generó numerosos efectos positivos, como la reducción de la inflamación, la disminución de la peroxidación lipídica y el descenso de enzimas hepáticas.

Otro equipo confirmó que este efecto no se limita a los ratones. En un ensayo clínico, las personas que consumieron 30 gramos de inulina al día aumentaron sus niveles circulantes de C15:0 en un 17 %.[46] Cabe señalar que los niveles de C15:0 al inicio y al final del estudio seguían situándose entre el 0,2 y el 0,3 % del total de ácidos grasos, lo cual podría ser clínicamente relevante, pero difícil de alcanzar en la práctica, dado el volumen de inulina necesario para lograr ese efecto. Cuando los participantes consumieron tan solo celulosa –otro componente de la fibra–, los niveles de C15:0 no variaron. Esto ayudó a demostrar que la inulina era el «ingrediente secreto» de la fibra responsable del aumento del C15:0. Gracias a los estudios previos en ratones, sabemos que lo más probable es que la inulina eleve el C15:0 en seres humanos a través de las bacterias intestinales productoras de este ácido graso.

Para ver cómo podemos aplicar los hallazgos de este estudio a nuestra vida diaria, veamos qué alimentos contienen inulina y cuánto deberíamos consumir para alcanzar los 30 gramos diarios de inulina utilizados en el estudio. Según el USDA, la raíz de achicoria es el alimento con mayor contenido en inulina, con unos impresionantes 42 gramos

45. Wei, W., *et al.*: «*Parabacteroides distasonis* Uses Dietary Inulin to Suppress NASH via Its Metabolite Pentadecanoic Acid», *Nature Microbiology*, vol. 8, n.º 8 (agosto de 2023), pp. 1534-1548. Doi: 10.1038/s41564-023-01418-7.

46. Weitkunat, K., *et al.*: «Odd-Chain Fatty Acids as a Biomarker for Dietary Fiber Intake: A Novel Pathway for Endogenous Production from Propionate», *American Journal of Clinical Nutrition*, vol. 105, n.º 6 (junio de 2017), pp. 1544-1551. Doi: 10.3945/ajcn.117.152702.

de inulina por cada 100 gramos de raíz.[47] Los siguientes alimentos con mayor contenido en inulina (expresado en gramos de inulina por cada 100 gramos de alimento) son: ajo deshidratado (28 g), cebolla cruda deshidratada (18 g), hojas crudas de diente de león (14 g) y ajo crudo (13 g). Aunque estos alimentos son los más ricos en inulina, la mayoría de los estadounidenses no suelen consumir raíces de achicoria ni hojas de diente de león.

Según amplias encuestas, el USDA mostró que obtenemos habitualmente el 69 % de nuestra inulina del trigo, el 23 % de las cebollas y un 3 % tanto de los plátanos como del ajo crudo y cocinado, a partes iguales.[48] Dado que éstos son nuestros alimentos más comunes con inulina, vemos que el trigo contiene unos 2,5 gramos de inulina por cada 100 gramos, las cebollas cocidas unos 3 gramos, los plátanos 0,5 gramos y el ajo, 12,5 gramos. Bien, son muchos números. Intentemos ahora darles un sentido práctico tomando como referencia los 30 gramos diarios de inulina utilizados en el estudio.

Aquí es donde la cosa se complica un poco. Las encuestas indican que, en promedio, las personas consumen 2,6 gramos de inulina al día. Eso significa que tendríamos que multiplicar por diez nuestra ingesta habitual para alcanzar la dosis empleada en el estudio que logró aumentar los niveles de C15:0. Esto equivale a casi un kilogramo de trigo o un kilogramo de cebollas al día, o bien seis kilogramos de plátanos, o unos 225 gramos de ajo crudo. Si optáramos por la vía de la achicoria –rica en inulina–, harían falta unos 70 gramos diarios, es decir, más de un tercio de taza de raíz de achicoria amarga, para llegar a los 30 gramos de inulina. Incluso los productos concentrados que se comercializan como «polvo de inulina» suelen aportar solo 7,5 gramos diarios en total.

*Para que quede claro: esta sección no pretende ser una guía para incorporar 30 gramos de inulina al día en tu dieta. No sólo es probable que*

---

47. Moshfegh, A. J., *et al.*: «Presence of Inulin and Oligofructose in the Diets of Americans», *Journal of Nutrition*, vol. 129, n.º 7, suplemento (julio de 1999), pp. 1407S-1411S. Doi: 10.1093/jn/129.7.1407S.

48. *Ibid.*

*eso te cause molestias gastrointestinales, sino que además podría no ser beneficioso para tu salud.*

Así que optemos por una ingesta más manejable, pero aún superior a la media, de 10 gramos de inulina al día. ¿Puede esta dosis generar beneficios significativos?

Un ensayo clínico aleatorizado y controlado con placebo, realizado en adultos con riesgo de diabetes tipo 2, investigó precisamente esto.[49] Tras tomar 10 gramos diarios de inulina durante seis semanas, los participantes no mostraron diferencias significativas en niveles de glucosa en sangre, resistencia a la insulina, metabolismo muscular ni función mitocondrial en comparación con el grupo placebo. Por tanto, este ensayo clínico respalda la idea de que 10 gramos diarios de inulina no son suficientes para obtener los beneficios esperados asociados al C15:0.

La conclusión de todo esto es: sí, nuestras bacterias intestinales pueden usar la inulina para producir C15:0. Y consumir cantidades extraordinariamente altas (30 gramos) de inulina, una fibra dietética, puede aumentar nuestros niveles de C15:0 en un 17 %. Pero la dificultad para elevar el C15:0 de forma significativa a través de la fibra y el microbioma intestinal también explica por qué los niveles de C15:0 reflejan de manera fiable nuestra ingesta de grasa láctea y no la de fibra.[50]

Para resumir las últimas secciones, hemos visto que aumentar el consumo de carne, pescado y alimentos de origen vegetal no ha sido una forma fiable de incrementar significativamente nuestros niveles de C15:0. Eso nos deja los productos lácteos, que hemos analizado al co-

---

49. Mitchell, C. M., *et al.*: «Prebiotic Inulin Supplementation and Peripheral Insulin Sensitivity in Adults at Elevated Risk for Type 2 Diabetes: A Pilot Randomized Controlled Trial», *Nutrients*, vol. 13, n.º 9 (17 de septiembre de 2021), p. 3235. Doi: 10.3390/nu13093235.

50. Wu, Y., *et al.*: «Odd Chain Fatty Acids Are Not Robust Biomarkers for Dietary Intake of Fiber», *Molecular Nutrition & Food Research*, vol. 65, n.º 22 (noviembre de 2021), e2100316. Doi: 10.1002/mnfr.202100316.

mienzo de este capítulo. Así que profundicemos en los costos y beneficios de optimizar nuestros niveles de C15:0 utilizando únicamente la grasa láctea.

## Los beneficios de los alimentos integrales frente a los nutrientes aislados

Todos conocemos el mantra: la mejor forma de obtener los nutrientes es consumiendo los alimentos enteros que los contienen. Y, en la mayoría de los casos, esta afirmación es totalmente cierta. Por ejemplo, según los Institutos Nacionales de Salud de Estados Unidos, las personas que comen al menos dos raciones de pescado a la semana o que toman un fármaco con omega-3 puro recetado presentan un menor riesgo de enfermedad cardiovascular. Sin embargo, aquellas que consumen suplementos de omega-3 no muestran ese beneficio.[51] Otro claro ejemplo de dieta saludable basada en alimentos integrales es la dieta mediterránea, respaldada por más de once mil estudios científicos revisados por pares, que demuestran de forma consistente su capacidad para proteger y mejorar nuestra salud. La dieta mediterránea mejora la salud cardiovascular, metabólica, hepática y cerebral. Ayuda a mantener un peso corporal saludable, reduce el riesgo de ciertos tipos de cáncer y mejora el estado de ánimo y la función cognitiva. En definitiva, contribuye a vivir más y mejor.[52] Como recordatorio de lo que hemos mencionado anteriormente en este libro, la dieta mediterránea incluye una mezcla equilibrada de frutas, verduras, cereales, legumbres, frutos secos, semillas, aceite de oliva, lácteos, huevos, pesca-

51. Institutos Nacionales de Salud de Estados Unidos: «Omega-3 Supplements: In Depth». Disponible en: www.nccih.nih.gov/health/omega3-supplements-in-depth (consultado el 24 de diciembre de 2023).

52. Sánchez-Sánchez, M. L., *et al.*: «Mediterranean Diet and Health: A Systematic Review of Epidemiological Studies and Intervention Trials», *Maturitas*, vol. 136 (junio de 2020), pp. 25-37. Doi: 10.1016/j.maturitas.2020.03.008.

do, aves y algo de vino.[53] Para la mayoría de las personas, se trata de una lista de la compra viable y accesible.

Curiosamente, aquel ensayo clínico aleatorizado y controlado realizado en Singapur (del que hemos hablado en los capítulos 3, 6 y 7) mostró que las personas que seguían una dieta mediterránea sin suplementación con C15:0 presentaban niveles circulantes más bajos de C15:0 tras doce semanas de intervención.[54] Así que, aunque la dieta mediterránea es incuestionablemente saludable, no contribuye a aumentar nuestros niveles de C15:0. Cabe destacar, como se ha mencionado antes, que entre las mujeres con enfermedad hepática grasa que adoptaron esta dieta, aquellas que además recibieron suplementación con C15:0 obtuvieron mejores resultados de salud: niveles más bajos de colesterol LDL, un microbioma intestinal más saludable y una mayor tendencia a la reducción del peso corporal y de la grasa hepática. Todo ello por encima de los beneficios que aporta la dieta mediterránea por sí sola.

Este estudio nos lleva a una idea importante. Aunque seguir una dieta basada en alimentos integrales bien estudiados aporta beneficios evidentes para la salud en comparación con tomar un puñado de suplementos, estamos viendo emerger una vía nutricional paralela. Y esta vía, respaldada por investigaciones rigurosas, sugiere que algunos nutrientes saludables pueden ser incluso más beneficiosos cuando no están condicionados por el alimento integral que los contiene. Aunque esta afirmación pueda despertar cierto escepticismo (sobre todo viniendo de una epidemióloga veterinaria especializada en delfines), el concepto de que la eficacia aumenta cuando una molécula se aísla de

53. Asociación Estadounidense del Corazón: «What Is the Mediterranean Diet?». Disponible en: www.heart.org/en/healthy-living/healthy-eating/eat-smart/nutrition-basics/mediterranean-diet (consultado el 29 de marzo de 2024).

54. Chooi, Y., C., *et al*.: «Effect of an Asian-Adapted Mediterranean Diet and Pentadecanoic Acid on Fatty Liver Disease: The TANGO Randomized Controlled Trial», *American Journal of Clinical Nutrition*, vol. 119, n.º 3 (marzo de 2024), pp. 788-799. Doi: 10.1016/j.ajcnut.2023.11.013.

su matriz natural es un hecho sobradamente demostrado en el ámbito terapéutico. En lugar de masticar lilas, moho o corteza de sauce, tomamos metformina, penicilina o aspirina para controlar el nivel de glucosa en sangre, eliminar infecciones bacterianas o aliviar dolores de cabeza. Lo que hace falta para diferenciar entre los beneficios para la salud de los alimentos integrales y los de sus nutrientes aislados es una ciencia extremadamente rigurosa, coherente... y bien sustentada.

Para abordar las dudas persistentes sobre los beneficios para la salud de la grasa láctea entera frente a sus nutrientes aislados, un equipo multinacional de dieciocho expertos en nutrición se reunió en un *workshop* celebrado en Bernstorff Slot, Dinamarca, en septiembre de 2016. El objetivo era revisar los estudios sobre los efectos para la salud de la denominada «matriz láctea completa» (es decir, el conjunto de componentes presentes en los productos lácteos), en comparación con los nutrientes individuales de los lácteos.[55] Durante el encuentro, presentaron datos, debatieron y llegaron a una serie de conclusiones que posteriormente recogieron en un artículo publicado en *The American Journal of Clinical Nutrition*.

A continuación, se presentan cuatro hallazgos clave de este equipo en relación con los nutrientes de la grasa láctea, seguidos de su relevancia para el C15:0.

**1. Los estudios suelen realizarse con nutrientes aislados de la grasa láctea, y no con productos lácteos integrales.** La mayoría de las investigaciones que demuestran efectos beneficiosos de los nutrientes presentes en la grasa láctea se han llevado a cabo utilizando dichos compuestos de forma aislada, y no como parte de la matriz alimentaria completa. El C15:0 es un buen ejemplo: casi todos los datos experimentales presentados en este libro se basan en C15:0 puro.

---

55. Thorning, T. K., *et al.*: «Whole Dairy Matrix or Single Nutrients in Assessment of Health Effects: Current Evidence and Knowledge Gaps», *American Journal of Clinical Nutrition*, vol. 105, n.º 5 (mayo de 2017), pp. 1033-1045. Doi: 10.3945/ajcn.116.151548.

**2. Los nutrientes beneficiosos de la grasa láctea pueden perder sus efectos positivos cuando forman parte de alimentos integrales.** Su naturaleza y su complejidad pueden influir en las propiedades nutricionales de un nutriente, lo que puede no coincidir con los beneficios observados cuando se encuentra en forma aislada. Hemos presentado numerosos ejemplos relacionados con el C15:0, como el hecho de que la suplementación con C15:0 puro mejoró la sensibilidad a la insulina, favoreció la salud hepática y redujo la inflamación, mientras que la grasa láctea aumentó la resistencia a la insulina, provocó daños hepáticos e incrementó la inflamación.[56]

**3. Los productos lácteos integrales no mejoran la salud de forma constante.** En general, los productos lácteos no reducen el riesgo de cardiopatía coronaria, ictus ni diabetes tipo 2. Sin embargo, los productos lácteos fermentados, como el queso y el yogur, podrían ofrecer ciertos beneficios. Como hemos señalado anteriormente en este capítulo, los estudios sobre la grasa láctea no arrojan resultados consistentes respecto a sus efectos positivos para la salud, lo que refuerza la idea de que los lácteos no son necesariamente beneficiosos de manera uniforme.

**4. Los beneficios para la salud de los nutrientes individuales no se reflejan al consumir el alimento completo.** Ya hemos abordado este descubrimiento del equipo de Dinamarca en otra parte del libro. Resultan especialmente relevantes los ensayos clínicos aleatorizados, controlados y doble ciego llevados a cabo en seres humanos, que demostraron que alcanzar niveles adecuados de C15:0 mediante suplementación con C15:0 puro redujo de

---

56. Wei, W., *et al.*: «*Parabacteroides distasonis* Uses Dietary Inulin to Suppress NASH via Its Metabolite Pentadecanoic Acid», *Nature Microbiology*, vol. 8, n.º 8 (agosto de 2023), pp. 1534-1548. Doi: 10.1038/s41564-023-01418-7; Bishop, C., *et al.*: «Heptadecanoic Acid Is Not a Key Mediator in the Prevention of Diet-Induced Hepatic Steatosis and Insulin Resistance in Mice», *Nutrients*, vol. 15, n.º 9 (24 de abril de 2023), p. 2052. Doi: 10.3390/nu15092052.

forma eficaz el colesterol LDL, mejoró el microbioma, disminuyó las enzimas hepáticas y aumentó los niveles de hemoglobina. Estos beneficios no se observaron en un ensayo clínico de diseño similar realizado con grasa láctea.[57]

Al final, el grupo de expertos llegó a la siguiente conclusión: «Los valores nutricionales de los productos lácteos no deben considerarse equivalentes a su contenido en nutrientes, sino evaluarse en función de la biofuncionalidad de dichos nutrientes dentro de las estructuras alimentarias de los lácteos». En otras palabras, los productos lácteos contienen compuestos que pueden ofrecer beneficios para la salud cuando se administran de forma aislada, pero dichos beneficios no están garantizados cuando se consumen como parte del alimento completo. Todo ello pone de manifiesto que el ámbito de la nutrición es complejo y que sigue siendo necesario mantener un equilibrio adecuado de nutrientes.

Como se ha señalado a lo largo de este capítulo dedicado a cómo reintroducir el C15:0 en nuestra vida, esta conclusión también se aplica al C15:0, tanto en la grasa láctea como en otros alimentos. En su forma pura, el C15:0 ofrece múltiples beneficios. Sin embargo, numerosos estudios demuestran de forma consistente que estos efectos positivos pueden no alcanzarse cuando el C15:0 forma parte de una matriz alimentaria completa. Por tanto, es necesario seguir investigando cómo optimizar la incorporación del C15:0 en nuestra dieta, lo que dependerá de la etapa vital en que nos encontremos (infancia, edad adulta o vejez), del tipo de alimentación (quesos procedentes de animales alimentados con pasto en zonas de alta montaña frente a animales alimentados con maíz) y del estado de salud (personas sanas y estables frente a personas que presentan enfermedades crónicas). En este

57.  Weiland, A., *et al*.: «Effects of Dietary Milk- and Soya-Phospholipids on Lipid-Parameters and Other Risk Indicators for Cardiovascular Diseases in Overweight or Obese Men: Two Double-Blind, Randomised, Controlled, Clinical Trials», *Journal of Nutrition Science*, vol. 5 (20 de mayo de 2016), e21. Doi: 10.1017/jns.2016.9.

contexto, los suplementos pueden desempeñar un papel importante. Aunque los suplementos de C15:0 son relativamente nuevos, pueden constituir una vía eficaz para aportar entre 100 y 200 mg diarios de este ácido graso esencial. Además, pueden elaborarse en forma de ácido graso libre, con alta biodisponibilidad, sin aceites y aptos para veganos, lo que facilita alcanzar los niveles nutricionales básicos. Desde el tratamiento de deficiencias de C15:0 hasta la optimización de los niveles asociados a la longevidad, parece haber un amplio margen para soluciones tanto alimentarias como basadas en suplementos.

Aunque en la última década se ha avanzado mucho, aún queda mucho trabajo por hacer. Pero ahora no estamos solos. Porque, como espero haber demostrado a lo largo de este libro, hay demasiado en juego como para dejar pasar esta oportunidad de mejorar la salud global, ¿verdad? Hay demasiada evidencia científica que señala la importancia del C15:0 y la necesidad de prestarle atención. Hoy en día, este campo cuenta con médicos, científicos, nutricionistas y otros entusiastas comprometidos que lideran iniciativas para revisar las guías dietéticas sobre las grasas saturadas beneficiosas, prevenir y tratar deficiencias nutricionales de C15:0, revertir las tendencias de envejecimiento acelerado y el aumento de enfermedades crónicas, erradicar la anemia asociada a la edad y curar la enfermedad del hígado graso en niños. Están mejorando la vida de sus pacientes y compartiendo su conocimiento con pasión y convicción. Juntos, trabajamos con un propósito claro: mejorar verdaderamente la salud global. Y vaya si ha valido la pena.

Que tu vida esté llena de proyectos apasionantes, grandes o pequeños, que pueden surgir de los lugares más inesperados. Salvar a los delfines, salvar el mundo.

# Acerca de la autora

La Dra. Stephanie Venn-Watson es epidemióloga veterinaria. Su fascinación por el reconocimiento de patrones comenzó desde muy pequeña, cuando su padre le regaló antiguos libros de contabilidad de presupuesto de la biblioteca y bolígrafos de colores. Steph creció en Simi Valley, California, y pasó sus primeros años de la edad adulta deshaciéndose de un acento característico de la zona en la década de 1980. Su educación universitaria a nivel nacional incluye la obtención de su licenciatura en Neurociencia y fisiología animal por la Universidad de California, San Diego; su máster en Salud pública por la Rollins School of Public Health de la Universidad de Emory en Atlanta, Georgia; su doctorado en Medicina veterinaria por la Universidad de Tufts en Grafton, Massachusetts, y una beca de investigación del Consejo Nacional de Investigación en el Centro Nacional de Inteligencia Médica en Frederick, Maryland.

Durante su rol como agente técnico de la Agencia de Proyectos de Investigación Avanzados de Defensa (el brazo de investigación del Pentágono) y mientras trabajaba en el Programa de Mamíferos Marinos de la Armada de Estados Unidos, Steph adoptó el enfoque militar para resolver problemas: (1) centrarse en los problemas de mayor prioridad que deben resolverse; (2) dirigir investigaciones eficientes y focalizadas para entender cómo solucionar esos problemas, y (3) resolverlos. Así, después de descubrir que las deficiencias nutricionales de C15:0 provocaban el síndrome de fragilidad celular, que afectaba a uno de cada tres delfines y seres humanos, y que restaurar el C15:0 solucionaba este problema, Steph y su esposo, el médico de la Armada

Eric, trabajaron con la Armada de Estados Unidos para cofundar Seraphina Therapeutics y desarrollar un ingrediente puro, biodisponible, seguro y eficaz de C15:0 para ayudar a solucionar el alarmante aumento de enfermedades crónicas y mejorar la salud global, comenzando con su suplemento fatty15.

Los esfuerzos de Steph, Eric y Seraphina Therapeutics durante la última década han culminado en numerosos reconocimientos, incluyendo el premio Best of the Industry de Nutritional Insight como proveedor de ingredientes (2021), World Changing Ideas de Fast Company en bienestar (2022 y 2024), el premio Mindful a mejor suplemento general (2024), el premio Readers' Choice de *Newsweek* como mejor marca de suplementos (2024) y el nombramiento como becaria de por vida del Albert Schweitzer Fellowship.

# Índice analítico

112, 126, 133, 200, 208, 211, 219, 220, 221, 246, 292, 312

amplitud de distribución eritrocitaria (ADE), 81, 82, 83, 187, 312

anchoas, 335

anemia, 80, 82, 93, 120, 128, 187, 188, 200, 247, 248, 273, 352

del envejecimiento, 80, 82

*Anodontostoma chacunda*, 336

ansiedad, 275, 284, 286, 287, 288, 289, 293, 296, 297, 310

anticancerígena(s), actividad / propiedades, 50, 52, 63, 71, 236, 237, 238, 239

anticancerígenos, fármacos / terapias, 236, 238, 288

antidepresivos, 278, 280, 281, 288, 289

antihistamínicos, 140, 308, 313

antiinflamatorias de la rapamicina, actividades, 52, 97

antiinflamatorias del C15:0, actividades, 97, 111, 287, 288, 297

antiinflamatorios, fármacos, 284

antiinflamatorios no esteroideos (AINE), 284

aparición temprana, cáncer de, 227, 228

apoptosis, 237, 242

araquidónico, ácido, 108, 295, 296

arenque, 29, 180, 335

Armada de Estados Unidos (US Navy), 353, 354. *Véase también* delfines de la Marina

Armed Forces Medical Intelligence Center (AFMIC), 17

artículos científicos

«Big Brains and Blood Glucose: Common Ground for Diabetes Mellitus in Humans and Healthy Dolphins», 24

«Efficacy of Odd-Chain Saturated Fatty Acid Pentadecanoic Acid Parallels Broad Associated Health Benefits in Humans: Could It Be Essential?», 121

artritis, 42, 43, 72, 95, 161, 246, 276, 304, 308, 309. *Véase también* artritis reumatoide

artritis reumatoide, 72, 95, 161, 276, 304, 308, 309

artrosis, 308

asma, 95, 165, 299, 302, 303

aterosclerosis, 207, 214, 215

ATP, mitocondrias y, 65, 66

atún de ojos grandes, 335

atún rojo, 335

Australia

bebés con alergias alimentarias en, 302

niños diagnosticados con cáncer en, 229

australiana, carne de vacuno, 333, 334

autofagia, 242

autoinmunes, enfermedades, 71, 72, 127, 159, 166, 230, 276, 301, 303, 304, 305, 306, 308, 309, 310

azafrán, 285

azúcar / glucosa en sangre, 23, 25, 54, 217, 219, 246, 323, 346, 349

**B**

bacalao, hígado de, 148, 149, 150

bacalao negro, 335

sobrecarga de hierro, síndrome directrices dietéticas, 99, 102, 103, 157, 258, 261, 263, 268

disbiosis, 37, 74, 75, 77, 246

disfunción multiorgánica, síndrome de, 247

dislipidemia, 59, 263, 276, 338

dismetabólico por sobrecarga de hierro, síndrome (DIOS), 186, 187, 188, 200, 244, 248, 271, 272, 273

doble ciego, ensayos clínicos, 10, 127, 196, 197, 202, 203, 215, 225, 312, 343, 350

docosahexaenoico, ácido. *Véase* DHA (ácido docosahexaenoico)

dolor

cánnabis y, 293

enfermedad hepática grasa y, 170

PDC y, 296

sistema endocannabinoide y, 295

dosis-respuesta, curvas, 10

Duke, Universidad de, 285, 341

Dyerberg, Jørn, 151, 152

**E**

eccema, 299, 300, 302

ecológicos, alimentos, 137, 138

edad / envejecimiento biológico, 10, 12, 15, 17, 20, 22, 23, 24, 26, 35, 36, 37, 38, 41, 52, 64, 72, 73, 74, 76, 77, 79, 80, 82, 83, 91, 98, 111, 123, 136, 144, 148, 195, 217, 227, 228, 229, 240, 245, 246, 262, 263, 264, 265, 269, 277, 279, 286, 296, 312, 313, 314, 320, 323, 338, 351, 352, 353. *Véase también* envejecimiento; envejecimiento, ritmos de

Egipto, 336

eicosapentaenoico, ácido (EPA), 109, 110, 118, 134, 147, 152, 153, 154, 155, 156, 157, 158, 161, 162, 163, 164, 165, 166, 319

EII. *Véase* inflamatoria intestinal, enfermedad (EII)

ejercicio

en mujeres embarazadas y niveles de C15:0, 137

en pastores sardos, 332

ELOVL6 / ELOVL7 (enzimas de elongación de ácidos grasos), 125, 326

embarazo, 137, 138, 261, 309, 335

alergias y ácidos grasos en las madres durante el, 309

consumo de pescado con mercurio durante el, 335

importancia del C15:0 durante el, 90, 130, 137, 208

endocannabinoide, sistema, 294, 295, 296, 297, 313

enfermedades fibróticas, 50, 165

envejecimiento, 5, 11, 12, 23, 26, 27, 34, 35, 36, 37, 38, 40, 41, 42, 43, 44, 47, 50, 51, 52, 55, 56, 60, 63, 64, 65, 66, 67, 68, 69, 73, 74, 75, 76, 77, 78, 79, 80, 81, 82, 83, 86, 91, 92, 94, 95, 97, 98, 111, 112, 133, 136, 147, 194, 205, 213, 214, 239, 240, 241, 245, 246, 247, 249, 250, 266, 279, 283, 297, 311, 312, 313, 352. *Véase también* edad / envejecimiento biológico

doce marcadores del, 36

IL-6 (interleucina 6), 43, 65, 111, 194, 213, 214, 215, 231, 281, 325
IL-6 / JAK2 / STAT3, vía, 231
*in vivo*, estudios, 215, 224

 sobre beneficios del C15:0 para la salud metabólica, 224
 sobre salud cardiovascular, 215
India, 343
índice de masa corporal (IMC), 173, 175, 191, 323
inestabilidad genómica, 37
inflamación, 11, 19, 21, 36, 42, 43, 48, 52, 59, 64, 67, 69, 71, 72, 85, 95, 106, 107, 111, 127, 138, 154, 165, 166, 169, 170, 172, 174, 177, 185, 188, 195, 199, 200, 207, 208, 213, 214, 230, 246, 247, 266, 279, 280, 281, 282, 283, 284, 285, 286, 287, 289, 290, 296, 300, 301, 311, 313, 322, 324, 325, 344, 350
inflamatoria intestinal, enfermedad (EII), 72, 95, 293
*inflammaging*. *Véase* envejecimiento inflamatorio
Inglaterra, 11
inmunitario, sistema, 30, 36, 38, 50, 54, 72, 195, 230, 280, 281, 300, 301, 303, 305
inmunometabólico, TDM (depresión atípica), 286
Instituto Nacional de Salud Infantil y Desarrollo Humano, 138
Institutos Nacionales de Salud (NIH), 42, 78, 91, 118, 144, 160, 163, 243, 254, 255, 256, 258, 277, 347
insulina en delfines, niveles de, 24, 272
insulina, resistencia a la, 21,

24, 25, 37, 60, 138, 177, 186, 188, 189, 200, 221, 224, 225, 248, 271, 272, 273, 276, 324, 325, 346, 350
insulina, sensibilidad a la, 84, 112, 174, 220, 223, 224, 325, 350
intestino permeable, síndrome de, 305, 307
intestino y microbioma intestinal, 343
inuit, dieta, 151
inulina, 344, 345, 346
Italia, 11, 90, 130

## J

JAK-STAT, C15:0 como inhibidor de, vía, 68, 71, 86, 230, 231
Japón, 11, 162, 234
japonesa, dieta, 338, 339
Jeju (Corea del Sur), 63
Jensen, Eric, 289, 290
Joslin Diabetes Center, 322
*Journal of Wildlife Diseases* (revista), 181, 189
juventud. *Véase* niños

## K

Kainji, presa del lago (Nigeria), 336
Kaiser Permanente, 138
KEGG. *Véase Kyoto Encyclopedia of Genes and Genomes* (KEGG)
kril, suplementos de omega-3 a base de aceite de, 155, 156, 159
Kupffer, células de, 185, 186, 194
*Kyoto Encyclopedia of Genes and Genomes* (KEGG), 38, 39

## L

«La eficacia del ácido graso saturado de cadena impar ácido pentadecanoico se corresponde con amplios beneficios

102, 103, 195, 206, 275
oveja, grasa láctea de, 318
oveja, quesos de, 329, 331
ovocitos, pérdida de, 135, 136
oxidación, suplementos de aceite
    omega-3 y, 156
oxidados, EPA y DHA, 156
oxidados, lípidos, 235, 244,
    246, 247, 249. *Véase*
    *también* peroxidación lipídica
oxidativo, estrés, 93, 112, 214, 279,
    281, 282, 283, 284, 285, 287,
    289, 306

    ácidos grasos insaturados y, 112
    C15:0 y, 93
    salud mental y, 283
oxígeno
    daño provocado por el, 92
    estrés oxidativo y, 283
    peroxidación lipídica y, 48, 110
oxLDL (colesterol LDL oxidado), 207,
    208

## P
paclitaxel, 236, 239, 288
Países Bajos, investigaciones desde los,
    213, 308
páncreas, cáncer de, 88, 228
*Parabacteroides distasonis*, 194, 231,
    307, 344, 350
parásitos, enfermedad hepática y, 181
Parkinson, enfermedad de, 76, 247
Pascua, isla de (Rapa Nui), 50, 94
pasto, animales alimentados con, 320,
    333, 334, 351
PCR (reacción en cadena de la
    polimerasa), 183

PDC (pentadecanoilcarnitina), 134,
    291, 292, 295, 296, 297, 308,
    309, 313
pecorino, 331
Pelotas, Universidad de (Brasil), 280
pentadecanoico, ácido. *Véase* C15:0
pentadecanoilcarnitina
    (PDC). *Véase* PDC
    (pentadecanoilcarnitina)
peroxidación lipídica, 48, 92, 110, 164,
    194, 195, 200, 207, 209, 226,
    233, 235, 244, 245, 311, 313,
    343, 344
pescado, 11, 26, 27, 28, 29, 30, 31, 61,
    82, 119, 145, 147, 148, 149,
    150, 151, 152, 153, 154, 155,
    156, 157, 159, 160, 161, 163,
    164, 166, 174, 180, 182, 273,
    319, 335, 336, 337, 338, 339,
    340, 342, 346, 347
peso, pérdida de, 171, 173, 174, 175,
    202, 203, 225
peso corporal, 139, 143, 144, 173, 175,
    178, 203, 225, 286, 343, 347,
    348. *Véase también* obesidad;
    peso, pérdida de
pez espada, 335, 337
PGC1α, 40
*pinfish*, 335
plaquetas, descenso de, 53, 80
plátanos, 262, 263, 345
poliinsaturados, ácidos grasos, 48,
    49, 93, 105, 106, 122, 151,
    152, 156, 232, 244. *Véase*
    *también* omega-3, ácidos
    grasos; omega-6, ácidos grasos
pollo, 334

PPAR (receptor activado por proliferador de peroxisomas), 68, 69, 70, 86, 107, 126, 133, 200

proinflamatorias, citoquinas, 43, 72, 105, 111, 280, 281, 282. *Véase también* IL-6 (interleucina-6)

proinflamatorios, ácidos grasos, 159, 316, 328. *Véase también* C16:0; C18:0

proteína C reactiva, 43

proteína quinasa. *Véase* AKT

proteína quinasa B, 71, 220, 325

proteostasis, pérdida de la, 37

*Pseudomonas aeruginosa*, infección por, 247

psoriasis, 72, 304

*Public Library of Science* (revista), 29

PUFA. *Véase* poliinsaturados, ácidos grasos

## Q

queso, 137, 138, 317, 321, 329, 330, 331, 332, 333, 350, 351

contenido de C15:0 y C16:0 en el, 317

queso crema, cantidad de C15:0 y C16:0 en el, 317

quesos de vaca, 329

quimiocinas proinflamatorias, 43, 64

## R

radicales oxidativos, teoría del marcapasos de la membrana celular en el envejecimiento y, 47, 57, 81, 92, 98

Rady, Hospital Infantil, 189

rancidez, 110

Rapa Nui (isla de Pascua), 50, 94

rapamicina, 49, 50, 51, 52, 53, 54, 57, 64, 94, 97, 165, 166, 312

raquitismo, 11, 149, 150, 167

ratones

*Bifidobacterium adolescentis* y, 76

estudios, 10, 11, 23, 26, 45, 47, 50, 52, 56, 57, 76, 83, 88, 92, 94, 179, 193, 194, 215, 224, 225, 239, 288, 294, 307, 311, 324, 325, 326, 344

regulación de la longevidad humana, vía de, 78, 98, 312

Reiner, John, 120

reptiles, salmonelosis causada por, 16, 17

reserva ovárica disminuida, 136

resmetirom, 172

ricota, contenido de C15:0 y C16:0 en el queso, 317

rinitis alérgica, 302

Roosevelt, Theodore, 12

ROS (especies reactivas de oxígeno), 43, 66, 112, 244, 245, 246, 247, 248, 249, 284, 285

## S

salmón, 107, 163, 335, 337

salmonelosis, 16, 17

salud de los delfines de la Marina, datos de, 17

salud metabólica. *Véase también* MASLD (enfermedad hepática esteatósica asociada con disfunción metabólica)

San Diego, bahía de, 18, 19, 27, 120, 182

# Índice